泌尿器科手術における血管外科

■編集
田邉一成
東京女子医科大学腎臓病総合医療センター泌尿器科主任教授

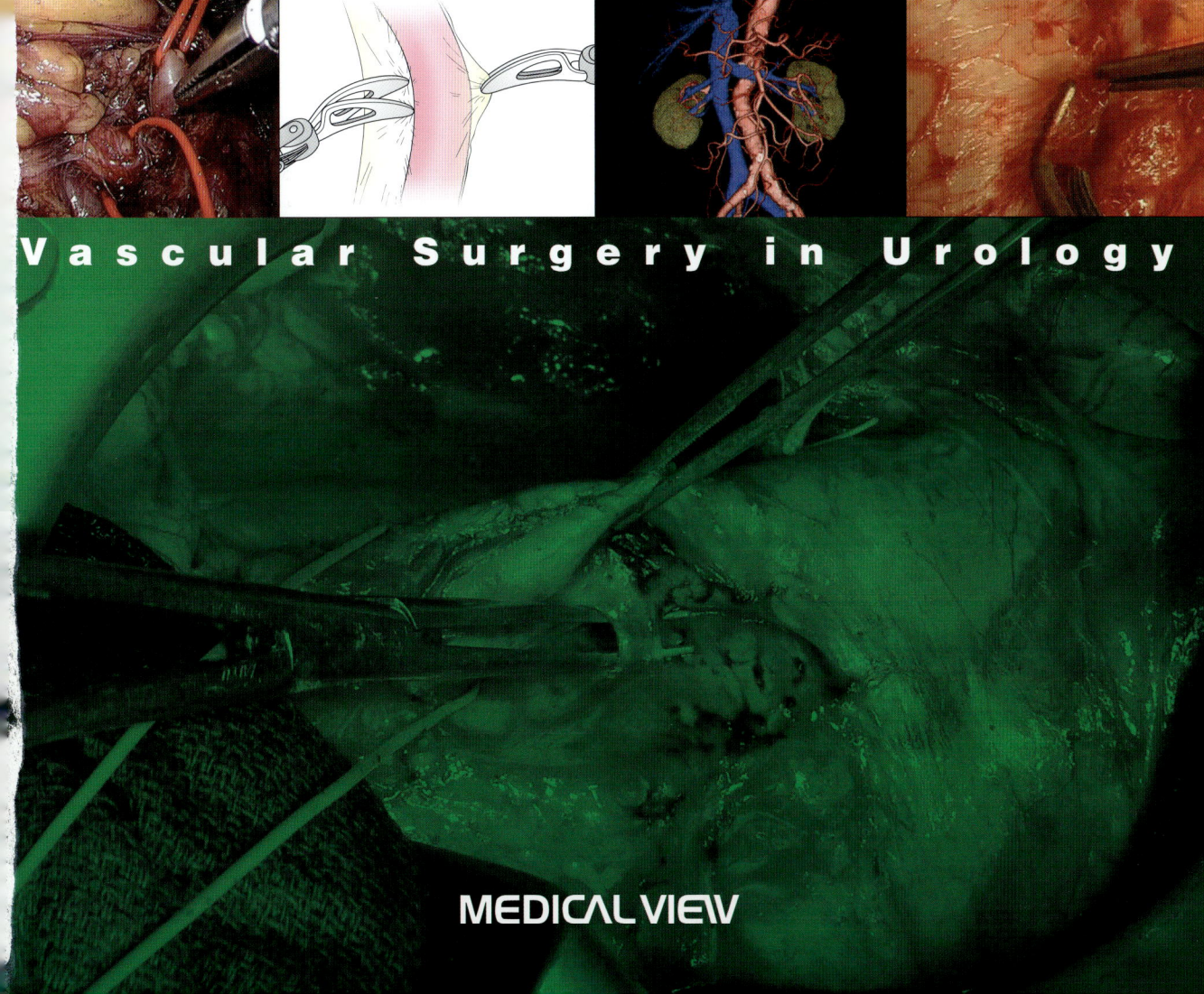

Vascular Surgery in Urology

MEDICAL VIEW

本書では，厳密な指示・副作用・投薬スケジュール等について記載されていますが，これらは変更される可能性があります．本書で言及されている薬品については，製品に添付されている製造者による情報を十分にご参照ください．

Vascular Surgery in Urology
(ISBN978-4-7583-1263-9 C3047)

Editor: Kazunari Tanabe

2015. 4. 1 1st ed

©MEDICAL VIEW, 2015
Printed and Bound in Japan

Medical View Co., Ltd.
2-30 Ichigayahonmuracho, Shinjyukuku, Tokyo, 162-0845, Japan
E-mail ed@medicalview.co.jp

序　文

　泌尿器科医の手術の主戦場は後腹膜腔であり，後腹膜腔で最も取扱いに注意しなければいけないのは血管であることに異論はないであろう．

　多くの泌尿器科医にとって血管の扱い方，血管合併症への対応は最も苦手としている分野ではないかと思われる．かくいう筆者も血管外科について研鑽を積む前は手術中，大血管が見えて出血などしようものならどのように対処すればよいのか大いに困ったものである．透析患者さんのブラッドアクセス手術，腎移植における血管吻合などを多数経験し，血管外科について勉強して初めて自信をもって血管の処理ができるようになったのである．

　泌尿器科領域の手術野の近傍には常に大血管があり泌尿器系臓器の剥離は血管を剥離すると言い換えても差し支えないと思われる．すなわち，泌尿器科領域の手術を安全に行うには血管の解剖を熟知し，その取り扱いに熟練していることが最も重要なポイントである．

　しかしながら最近では多くの泌尿器科医が血管の扱いに習熟できていないのが現状である．さらに手術に関する成書の多くは血管の扱いについて，その詳細を述べていないことが多い．

　本書では，いくつかの泌尿器科の典型的手術例をあげながら，主に血管の解剖，血管の扱い方，血管合併症をいかにして防ぐか，血管合併症に対して如何にして対応するかなど，泌尿器科手術を行うに当たって必要な血管外科手技について理論的背景を述べつつその実際について解説した．

　本書が若い泌尿器科医の血管外科研修の一助となれば望外の喜びである．

2015年2月

田邉一成

目 次

泌尿器血管外科の基礎と基本手技

腹部血管の解剖 2
　血管の構造 2
　腹部大動脈および主要分枝 2
　下大静脈(IVC)，腸骨静脈 6

血管を扱うための器具と使用方法
■ **開腹手術** 8
　血管の剥離に用いる器具 8
　血流遮断に用いる器具 9
　血管の切開，縫合に用いる器具 12
■ **腹腔鏡・後腹膜鏡手術** 14
　血管の剥離に用いられる器具と剥離の手技 14
　血管周囲組織の切離に用いる器具とその方法 17
■ **ロボット手術** 22
　da Vinci による前立腺全摘除術と腎部分切除術 22
　鉗子の種類と使用目的 22
　縫合糸：V-Lok™ 180 closure device 24
　クリップ 24
　ステープラ：エンドGIA™ トライステープル™ 24
　各手術における使用方法 24

血管外科の基本手技
■ **血管処理の基本手技** 27
　血管外科の基本手技 27
　血管の露出・保持 27
　血管の剥離 27
　血流の遮断 29
　血管の切断・切開 31
　血管の吻合 31
　吻合部からの出血の対処法 36
■ **主要血管と手技**
　大動脈
　　大動脈および分枝の解剖 37
　　大動脈へのアプローチ 37
　　大動脈周囲の剥離 41

大動脈剥離時のトラブルシューティング	41
大静脈	**44**
リンパ節郭清における下大静脈の扱い方	44
下大静脈腫瘍塞栓における下大静脈の扱い方	47
副腎の血管	**52**
副腎動脈	53
副腎静脈	53
副腎静脈へのアプローチ方法	53
腎の血管	**54**
腎摘出と解剖－後方アプローチ－	54
腎摘出と解剖－前方アプローチ－	56
骨盤内の血管	**65**
動脈系	65
静脈系	66
前立腺周囲の静脈系	69

各手術における血管外科手技の実際

腎全摘除術

■ 開腹手術

開腹腎摘除術の適応	78
腎茎への到達法	78
腎茎における血管処理	85
腎摘除	88
閉創	90
術後の管理	90

■ 腹腔鏡手術・後腹膜鏡手術

後腹膜アプローチ	91
経腹的アプローチ	94

腎部分切除術

■ 開腹手術

腎頸部処理	97
腫瘍切除	99

■ 腹腔鏡手術・後腹膜鏡手術

ポート位置	103

術野における腎動静脈の解剖	105
腎門部剥離における注意すべきポイント	107
腎門部クランプの方法	111

■ ロボット手術 … 114
　体位，ポート設置 … 114
　ターゲットの位置確認と patient cart の進入方向 … 116
　手術の実際 … 116
　腎静脈本幹および分枝の損傷・出血への対応 … 121

前立腺全摘除術と膀胱全摘除術

■ 開腹手術 … 123
恥骨後式前立腺全摘除術 … 123
　手術適応 … 123
　術前準備，手術体位 … 123
　術式の概要（血管処理を中心に） … 125
　術後管理と合併症 … 127
開腹膀胱全摘除術 … 128
　手術適応 … 128
　術前準備，手術体位 … 128
　術式の概要（血管処理を中心に） … 128
　術後管理と合併症 … 134

■ 腹腔鏡・後腹膜腔鏡手術 … 135
腹腔鏡下前立腺全摘除術 … 135
　手術適応 … 135
　術前準備，手術体位 … 135
　術式の概要（血管処理を中心に） … 136
　術後経過と合併症 … 141
腹腔鏡下膀胱全摘除術 … 141
　手術適応 … 141
　術前準備，手術体位 … 141
　術式の概要 … 141
　男性の腹腔鏡下膀胱全摘除術 … 142
　女性の腹腔鏡下膀胱全摘除術 … 145
　リンパ節郭清 … 150
　尿路変向 … 150

- **■ ロボット支援前立腺全摘除術** ... 151
  - 体位，ポート設置 ... 151
  - 手術の実際 ... 152
  - 拡大リンパ節郭清 ... 154

下大静脈塞栓の手術 ... 161
- 術前の準備 ... 161
- 手術手技 ... 161

腎動脈瘤の手術 ... 171
- 疫学 ... 171
- 手術の適応 ... 171
- 術前評価 ... 172
- 手術手技 ... 172

リンパ節郭清に伴う血管の処理 ... 177
- 腎盂癌，上部尿管癌のリンパ節郭清 ... 177
- 下部尿管癌，膀胱癌のリンパ節郭清 ... 188

泌尿器領域のIVR（画像下治療） ... 191
- 腎出血に対する腎動脈塞栓術
  （transcatheter arterial embolization；TAE） ... 191
- 腎部分切除術後の仮性動脈瘤に対するTAE ... 193
- 腎動脈瘤に対するTAE ... 194
- 腎動静脈奇形に対するTAE ... 196
- 腎腫瘍に対するTAE ... 196
- 腎動脈血管形成術
  （percutaneous transluminal renal angioplasty；PTRA） ... 196
- まとめ ... 198

バスキュラーアクセス術
- **■ 内シャント作製術（橈骨動脈および橈側皮静脈の吻合の場合）** ... 200
  - 静脈の剥離 ... 200
  - 動脈の剥離 ... 200
  - 動静脈吻合の準備 ... 201
  - 動静脈の吻合 ... 201

皮膚の閉鎖 ……………………………………………………… 204
■ **人工血管作製術** ……………………………………………… 205
　　吻合部の決定 …………………………………………………… 205
　　グラフト吻合部の準備 ………………………………………… 205
　　部位の選択 ……………………………………………………… 205
　　グラフト縫合の手順と工夫 …………………………………… 206
　　皮膚縫合の注意（人工血管の折り返し部位） ……………… 208

腎移植手術

■ **生体ドナー腎採取術（経後腹膜的アプローチ）** ………… 209
　　血管の術前評価 ………………………………………………… 209
　　血管剥離の一般的な注意点 …………………………………… 210
　　血管処理に使用する機器に関する一般的な注意点 ………… 211
　　血管剥離の実際 ………………………………………………… 212
■ **献腎ドナー腎摘出術** ………………………………………… 220
　　脳死ドナーからの腎摘出術 …………………………………… 220
　　心停止ドナーからの腎摘出術（含 カテーテル挿入法） … 222
　　動物トレーニングにみる腎摘出術の実際 …………………… 227
■ **同種腎移植術** ………………………………………………… 228
　　皮膚切開と後腹膜腔へのアプローチ ………………………… 228
　　移植床の準備と血管剥離 ……………………………………… 229
　　バックテーブルでの処理 ……………………………………… 231
　　血管吻合 ………………………………………………………… 232
■ **自家腎移植術** ………………………………………………… 242
　　自家腎移植の適応 ……………………………………………… 242
　　術前評価 ………………………………………………………… 242
　　手術手技 ………………………………………………………… 242

索引 ………………………………………………………………… 250

動画視聴方法

本書に関連した動画をメジカルビュー社ホームページでストリーミング配信しております。関連動画が視聴できる項目には，項目タイトル欄の右上に 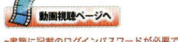 のアイコンを表示しています。下記の手順でご利用ください。（下記はPCで表示した場合の画面です。スマートフォンで見た場合の画面とは異なります）

※動画配信は本書刊行から一定期間経過後に終了いたしますので，あらかじめご了承ください。

❶ 下記URLにアクセスします。
http://www.medicalview.co.jp/movies/

スマートフォンやタブレット端末ではQRコードからアクセス可能です。その際はQRコードリーダーのブラウザではなく，SafariやChrome，標準ブラウザでご覧ください。

❷ 表示されたページの本書タイトルそばにある「動画視聴ページへ」ボタンを押します。

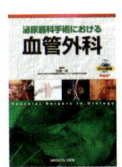

❸ パスワード入力画面が表示されますので，利用規約に同意していただき，右記のパスワードを半角で入力します。

02448896

❹ 本書の動画視聴ページが表示されますので，視聴したい動画のサムネールを押すと動画が再生されます。

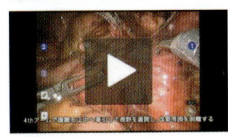

動作環境

Windows
OS：Windows 8 / 7 /Vista（JavaScriptが動作すること）
Flash Player：最新バージョン
ブラウザ：Internet Explorer 11 / 10 / 9
Chrome・Firefox 最新バージョン

Macintosh
OS：10.8 / 10.7（JavaScriptが動作すること）
Flash Player：最新バージョン
ブラウザ：Safari・Chrome・Firefox 最新バージョン

スマートフォン，タブレット端末
iOS端末での視聴は問題ありません。Android端末の場合，端末の種類やブラウザアプリによっては正常に視聴できない場合があります。

動画を観る際にはインターネットへの接続が必要となります。インターネット通信料はお客様のご負担となります。パソコンをご利用の場合は，2.0Mbps以上のインターネット接続環境をお勧めいたします。また，スマートフォン，タブレット端末をご利用の場合は，パケット通信定額サービス，LTE・Wi-Fiなどの高速通信サービスのご利用をお勧めいたします。

QRコードは（株）デンソーウェーブの登録商標です。

執筆者一覧

編集

田邉一成　東京女子医科大学腎臓病総合医療センター泌尿器科　主任教授

執筆者（掲載順）

乾　政志　東京女子医科大学八千代医療センター泌尿器科　准教授

中澤速和　東京女子医科大学東医療センター泌尿器科　臨床教授

近藤恒徳　東京女子医科大学腎臓病総合医療センター泌尿器科　准教授

高木敏男　東京女子医科大学腎臓病総合医療センター泌尿器科　講師

奥見雅由　東京女子医科大学腎臓病総合医療センター泌尿器科　講師

田邉一成　東京女子医科大学腎臓病総合医療センター泌尿器科　主任教授

石田英樹　東京女子医科大学腎臓病総合医療センター泌尿器科　臨床教授

飯塚淳平　東京女子医科大学腎臓病総合医療センター泌尿器科　助教

大前憲史　東京女子医科大学腎臓病総合医療センター泌尿器科　助教

森田　賢　東京女子医科大学画像診断・核医学科　准講師

尾本和也　東京女子医科大学腎臓病総合医療センター泌尿器科　准講師

泌尿器血管外科の基礎と基本手技

腹部血管の解剖

血管の構造（図1）

　血管は内膜，中膜，外膜の3層構造よりなる。正常血管の内膜は内皮細胞のみの層で，中膜の内弾性板上に接着して配列する。中膜は平滑筋細胞とその間を埋める弾性線維および膠原線維よりなり，動脈では厚く，末梢動脈では平滑筋線維が多く，中枢の動脈では弾性線維が多い。静脈では薄い。外膜はvasa vasorum（VV）を含み壁の抗張力を担う。VVは壁厚300μm以上の血管の中膜外側部分を栄養しており，これを遮断すると中膜の萎縮や高度の内膜肥厚を発生して閉塞する。

　血管は主に内皮細胞と平滑筋細胞由来の抗血栓物質により開存が保持される。

腹部大動脈および主要分枝

腹部大動脈

　腹部大動脈の上縁は後方を第12胸椎，左右を横隔膜脚，前面を左右の横隔膜脚が結合する正中弓状靱帯に取り囲まれている。腹腔動脈より頭側は短く下横隔膜動脈および第12肋間動脈が起始する。

　腹部大動脈周囲には自律神経叢が発達しており，腹腔動脈（celiac axis；CA），上腸間膜動脈（superior mesenteric artery；SMA），腎動脈，下腸間膜動脈（inferior mesenteric artery；IMA）周囲で特に発達している。男性においてL1〜2レベルでの交感神経の障害は勃起障害を引き起こし，大動脈

図1 血管の構造

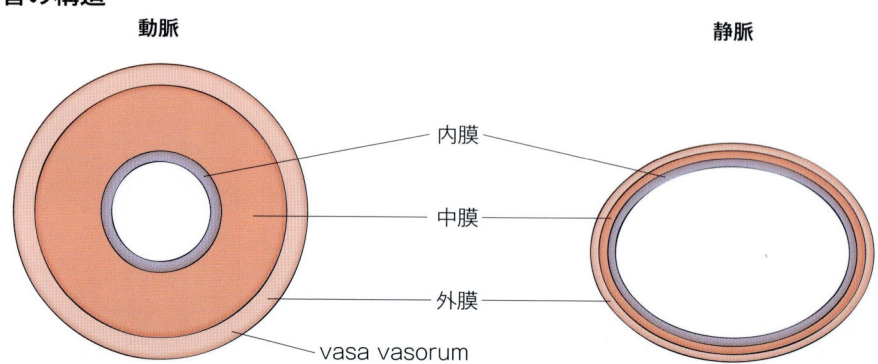

分岐部付近にある上下下腹神経叢(L2〜3)の損傷で逆行性射精が生じる。

● **主要分枝**

腹部大動脈からは前面に3本の内臓枝(CA, SMA, IMA)と側方に3対の内臓枝(副腎動脈，腎動脈，精巣動脈)，後方に5対の壁側枝(下横隔膜動脈，4対の腰動脈)が分枝を出し，尾側で3本の終動脈(両側総腸骨動脈，正中仙骨動脈)に分岐する(図2, 3)。

図2 3D-CT画像(1)：腹部血管

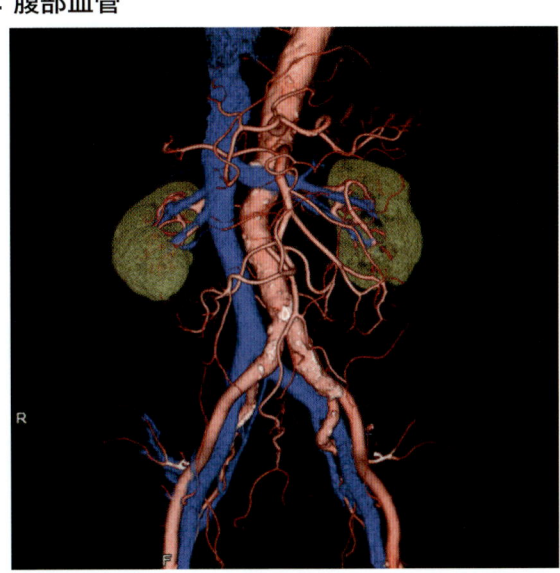

図3 腹部大動脈と主要分枝

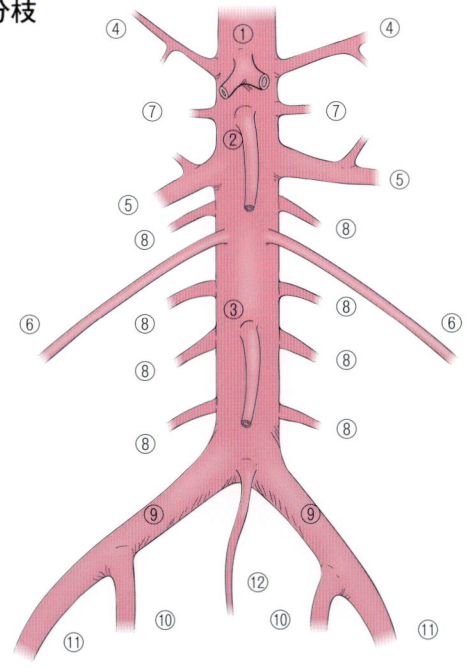

①腹腔動脈
②上腸間膜動脈
③下腸間膜動脈
④下横隔膜動脈
⑤腎動脈
⑥性腺動脈
⑦副腎動脈
⑧腰動脈
⑨総腸骨動脈
⑩内腸骨動脈
⑪外腸骨動脈
⑫正中仙骨動脈

腹腔動脈（CA）

CAは第1腰椎の高さで大動脈前面から分岐している。上方は大動脈裂孔と正中弓状靱帯，下方は膵上縁に近接している。1〜2cm程度の短い血管で，その後，左胃動脈，固有肝動脈，脾動脈に分岐する。

上腸間膜動脈（SMA）

SMAは腹腔動脈の1〜2cm尾側で大動脈前面から尾側に鋭角的に分岐する。小腸，膵臓，大網，上行結腸および横行結腸に血流を供給する。また，左腎静脈は上腸間膜動脈と大動脈の間に挟まれており，この解剖学的特徴からナットクラッカー現象を生じる。

下腸間膜動脈（IMA）

IMAは第3腰椎の高さで分岐し，空腸，下行結腸，S状結腸，直腸に血流を供給する（図4）。

側副血行路

腹部大動脈の主要分枝であるCA，SMA，IMAは側副血行路で結ばれている。膵−十二指腸連絡路はCAとSMAを連絡し，SMA，IMAはRolanの動脈弓およびDrummandの辺縁動脈を介して連絡している。また，IMAは上直腸動脈から，中下直腸動脈を介して内腸骨動脈とも連絡している。これらのネットワークが存在するため，動脈硬化などによりSMA以外にもう1本動脈の閉塞が生じないと腹部anginaなどの虚血症状は生じない。大動脈周囲の手術においてIMAを結紮してもSMA，内腸骨動脈が閉塞していなけ

図4 3D-CT画像（2）：腹部大動脈と主要分枝

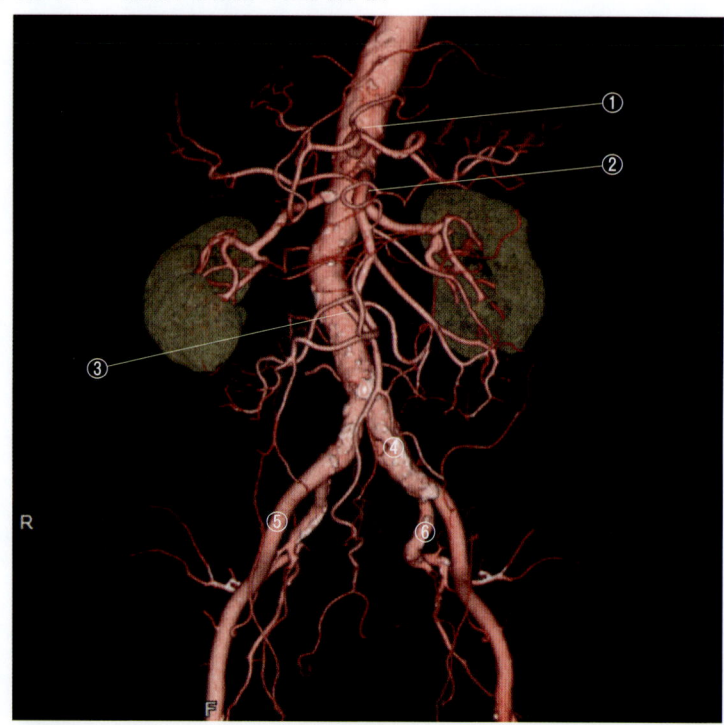

①腹腔動脈
②上腸間膜動脈
③下腸間膜動脈
④総腸骨動脈
⑤外腸骨動脈
⑥内腸骨動脈

れば腸管虚血の可能性は低い。また，腹部大動脈および腸骨動脈閉塞時には腸間膜動脈が側副路となり下肢への血行が温存される。

腎動脈

腎動脈は第1，第2腰椎間レベルの腹部大動脈より起始する。左腎動脈は通常，右腎動脈よりやや頭側から起始する。複数腎動脈は約20％に認められる。腎血管のバリエーションについては他項を参照されたい。

腰動脈

腰動脈は第1～4腰椎の椎体を取り巻いている。第5腰動脈は大動脈分岐の下を走行し，総腸骨動脈あるいは正中仙骨動脈から分岐する。

総腸骨動脈

総腸骨動脈は大動脈から分岐し骨盤入口部に向かって短い距離を下行し，外腸骨および内腸骨動脈に分岐する。

外腸骨動脈

外腸骨動脈は総腸骨動脈分岐部から鼠径靱帯レベルに達する。鼠径靱帯から尾側は大腿動脈となる。腰筋，リンパ節，腹膜外結合組織に細い枝を分枝し，鼠径靱帯の手前で下腹壁動脈および深腸骨回旋動脈を分枝する(図5)。

内腸骨動脈

内腸骨動脈は総腸骨動脈の分岐部から始まり前方の臓側枝と後方の壁側枝に分かれる。臓側枝からは臍動脈を伴った上膀胱動脈，下膀胱動脈，精管動脈（女性では子宮動脈と腟動脈），後直腸動脈，内陰部動脈，閉鎖動脈，下殿

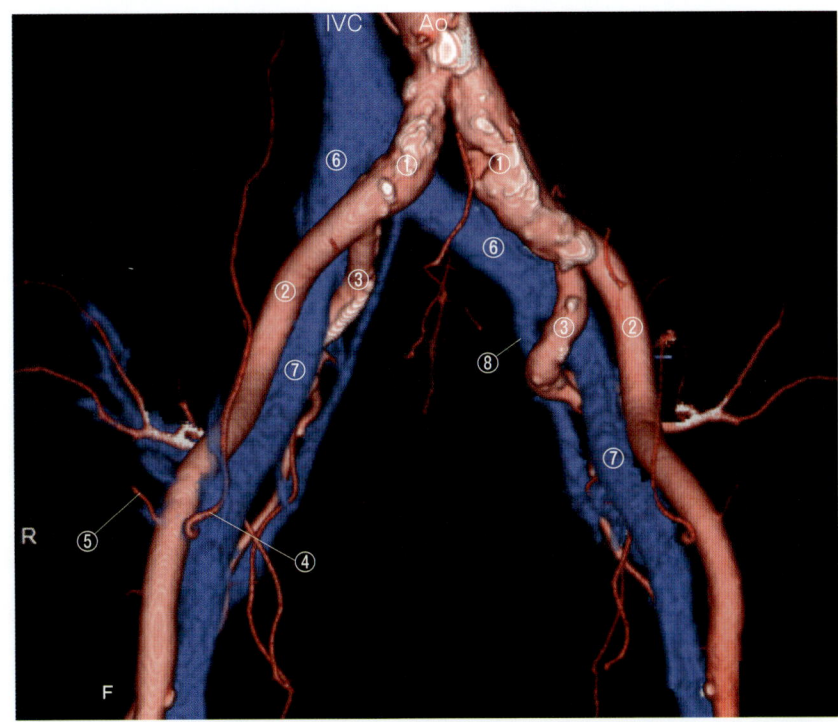

図5 3D-CT画像(3)：総腸骨動脈分岐部から鼠径靱帯レベルまで

①総腸骨動脈
②外腸骨動脈
③内腸骨動脈
④下腹壁動脈
⑤深腸骨回旋動脈
⑥総腸骨静脈
⑦外腸骨静脈
⑧内腸骨静脈

図6 内腸骨動脈の臓側枝・壁側枝と分枝動脈

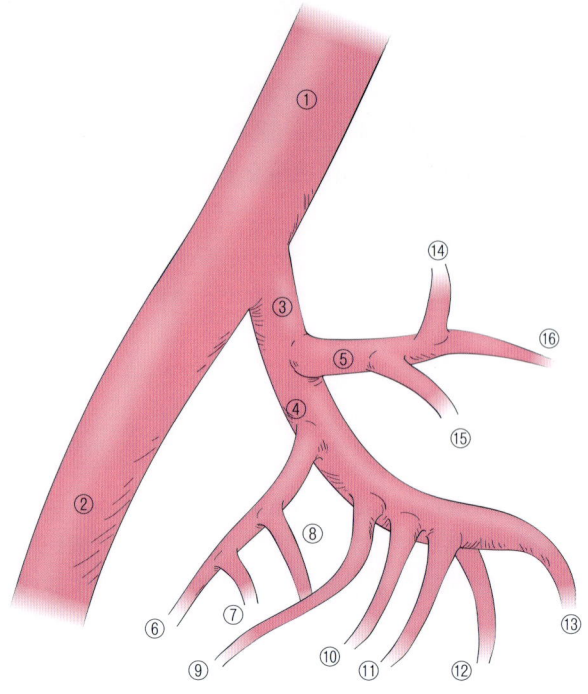

① 総腸骨動脈
② 外腸骨動脈
③ 内腸骨動脈
④ 前枝
⑤ 後枝
⑥ 閉鎖臍動脈
⑦ 上膀胱動脈
⑧ 精管動脈
⑨ 閉鎖動脈
⑩ 下膀胱動脈
⑪ 中直腸動脈
⑫ 内陰部動脈
⑬ 下殿動脈
⑭ 腸腰動脈
⑮ 上殿動脈
⑯ 外側仙骨動脈

動脈を出す。壁側枝は腸腰動脈, 外側仙骨動脈, 上殿動脈に分岐する(図6)。

　内腸骨動脈の長さは1〜6 cm程度とかなりのバリエーションがある。総腸骨動脈からの分岐の位置が高ければ長く, 低ければ短くなる傾向がある。また, 内腸骨動脈からの分枝の高さも変化に富んでいる。

● 下大静脈(IVC), 腸骨静脈

　IVCは下肢の血流が流入し, 鼠径靱帯の頭側から始まり, 骨盤に沿って上行し, 内側の大腰筋の方向へ走行する。

　内腸骨静脈は直腸, S状結腸の領域以外のすべての骨盤内臓からの静脈血が流入し, 仙腸関節付近で外腸骨静脈と合流し, 総腸骨静脈を形成する。第5腰椎前面で左右の総腸骨静脈が合流し, IVCとなる。

　大動脈分岐部は, IVC分岐部よりやや頭側に存在し, IVC分岐部前面は右総腸骨動脈と交差し, ここはしばしば癒着が高度である。左右の総腸骨静脈が合流した後, IVCは小腸間膜の付着部, 十二指腸firstおよびthird portionおよび膵頭部と交差し, この部位で左右の腎静脈が流入する。

　また腎静脈のやや尾側では右性腺静脈が流入する。腎静脈の頭側では肝尾状葉と右葉の間に一部埋没しながら, 肝臓の後方を上行する。この部位で短肝静脈および右副腎静脈が流入する。さらに上方では肝静脈が合流し, 第8胸椎の高さで横隔膜の膜様部を貫いて右房に流入する(図7)。

図7 下大静脈と流入静脈

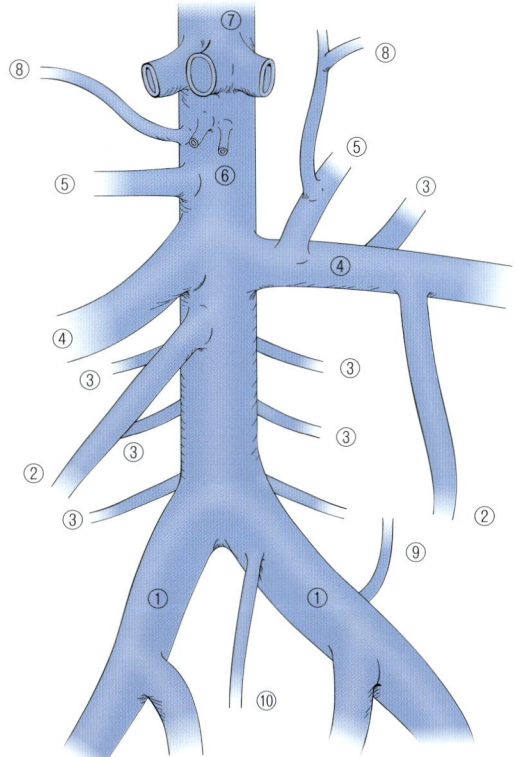

①総腸骨静脈
②性腺静脈
③腰静脈
④腎静脈
⑤副腎静脈
⑥短肝静脈
⑦肝静脈
⑧下横隔膜静脈
⑨上行腰静脈
⑩正中仙骨静脈

　IVCの背側には腰静脈が流入し，椎体の両側を上行する上行腰静脈，椎体の内外にある内外椎体静脈叢と交通し，椎体周囲静脈叢を形成している。上行腰静脈は尾側では外側仙骨静脈，頭側では奇静脈，半奇静脈とつながっている。

（乾　政志）

血管を扱うための器具と使用方法

開腹手術

　泌尿器科手術で扱う血管は腹部大血管（腹部大動脈，下大静脈，腎動静脈など），骨盤内の血管（総腸骨動静脈，内外腸骨動静脈），透析用ブラッドアクセス（橈骨動脈，上腕動脈，前腕皮静脈ほか）などである．血管の剥離，把持，遮断，縫合，結紮などの基本的な手技は同じであるが，血管の太さや部位によって用いる器具を選択する．

　本項では著者らが通常，開腹手術で用いている器具とその使用法について概説する．

● 血管の剥離に用いる器具

　血管の剥離操作に用いる手術器具に特殊なものはなく，術者の好みで選択されることが多い．基本的な剥離操作は右手（利き手）に剥離鉗子，左手に鑷子を持って行う．血管や周囲組織の把持にはベッセルループなどの外科的テープを用いると便利である．

● 剥離鉗子
　メッツェンバウム剪刀，直角剥離鉗子，小児用ケリー鉗子，モスキート鉗子など術者の好み，血管の種類で選択している．著者らは血管周囲の剥離は主にメッツェンバウムで行い，血管を確保する際に直角剥離鉗子を用いている．腎動脈の分枝など細い血管では小児用ケリー鉗子，モスキート鉗子などを使用する．

● 鑷子
　無鉤で術野に適切な長さのものを使用する．

● 血管テープ
　著者らは主にベッセルループを用いている．素材はシリコン製でX線不透過であり，組織抵抗が少なく血管の確保，把持に有効である．使用前に生理食塩水で濡らしてから使用する．

　赤，青，黄，白など色分けされており，動脈は赤色，静脈は青色，尿管は黄色のものをそれぞれ用いている．

　外科用テープは種々の幅のものがあり，血管の大きさで使い分けられる利点がある．腎血管では4mm幅のものを用いている．素材はポリエステルなどを編んだもので，組織抵抗がベッセルループより大きくしっかり血管を把持できるが，弾力にかけるので使用前に必ず生理食塩水などで濡らし組織損傷に注意する．血管を把持したテープはターニケットとして血流遮断に利用

できる（後述）。

血流遮断に用いる器具

血管の吻合や形成を行うには一時的に血流を遮断する器具が必要である。ブルドック鉗子，サテンスキー鉗子，ドベーキー血管鉗子（曲）など各種血管鉗子を用途によって選択するか，血管遮断用ターニケットを用いて血流遮断を行う。

血管鉗子

著者らの使用している各種血管鉗子を示す。サテンスキー鉗子（**図1**），ドベーキー血管鉗子（**図2**）は大血管の血流遮断に用い，ラチェットで締め具合を調節する。著者らは腎動脈の遮断や内腸骨動脈の遮断にはブルドック鉗子

図1 サテンスキー鉗子

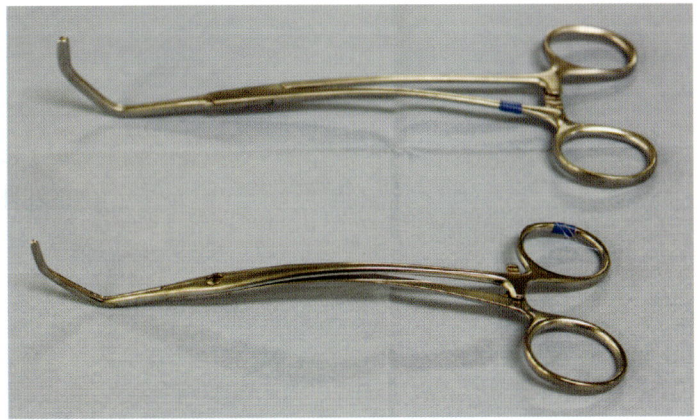

図2 ドベーキー血管鉗子

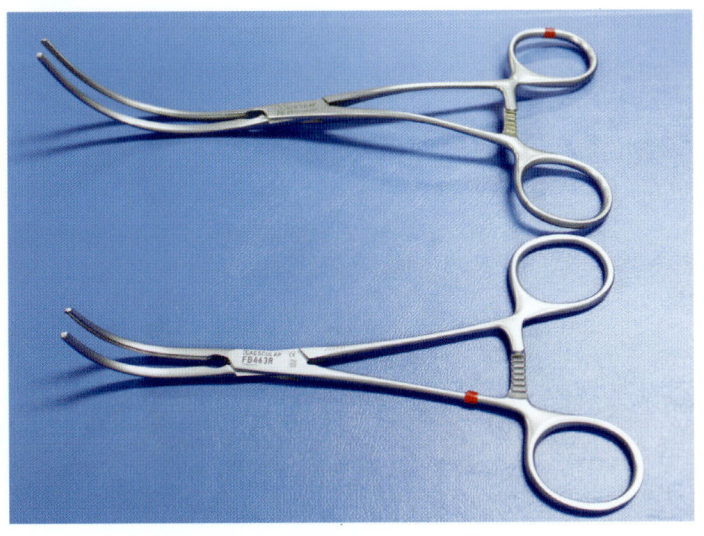

（図3）を用いている。ブルドック鉗子には直型と反型があり，スプリングの力で血管を圧迫遮断する。スプリングが緩んでないか，使用前に必ず指で圧力を確認しておく。

● 血管遮断用ターニケット（図4）

　スーチャースネアとターニケットシースで構成されている。シースは適宜切断しサイズを調整できる。血管を把持した血管テープ（ベッセルループ）を，スーチャースネアを用いてターニケットシース内に通し，シースで血管を適切に圧迫しペヤン鉗子で固定する（図5）。ターニケットシースは専用の器具もあるが，なければテープ幅にあった内腔をもつネラトンカテーテルを適度の長さに切って使用する。

　著者らは腎部分切除などで腎血流を一時遮断する場合，腎動脈はブルドック鉗子，腎静脈は小児用サテンスキー鉗子か血管用ターニケットを用いることが多い。動脈硬化の強い症例では，血管鉗子や血管遮断用ターニケットで締めすぎて内膜を損傷しないように注意する。

図3 ブルドック鉗子

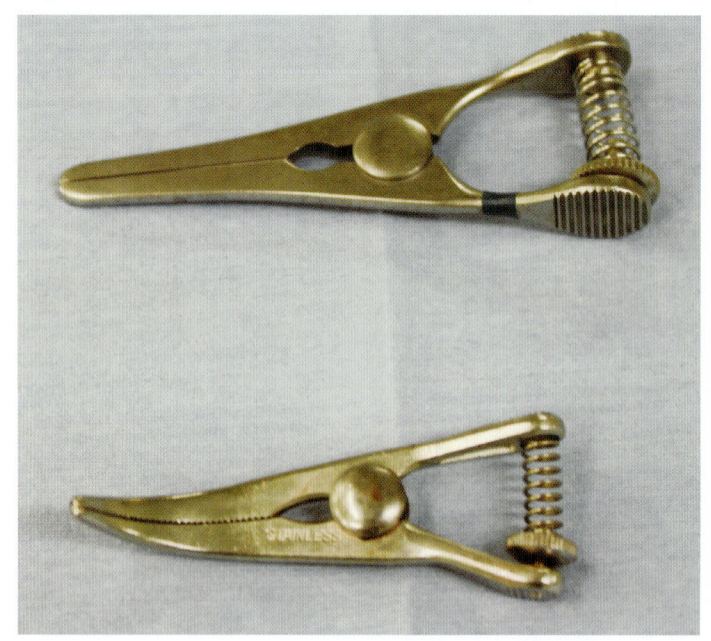

図4 血管遮断用ターニケット

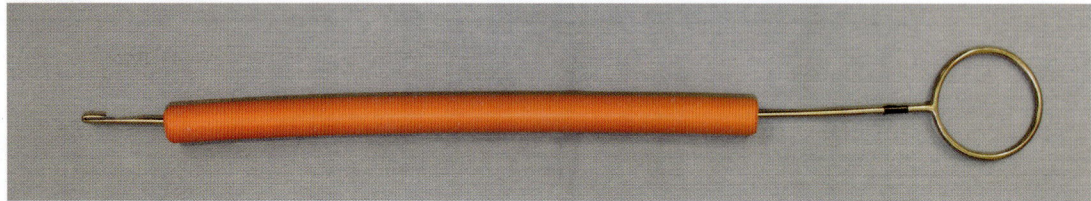

図5 血管遮断用ターニケットの使用法

a：血管を把持したテープを，スネアを用いてターニケットシース内に通す。
b：シースで血管を適切に圧迫遮断し，テープを牽引しペアン鉗子で固定する。内腔のサイズが不適切であったり，強く牽引しすぎると血管が屈曲し血管壁の損傷，狭窄の原因となるので注意する。

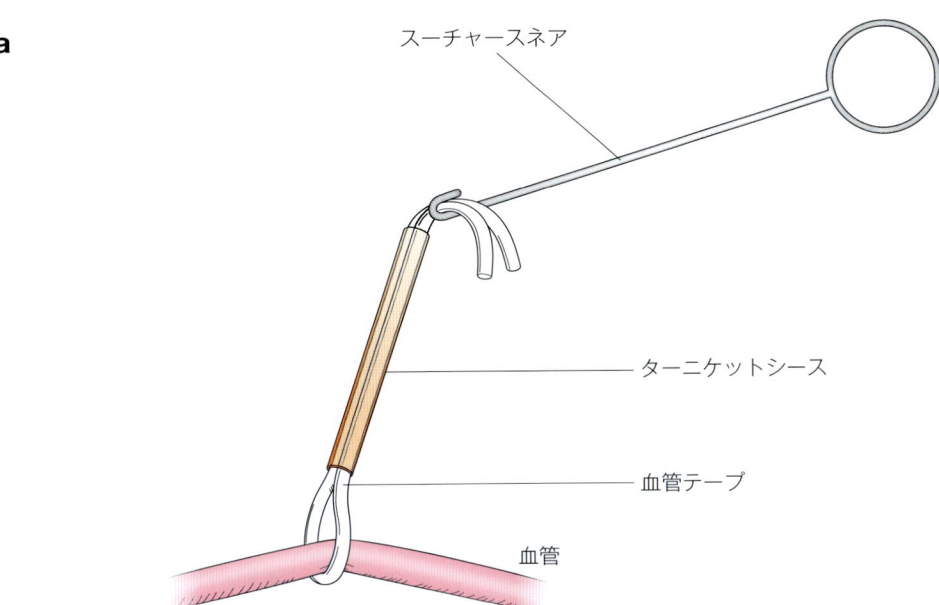

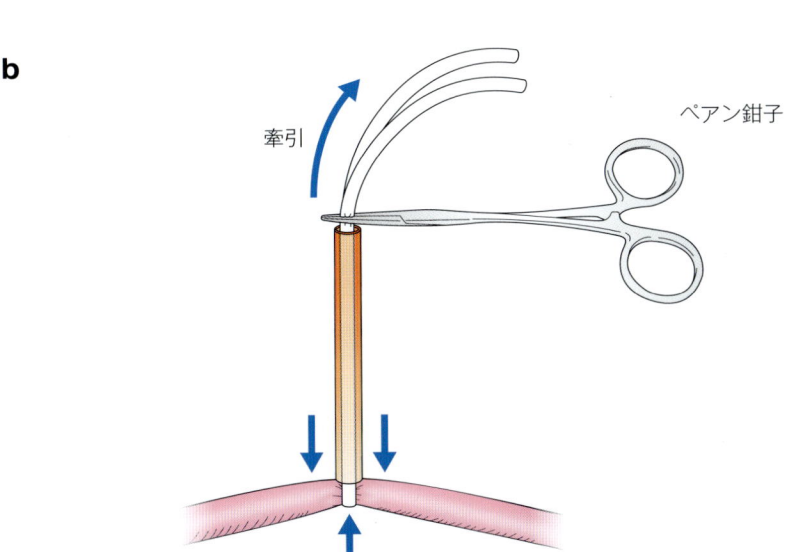

血管の切開，縫合に用いる器具

　血管の切開，縫合に用いる剪刀（図6），血管用鑷子（図7），持針器，血管縫合糸，ゴム付モスキート鉗子など，はいずれも繊細な操作ができる器具が必要である。

●血管用剪刀，血管用鑷子

　血管の切開は眼科用剪刀あるいはメッツェンバウムで行い，血管の把持には血管用鑷子（ドベーキー鑷子，クーリー鑷子）を用いる。血管縫合には血管に応じたサイズの血管縫合糸（針付きモノフィラメント非吸収糸）を用いる。

　血管の切開・縫合においてはNon Touch Technique（傷つきやすい血管内膜を鑷子でつかまない）が基本である。

●持針器

　対象となる血管によって4-0〜7-0までの太さの血管縫合糸を使い分けることから，把持部分がそれらに対応した持針器を用いる。著者らは腹部の血管ではダイヤモンドチップ付きのヘガールタイプの持針器を用いている。原則として柄の長さは各自の手のサイズ，術野の深さに合わせて選択する。血管

図6 血管用剪刀

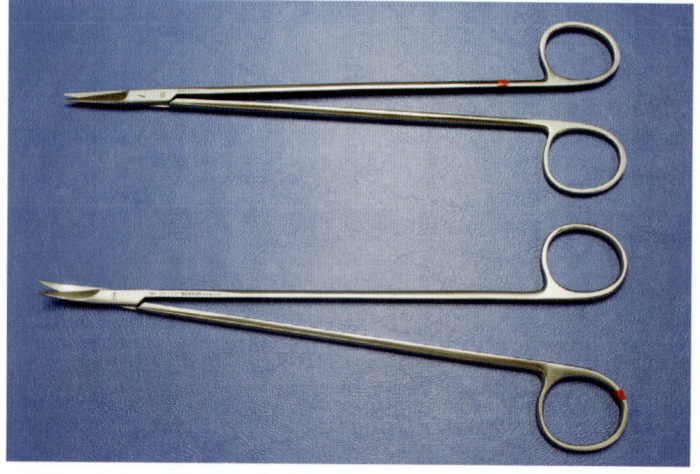

図7 血管用鑷子

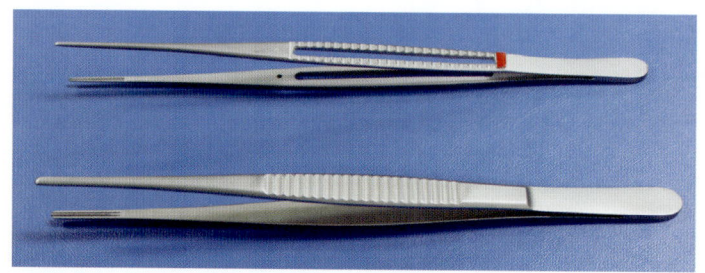

縫合糸の針は細く繊細なので，挫滅しないよう扱う。しっかり把持できるよう，把持面はダイヤモンドチップ付きを用いる。透析用ブラッドアクセス作製や腎動脈分枝などの細い血管縫合では7-0縫合糸を用いることから，ガストロビエホ持針器などを用いることがある。

運針は極端に手首のスナップを使って縫合するのではなく，持針器は手を被せるように軽く持ち，示指で針先を調整しながら針の彎曲に沿って自然に運針するよう心がける。針の彎曲部(腹)で血管壁を押し，横にすっと運針すると血管の後壁をかけるリスクが回避できる。

● 血管縫合糸

血管壁の損傷を防ぎ抗張力を長期間維持する必要から針付きモノフィラメント非吸収糸(ポリプロピレン糸：プロリン，ネスピレン)を用いる。糸の太さは縫合する血管により選択するが，下大静脈，腎静脈では4-0，5-0，シャント縫合など末梢血管では6-0，7-0などを用いる。下大静脈の連続縫合などでは両端針が便利である。

血管壁が弱い場合，またはテンションがかかる血管では，マットレス縫合が適しており，プレジェットを用い補強することも有用である。

血管縫合は原則全層1層縫合で，内膜同士を接着(外翻)させることが必須である。内膜の連続性が保たれない場合，血液凝固や閉塞の原因となる

その他，血管処理としてシーリングデバイスや止血クリップ，腎血管の処理にヘモロック®や血管用ステープラーを用いることがある。開腹手術における血管処理は絹糸による2重結紮が原則であり，腹腔鏡手術ほど汎用していない。本項では言及しないので腹腔鏡手術の項を参照していただきたい。

(中澤速和)

血管を扱うための器具と使用方法

腹腔鏡・後腹膜鏡手術

　近年の腹腔鏡下手術の普及は，器具の進歩によるところが大きい。しかしそれぞれの器具の特性をよく理解したうえで使用しないと，血管周囲の組織を損傷をしたり，血管から分岐する細い枝を損傷したりしてしまう。本項では，現在使用されている器具についてその使用法を解説する。

● 血管の剥離に用いられる器具と剥離の手技

　著者らの施設で用いている鉗子を示す。

●バイポーラ付きメリーランド型剥離鉗子（図1）

　血管の剥離で最も頻用される器具である。5mmと10mmの鉗子があるが，細かい操作を行うには5mmの鉗子のほうが使いやすい。

　器具の先端を開閉することにより鈍的に剥離を行う。腎動脈，腎静脈までの太さの血管であれば，ほとんどの剥離はメリーランド鉗子によって行う。また血管の剥離中に出血があった場合は，バイポーラ鉗子としても使用し，止血操作に用いることも可能である。

●強彎メリーランド型（直角）剥離鉗子5mm（図2）

　腎動静脈の剥離では血管が太く，先のメリーランド5mm鉗子では角度によってはうまく先端部が後壁を通らない。そのようなときは，先端の距離が少し長いこの鉗子を用いることで容易に血管の後壁を貫通させることができる。図2の直角鉗子はシャフトは5mmであるが，先端部は10mm以上のポートでないと通過しない。

●バイポーラ付き有窓把持鉗子5mm（図3）

　左手に持つ鉗子として最も頻用する鉗子である。左手で組織を把持し組織に緊張をかけて剥離を行う。剥離の際にはつねにバイポーラを使えるようにしておき，出血時には止血を図る。

●血管剥離の手技

　まず血管前面の組織を剥離切離し血管の前面を露出する。次に血管の側方を剥離する。その周囲組織の境目を正確に同定し，ここに鉗子の先端を当てる。重要なことは血管の長軸に対し垂直方向に鉗子を開くことである（図4）。長軸方向に鉗子を開くと，細い枝を引きちぎる可能性が高くなる。しかしながら角度的にどうしても垂直方向の剥離が難しいことがあり，その場合は長軸方向の剥離となってもやむをえない。

　また左手で血管から剥離してくるリンパ組織を把持し剥離方向にテンショ

図1 バイポーラ付きメリーランド型剥離鉗子

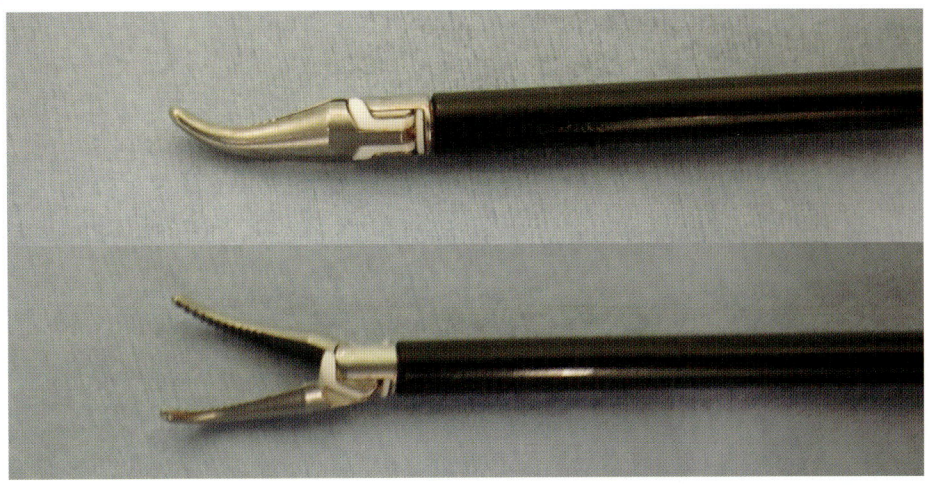

図2 強彎メリーランド型(直角)剥離鉗子

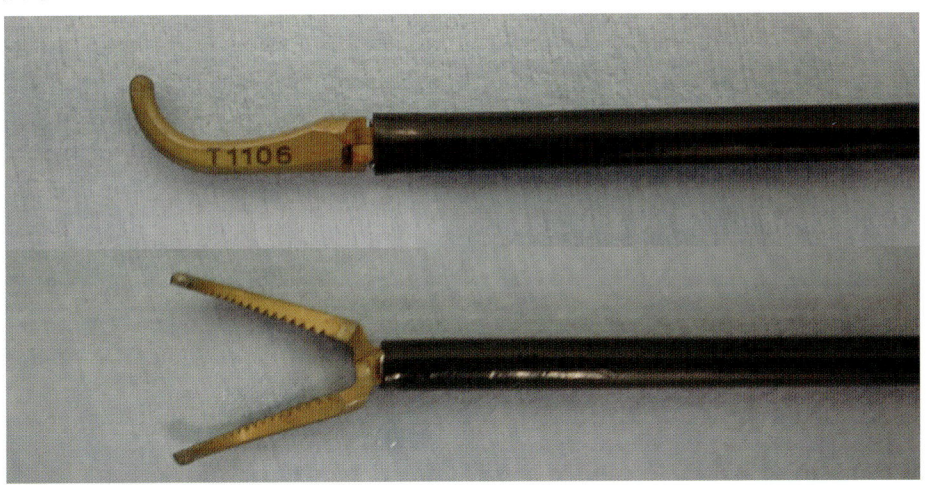

図3 バイポーラ付き有窓把持鉗子

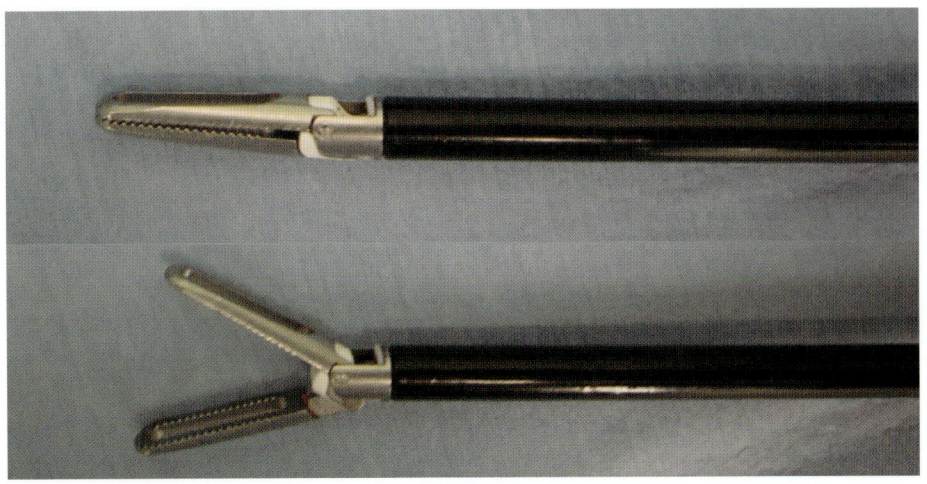

ンをかけると剥離がしやすい。できるだけ両手の操作で剥離を行うように心がけるべきである。

　まず鉗子を少しずつ開きながら，剥離の取りかかりをつくる。このときある程度の圧をかけて開かないと有効な剥離にならない。よく初心者でみるのが，うまく圧がかけられておらず，とりかかりがつくれないケースである。このときにあまり先端に圧がかかっていないと周囲組織が血管外壁からうまく剥がれていかない。そこで血管の外壁を露出するつもりで剥離を行う。適度な圧をかけて剥離することがポイントである。

　血管とその周囲組織のスペースをつくるときは，一度に大きく開くのではなく，最初は2～3mm開き，次に4～5mm，さらに6～7mmと少しずつ3回ぐらいに分けて広げていくようにするのもコツである。

　血管の左右を同様に剥離した後，最後に後壁を剥離する。このときもスコピストに血管に近寄ってもらい，よく後壁を確認して剥離をする。このときも血管の長軸と垂直方向に剥離をするよう心がける。

図4 血管周囲の剥離方法

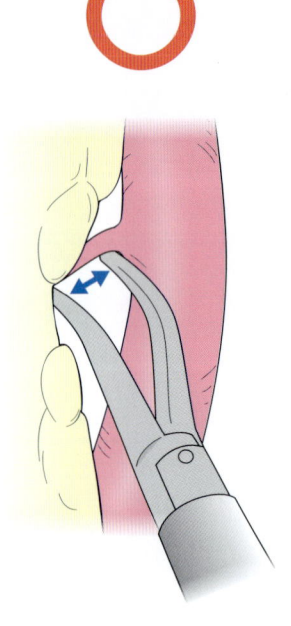
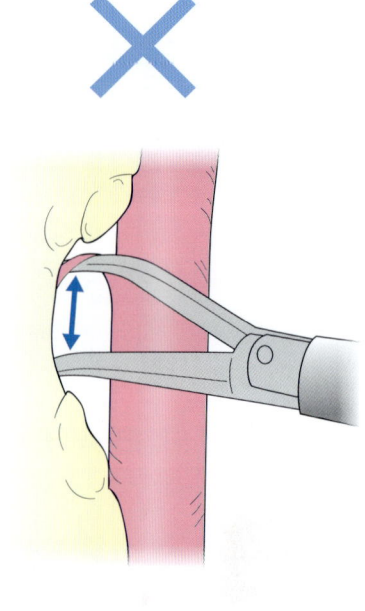

正しい剥離
血管の直軸にできるだけ垂直方法に広げる。枝を損傷する可能性が低い。

誤った剥離
血管の直軸と同じ方向に広げてしまう。細い枝を損傷し出血する可能性が高い。

血管周囲組織の切離に用いる器具とその方法

● 超音波凝固切開装置（laparoscopic coagulation shears；LCS）（図5）

45～55kHzの周波数で振動するブレードにより組織を溶着し，さらに超音波振動による摩擦熱により凝固する。またグリップを握ることで機械的擦過を生じ，組織を切開する。血管周囲のリンパ管や2～3mm程度の静脈であれば，LCSによって切開が可能である。5mmまでの切離はよいとされている[1]。ただし使用する際にはいくつかの注意点がある。

まずアクティブブレードが直接血管や組織に接しないようにすることが必要である。図6に示すように，アクティブブレードが接すると振動により組織を損傷するため，組織を挟むときには重要な組織とは逆側にアクティブブレードがくるようにする。また使用直後のアクティブブレードは温度上昇があり，これでほかの組織に触れると容易に熱損傷をきたす。

もう1つはキャビテーションである。ブレード先端から出るエネルギーであり，組織を損傷する可能性がある。キャビテーションはアクティブブレードの先端近傍から発生し，組織に影響する距離は数mm以内と考えられている[2]（図7）。したがって，アクティブブレードの先端から数mm以内には組織がないことを確認しながら使用することが重要である。

● ベッセルシーリングシステム（図8）

脈管壁内のコラーゲンやエラスチンをバイポーラによる電気エネルギーで融解させ，一体化して血管を閉鎖する装置である[3]。超音波凝固装置に比べて温度が上がりにくく，確実なシーリングが得られる。

7mmまでの血管はこれによって切離が可能とされている[1,4]。したがって，ほとんどの副腎中心静脈，性腺静脈，腰静脈はベッセルシーリングシステム

図5 超音波凝固切開装置（SonoSurg®，オリンパス）

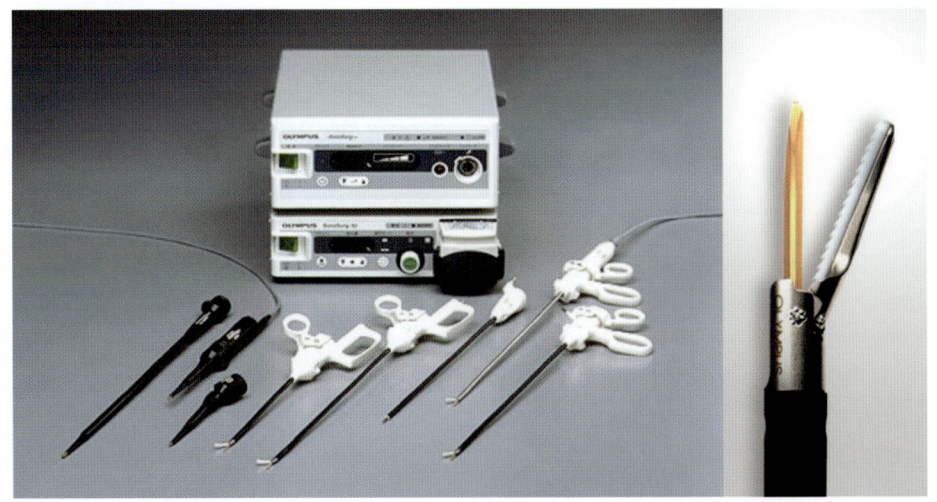

（写真提供：オリンパス）

により切離することが可能である。これらの血管は距離が短く，クリッピングすると切断する距離がほとんどとれなくなり，切断した後クリップが脱落するおそれがあり，逆に危険である。ベッセルシーリングシステムを用いた切離のほうが逆に安全である。

また切離の際に留意すべき点は，血管の動脈硬化である。動脈硬化が強い血管は挟み込むことで損傷する可能性があるため，そうした変化のない部分でシーリングする必要がある[4]。

● **自動結紮縫合器**（図9）

7mmよりも太い血管の結紮切離にはクリッピングを行い切離する方法もあるが，クリップの脱落などの懸念もある。

ステープラーを用いた方法はコストの問題はあるが，安全であると考え著者らは腎動静脈の切断には自動吻合器を用いている。著者らが用いているコヴィディエン社のエンドGIA™トライステープル™カーブドチップカートリッジでは縫合する組織の厚さによって用いるカートリッジが変わるが，腎動静脈ではグレーあるいはキャメルを用いている。最近は図9のように先端が曲がっているカーブドチップがでてきており，これによってアンビル（カートリッジが装填されていない側）を確実に血管の裏側を通過させることが容易となる。

図6 超音波凝固切開装置を用いるときのアクティブブレードの向き

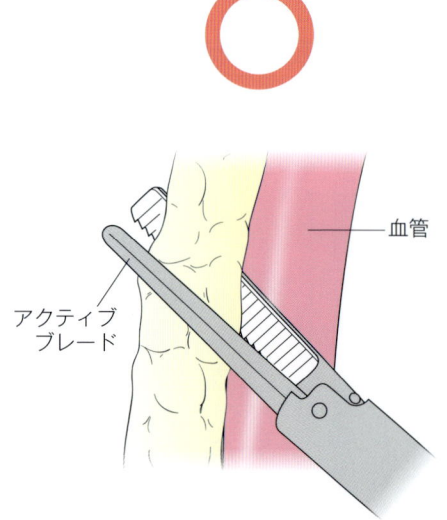

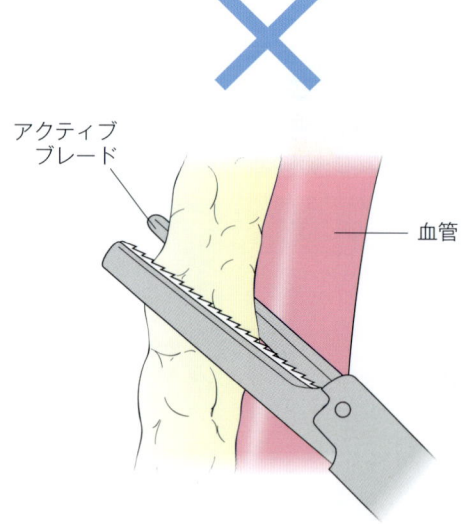

正しい使い方
アクティブブレードが直接血管に当たらない向きで組織を挟んでいる。

誤った使い方
アクティブブレードが直接血管に当たっている。血管を損傷し，出血の原因となる。

図7 超音波凝固切開装置から出るキャビテーション

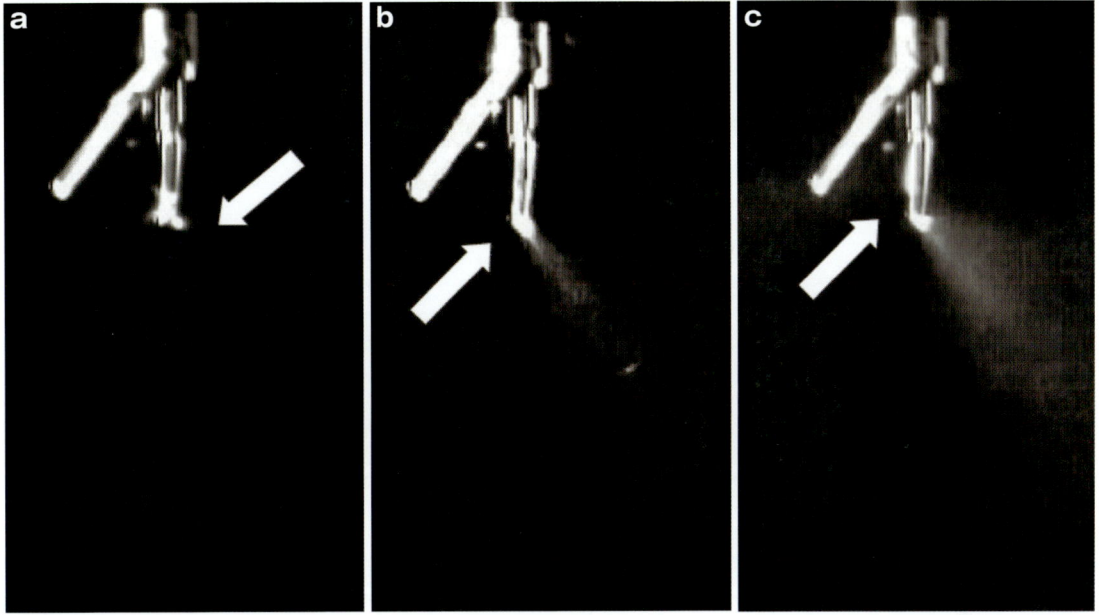

(文献2より引用)

図8 ベッセルシーリングシステム(Force Triad™, LigaSure™Blunt Tip, コヴィディエン ジャパン(株))

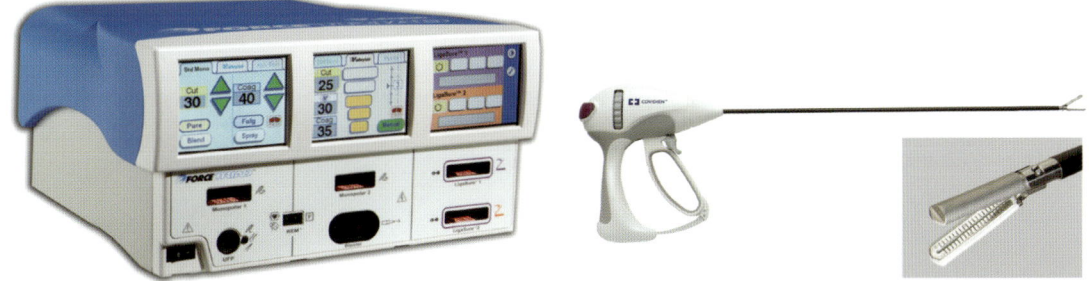

(写真提供：コヴィディエン ジャパン(株))

図9 エンドGIA™トライステープル™カーブドチップカートリッジ

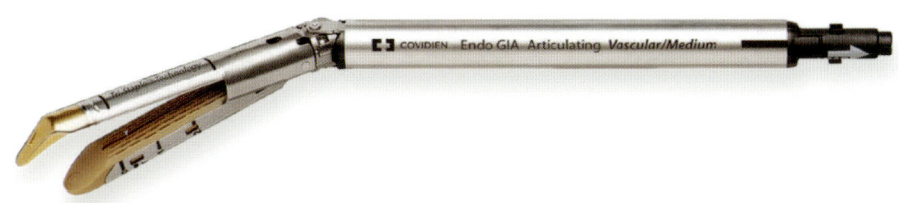

(写真提供：コヴィディエン ジャパン(株))

また組織を挟んだ後，カッターが進み組織を切断するが，カットラインの内側に組織が入っていないとその先の組織は切断されないため，切断する組織がカットラインの内側に完全に入っていることを確認する（図10）。

● **血管クリップ**

　著者らの施設では，血管クリップを用いて血管を結紮することはほとんどない。しかしロボット腎部分切除において，腎動脈から分枝を結紮切離する場合は血管クリップを用いている。最も使っているのは，ヘモロック®（Weck社）である。Lサイズ（5〜13mm），MLサイズ（3〜10mm）を結紮する血管のサイズに応じて使用している。

　ヘモロックで注意すべきことは，腎移植におけるドナー腎採取術においては使用禁忌となっていることである[5]。これはドナー腎採取術の際に血管クリップを使用した患者において2例の死亡例があることが報告されたためである[6]。おそらく，クリップのすぐ末梢で血管を切断したため，動脈圧によりクリップが脱落したものと考えられる。したがってクリップによる動脈処理は著者らは行っていないが，コストの点から採用する施設もある。ただその際にはクリップを2本以上かけ，クリップ部分から末梢側に2〜3mmの血管組織を残しておくことが重要である（図11）。

図10 ステープラーを用いた血管の縫合・切離

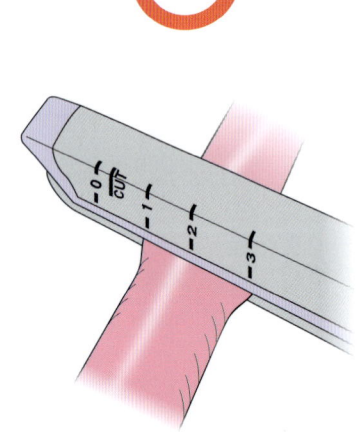

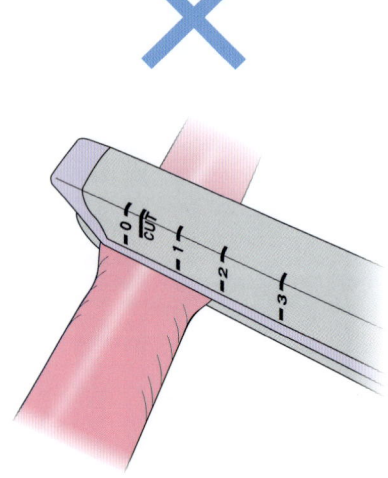

正しいステープラーの使い方
血管をカッターラインの内側に完全に入れる。1cmの線まできていればより確実である。

誤った使い方
カッターラインより外側に組織が出てしまっている。カッターで切断されないだけではなく，ステープラーもかからない可能性があり危険である。

図11 血管クリップを用いた血管の結紮方法

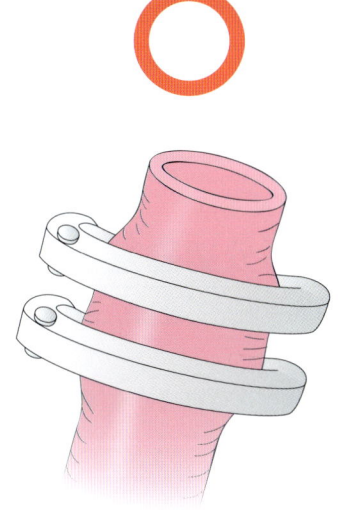

正しいクリップの使い方
2本以上のクリップをかけ，先端に2～3mm以上の組織を残す。2本のクリップの間もスペースがあるほうがよい。

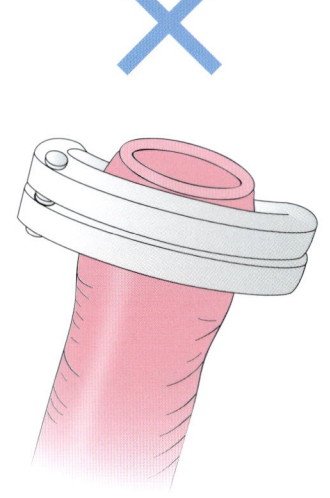

誤った使い方
血管の切断端ぎりぎりにクリップがかかっており，しかも2本のスペースがない。脱落し大出血につながる可能性がある。

　器具の発達により剥離，結紮の操作はかなり容易となった。しかしそれぞれの器具の特徴，禁忌事項を把握して手術にを行わないと，非常に危険であることもよく認識する必要がある。

（近藤恒徳）

文献

1) Newcomb WL, Hope WW, Schmelzer TM, et al: Comparison of blood vessel sealing among new electrosurgical and ultrasonic devices. Surgical endoscopy, 2009; 23: 90-6.
2) 蜂屋弘之，大屋　優，山口　匡，林　秀樹：超音波凝固切開装置のキャビテーション発生に関する基礎的検討．Jpn J Med Ultrasonics, 2012; 39: 101-11.
3) 川口剛史，東条　尚，木村通孝，内藤　洋：胸腔鏡下手術における肋間筋切離に対するLigaSure™ ベッセルシーリングシステムの有用性．日呼外会誌, 2012; 26: 269-372.
4) コヴィディエンジャパン株式会社：添付文書：ベッセルシーリングシステム LigaSure. 2011.
5) 日本泌尿器内視鏡学会：泌尿器腹腔鏡手術ガイドライン2014年版．Japanese Journal of Endourology, 2014; 27:1-46.
6) Friedman AL, Peters TG, Jones KW, et al: Fatal and Nonfatal Hemorrhagic Complications of Living Kidney Donation. Annals of Surgery, 2006; 243: 126-30.

血管を扱うための器具と使用方法

ロボット手術

da Vinciによる前立腺全摘除術と腎部分切除術

　本項目ではda Vinci Surgical Systemで使用する器具の当科での使用法を解説する。

　当科ではda Vinciを使用したロボット手術は前立腺全摘除術と腎部分切除術に行われており，その症例数も増加傾向にある。その理由としては，良好な視野の確保と自由度の高い操作性にあると考える。

　前立腺全摘除術では尿道膀胱吻合ないしリンパ節郭清において，腎部分切除術では腫瘍切除と切除床の縫合に最大効果を発揮すると思われる。以下，前立腺全摘除術，腎部分切除術に分けてそれぞれの器具の使用場面を解説する。

鉗子の種類と使用目的

　当科で主に使用している鉗子の種類とその使用目的について解説する。

●Fenestrated Bipolar Forceps（図1）
　組織の把持ないし止血の際に使用する。腎部分切除術で主に使用。先端が鈍であるので，ときには血管の把持にも使用する。

●Maryland Bipolar Forceps（図2）
　組織の把持ないし止血の際に使用する。前立腺全摘除術で主に使用。先端が鋭のため，組織に突き刺さないように注意する必要がある。

●Monopolar Curved Scissors（図3）
　組織の剥離，切離に使用する。いずれの手術でも1st armに装着し，最も多く使用する鉗子。

●Large Needle Driver（図4）
　組織縫合の際のneedleの把持に使用する。

●Round Tip Scissors（図5）
　前立腺全摘神経温存の際に前立腺と神経血管束の剥離の際に使用する。Curved Scissorsよりも組織の鋭利な切離に有用と考える。

●ProGrasp™ Forceps（図6）
　術野確保のための組織の把持に使用することが多い。主に3rd armに装着する。

血管を扱うための器具と使用方法—ロボット手術

図1 Fenestrated Bipolar Forceps

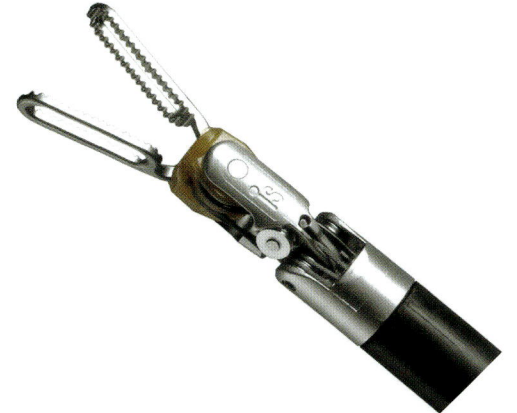

（写真提供：Intutive Surgical）

図2 Maryland Bipolar Forceps

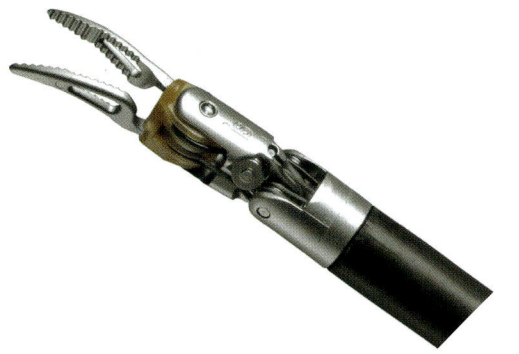

（写真提供：Intutive Surgical）

図3 Monopolar Curved Scissors

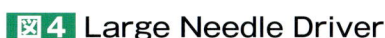

（写真提供：Intutive Surgical）

図4 Large Needle Driver

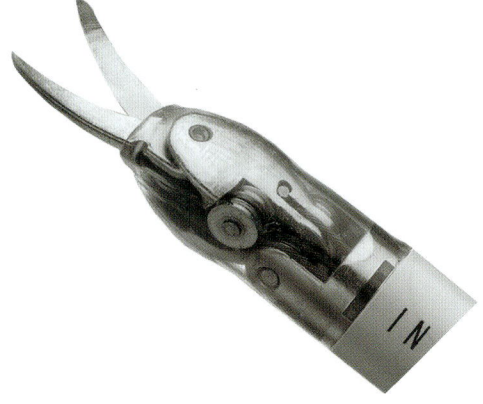

（写真提供：Intutive Surgical）

図5 Round Tip Scissors

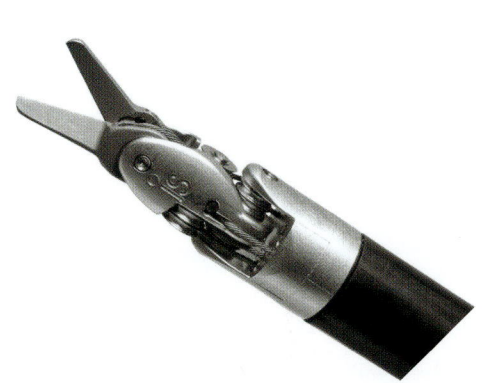

（写真提供：Intutive Surgical）

図6 ProGrasp™ Forceps

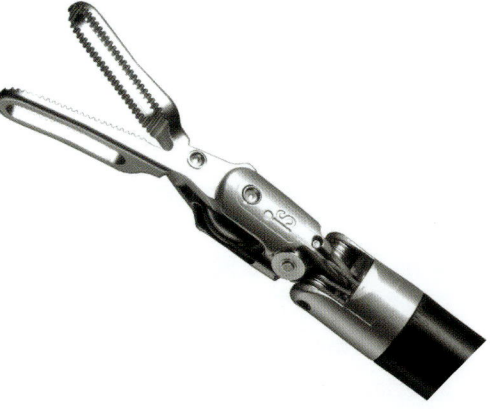

（写真提供：Intutive Surgical）

図7 V-Lok™ 180 closure device

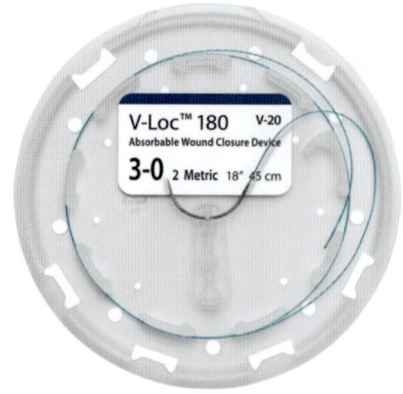

（写真提供：コヴィディエン ジャパン㈱）

● 縫合糸：V-Lok™ 180 closure device（図7）

吸収性のclosure deviceである。前立腺全摘除術の尿道膀胱吻合，腎部分切除後の切除床閉鎖に使用する。

● クリップ

● Hem-o-lok®
非吸収性結紮用クリップである。腎部分切除術の切除床閉鎖時に使用する。結紮用縫合糸の末尾と先端にかけることで，縫合糸が緩まないようにロックする。

● Laparo-Clip（図8）
吸収性結紮用クリップである。主に前立腺全摘除術の神経温存時に，前立腺と神経血管束の間の組織の結紮に使用する。

● ステープラ：エンドGIA™ トライステープル™（図9）

当科では，前立腺全摘除術にてdorsal vein complex（DVC）処理に使用する。

● 各手術における使用方法

● 前立腺全摘除術
手術開始時の各アームの装着器具
手術開始時は1st armにMonopolar Curved Scissors（図3），2nd armにMaryland Bipolar Forceps（図2），3rd armにProGrasp™ Forceps（図6）を装着する。

図8 Laparo-Clip

(写真提供：コヴィディエン ジャパン(株))

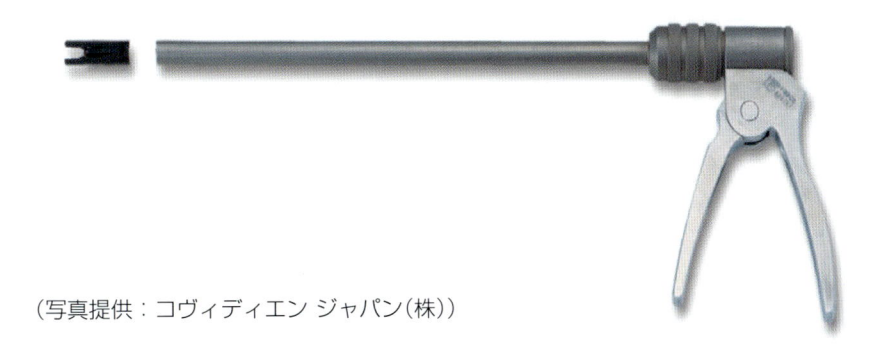

図9 ステープラ：エンドGIA™ トライステープル™

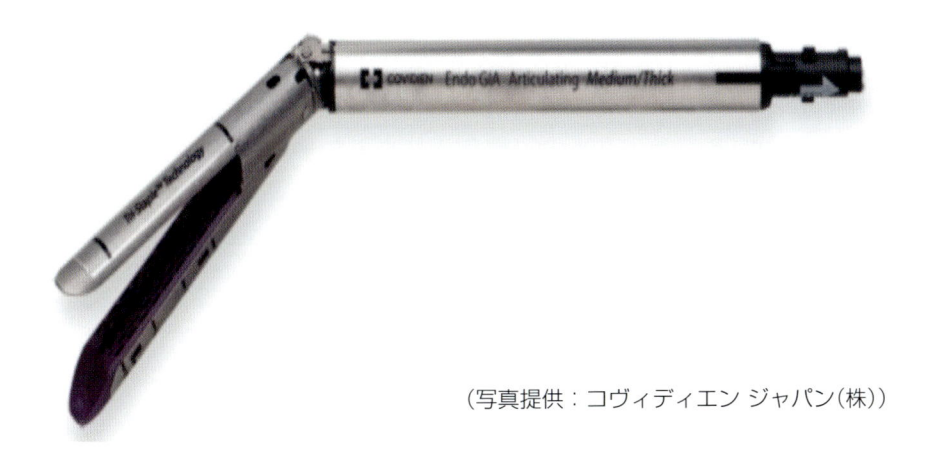

(写真提供：コヴィディエン ジャパン(株))

　側臍靱帯の切離から前立腺表面の露出まではProGrasp™ Forcepsは腹壁側の安全な位置に留置する。前立腺と骨盤内筋膜(endpervic fascia)の間を剥離する際に，counter tractionをかける目的で使用する。そのほかには，
①前立腺頸部離断時に，尿道前面の切開後に尿道カテーテルを把持
②精管剥離の際の精管の把持
③精囊剥離の際の精囊の把持
④前立腺側方pedicleの剥離の際の前立腺の把持
などに使用する。

神経血管束の剥離
　神経温存時の前立腺と神経血管側の剥離にはRound Tip Scissors(図5)を使用することがある。Monopolar Curved Scissors(図3)よりは鋭く切離できる印象があり，細かい組織を正確に切離できると考えている。

組織や血管の結紮
　前立腺と神経血管側の間の組織や血管の結紮にはラパロクリップ(図9)を

使用する。
DVCの処理
　DVCの処理には記述のエンドGIA™トライステープルTM45パープル（EGIA45A™）を使用している。
神経血管束，直腸前面の止血
　神経温存後の神経血管束や直腸前面の止血には，神経損傷を避けるためにシート状生物学的組織接着・閉鎖剤であるタコシール®を3分割し，貼付する。
尿道膀胱吻合
　尿道膀胱吻合には1st armと2nd armにLarge Needle Driver（図4）を装着する。
　縫合糸は3-0 V-Lok™（図7）2本を末端で合わせて両端針にして，5時方向から連続縫合していく。

● 腎部分切除術
手術開始時の各アームの装着器具
　開始時には1st armにMonopolar Curved Scissors（図3），2nd armにFenestrated Bipolar Forceps（図1）を装着する。
　3rd armを使用する場合は，Prograsp Forceps（図6）を装着する。これは，腎背側で腸腰筋を露出した後に腎を腹側に挙上する際に使用し，腎門部の視野を確保したり，腫瘍切除時に腎を最良の位置に保持するために使用する。
腎動脈周囲の剥離
　腎動脈周囲剥離にはMonopolar Curved Scissors（図3）とFenestrated Bipolar Forceps（図1）を使用するが，ときに2nd armにMaryland Bipolar Forceps（図2）を使用する。その際は先端が鋭であることを認識して血管壁，特に静脈壁に突き刺さらないように十分注意する必要がある。
　動脈周囲を剥離の後，7cmに切離した血管テープをかける際には主にLarge Needle Driver（図4）を使用している。血管テープが外れないようにロックする目的でHem-o-lok®を使用している。
腫瘍の切除
　Monopolar Curved Scissors（図3）にて腫瘍切除を行う。inner sutureには3-0 V-Lok™14.17cmを，実質縫合には2-0 V-Lok™を主に使用している。

（高木敏男）

血管外科の基本手技

血管処理の基本手技

● 血管外科の基本手技

　一般的な手術手技については通常の外科的手術と同様であるが，基本的には血管の愛護的な操作が求められる．特に，治療対象となる血管に硬化性変化，炎症性変化，腫瘍性変化などのなんらかの病変が存在する場合は，これらの血管の遮断・吻合操作にはより慎重な取り扱いが必要である．そのためには，特殊な血管手術器具や準備が必要である．

● 血管の露出・保持

　血管用鑷子の先端は鋸歯状やその他の特殊な形状をしており，血管の挫滅を防ぎつつ確実に血管壁を把持することができる．著者らは主に先端がドベーキー型の鑷子(**図1a**)を用いている．この鑷子の断面の特徴としては，圧着面積が大きいため，血管の挫滅を防ぎつつ，確実に血管壁を把持することができる点である．

　さらに細い血管や動脈硬化性変化が高度である場合には，血管壁をより慎重に取り扱う必要がある．また，血管吻合に際して血管壁や5-0や6-0 血管吻合針糸を保持する場合には，無鉤のファロー鑷子(**図1b**)を用いている．細ければよいというわけではなく，先端のしっかりとした把持力に優れていてかつ血管を傷めにくいものを選択しなければならない．血管用鑷子を使用する際に最も注意すべき点は，血管内膜(特に動脈)を直接把持して損傷しないようにすることである．

● 血管の剥離

　血管の外膜と周囲脂肪織の間に綿様の空間があり，これが剥離層である．血管の前面の組織を術者と助手が均等に緊張をかけて把持し，切開し，血管の前面に到達する．血管前面に到達したら，この血管壁直上の層で一周し，上下に剥離を進めていく．

　この際に，著者らは血管テープを基本的にはあまり使用していないが，使用する場合には，愛護的に血管を牽引すべきである．特に動脈の剥離の際には不用意に血管テープを強く牽引することで，動脈硬化が強い血管では血管壁が折れたり，内膜中膜に損傷をきたすことがある．また，細い動脈では攣

縮の原因となる。

　剥離の基本は，血管に剪刀を垂直方向に開き，平行方向に閉じて切る，を繰り返す（図2）。動脈の分枝が存在しても垂直に開けば分枝に気づくことは容易であり，引きちぎることはない。平行に開くと分枝が引き抜け思わぬ出

図1 図1　血管鑷子先端の形状

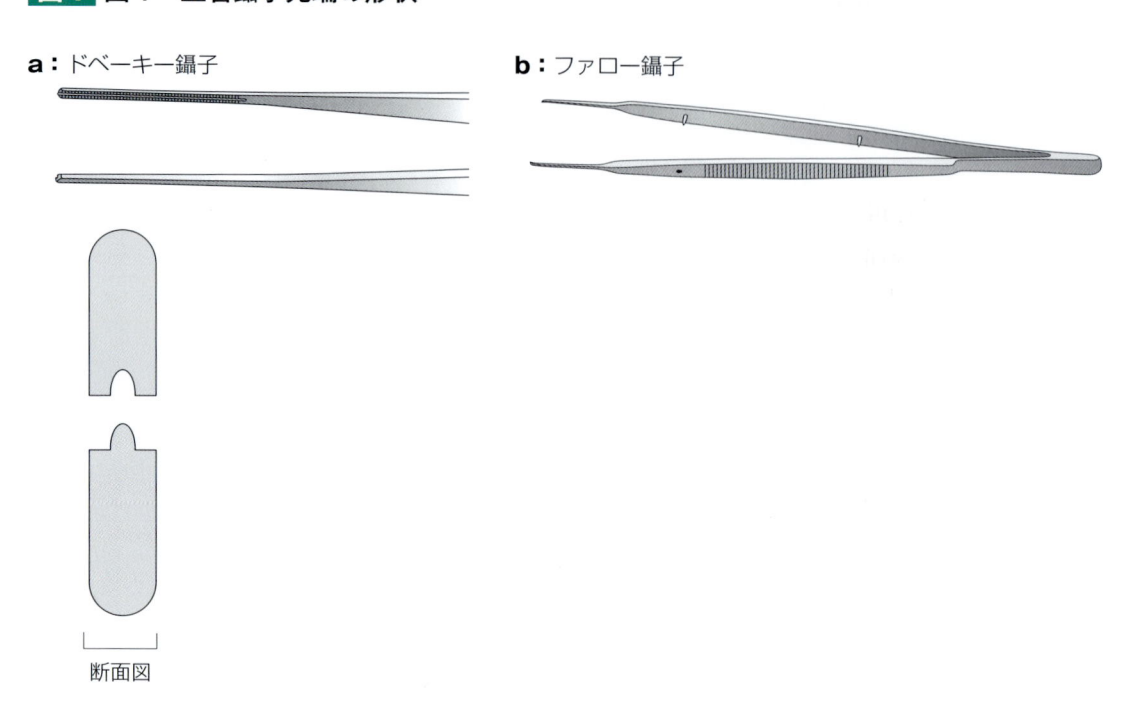

a：ドベーキー鑷子

b：ファロー鑷子

断面図

図2 剪刀による剥離の基本操作
剪刀は血管の垂直方向に開き，平行方向に閉じて切る。

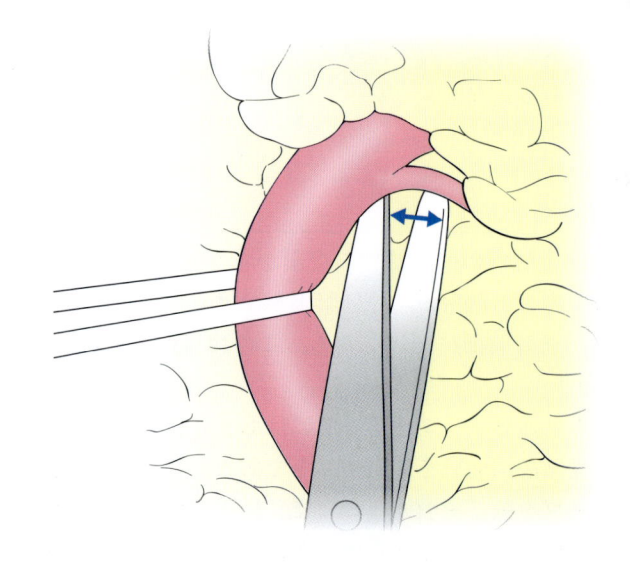

血をきたすことがある。著者らは電気メスを用いて同様の操作を行っている。電気メスのブレードの"しなり"を利用して，血管に垂直に剥離し，その間の綿様の組織を電気メスで切開していく。

● 血流の遮断

　血管を確実に把持し，血管壁の損傷を最小限にするためには血管鉗子が必要である。血管用鑷子と同様に先端部分は縦溝型を呈しており，さまざまな形状やサイズがある。

　静脈の遮断に関しては，著者らは，把持力が強く，より圧着面積を大きくすることで血管壁の挫滅が少ないドベーキータイプのサテンスキー鉗子（図3）を好んで使用している。血管鉗子の先端角度はさまざまな種類があり，遮断する血管の創内での深さによりその角度を選択する。細い血管にはブルドック鉗子を用いている。

　動脈の遮断に関しては，血管鉗子を縦（前後方向）にかけるか，横（左右方向）にかけるかは，鉗子をかける血管の病変部位や石灰化の有無の程度によって決定する。しかし，腎動脈下部の腹部大動脈や腸骨動脈では動脈硬化性病変は後壁に沿って好発するため，横方向の遮断を推奨する。動脈後壁に硬化性病変が存在する場合に，血管鉗子を縦（前後方向）にかけると，後壁内腔の病変を破砕することがあるが（図4a），横（左右方向）に血管鉗子をかけることでこれを回避できるからである（図4b）。

　通常はブルドック鉗子（図5）を用いるが，鉗子の把持力はバネにより調節可能であるため，自分の指を挟んで把持力を確認する。また，脆弱化または硬化した血管組織の損傷をできる限り軽減し，かつ確実に遮断するために，鉗子先端に柔らかいパッドを装着するフォガティー血管鉗子（図6）を用いる。しかし，遮断時にフルロックすると血管損傷することがあるため，動脈の拍動が消失することを確認しながら1段ずつ遮断していくことが重要である。通常は1～2ロックで止めないと血管損傷を起こすため注意が必要である。

図3　ドベーキータイプのサテンスキー鉗子

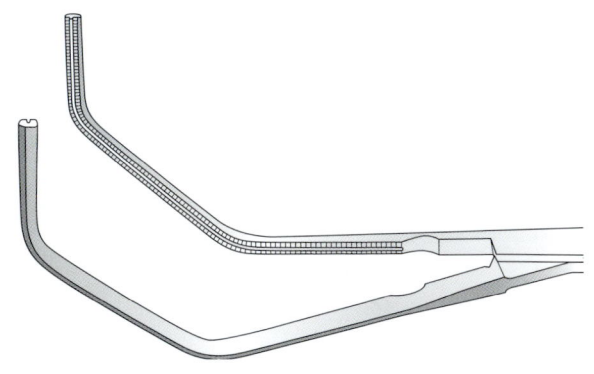

図4 動脈を遮断する際の血管鉗子のかけ方のポイント
鉗子を縦にかける（**a**）と後壁内腔の病変を破砕することがあるが，横にかける（**b**）ことで，これを回避できる。

a　硬化性病変

b

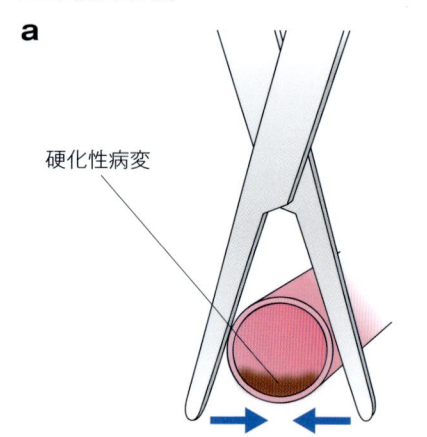

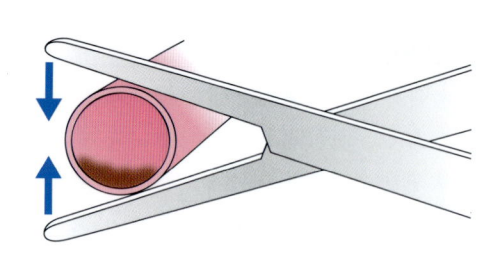

図5 ブルドック鉗子とクレメント

ブルドック鉗子

クレメント

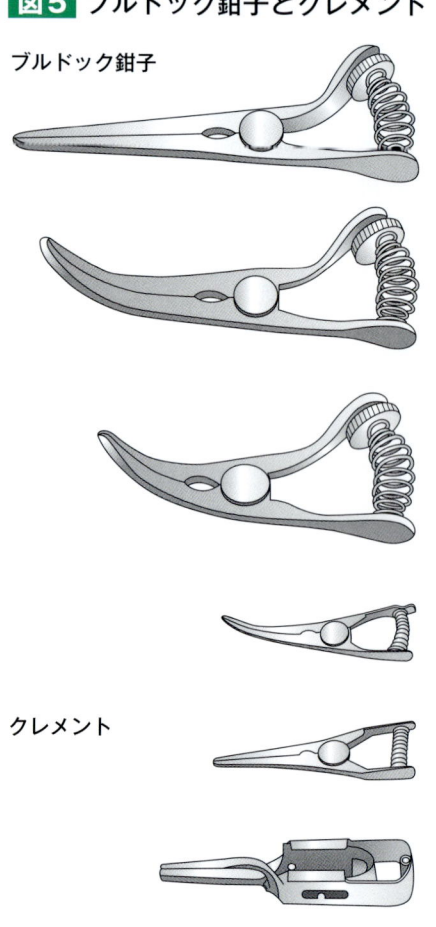

図6 血管損傷軽減のための処置
脆弱化または硬化した血管組織の損傷をできる限り軽減し，かつ確実に遮断するために，鉗子先端に柔らかいパッドを装着するフォガティー血管鉗子を用いる。

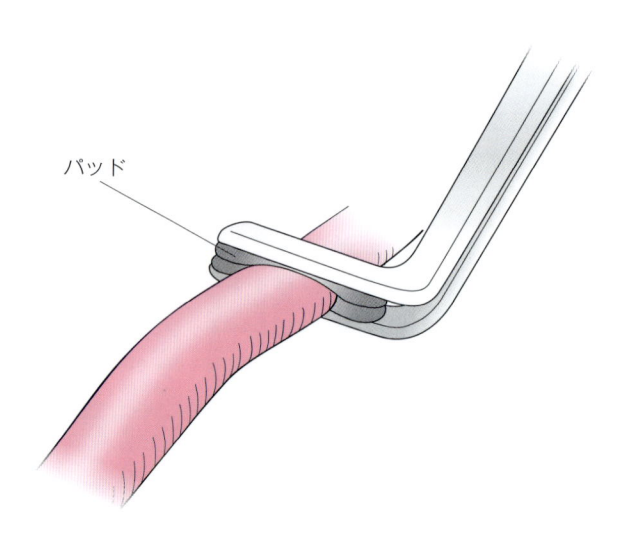

パッド

血管の切断・切開

端々吻合に際して血管の切断を行うが,血管用剪刀を用いて,位置を確定した後に,一気に切ることが重要である。

端側吻合または側々吻合に際して,血管の縦軸に沿って縦切開を加えることが重要である。静脈の場合は,ドベーキータイプのサテンスキー鉗子を使用して,血管が適度に張った状態でメスを入れるか,静脈壁を鑷子で把持し血管用剪刀にて静脈壁を切り抜く。その後は内腔をよく吸引し,血管を剪刀の刃先で軽く持ち上げるようにしながら,血管の縦軸方向と一致させて切る。これにより,切開線に段差が生じにくくなる。動脈の場合は,尖刃メスで内膜まで確実に切開し,aortic punchを挿入し動脈壁に孔を形成させる。この際に注意すべきことは,挿入したaortic punchを軽く牽引しながら切開することである。

引き上げることにより作製口が大きくなりすぎず,舟形になるよう円孔を作製するように注意する。動脈硬化が強い部位では,内膜・中膜の解離を引き起こすため,作製部として硬化が強い部位は避けるべきであろう。それでも内膜が吻合口部で解離した場合は,吻合口より内腔に7-0モノフィラメント両端針を入れ,外膜に向かい両針を進め,内膜・中膜・外膜を固定する。これを吻合口の0,3,6,9時の4点で固定し,内膜解離を予防する。

特に,小児の動脈ではこれらの操作にて攣縮を起こしやすく,オルプリン塩酸塩水和物希釈液を動脈周囲に散布することがある。ただし,その血管拡張のため過量散布は血圧低下をまねくため注意が必要である。腎動脈径に比べて,吻合径が大きくなると両端が吻合糸により牽引され,腎動脈の腹側壁と背側壁がkissingするようになり,逆に吻合部の血流不全を引き起こす。そのためには,腎動脈径とまったく同じ大きさか,やや小さめの吻合孔を作製するように留意している。

血管の吻合

血管吻合は原則として内膜どうしを接合させるように,外翻させて全層で行う。縫合糸は,外膜組織を内腔に引きずり込まないように組織との摩擦の少ない5-0か6-0モノフィラメントのポリプロピレン糸を用いる。しかし,この糸は組織との摩擦が少ないが,一方で結紮が緩みやすいので5～6回結紮を行い,糸は長めに切っておく。

著者らは通常90cmの両端針を使用するが,結紮の際には両端針を切り落としている。この際にもなるべく操作できる糸長を確保するように針近くで切り落とすようにしている。結紮は迅速に行う必要があるが,創外で結紮点を作り,吻合部まで速やかに送るようにしなければならない。この際に吻合部に過度の緊張がかからないように,糸を牽引することなく緩くループを作製することが必要であり,結紮前に針を切り落とす理由も,不用意に針と針

が引っかかり糸に緊張がかからないようにするためである．また，糸どうしの摩擦をより低減させるために，術者の両手指に水をかけることも（手水）重要である．

5回の結紮では，1回目の結紮→女結び→男結び→男結び→男結びとして，2回目の女結び時に吻合部で糸が締るようにする．糸結びに関しては，当然ながら日々の継続した練習が必要であるが，固定したものを結紮するのではなく，容易に動くようなものを動かないように結紮し「血管吻合部が動かない結紮」を意識した練習が必要である．

血管吻合の基本は端側吻合であり，これを修得すれば端々吻合，側々吻合はその応用である．

血管を斜めに切断したときに鋭角となる端をtoe，鈍角となる端をheelとよぶ．また，解説のために断端を切断した血管をグラフト血管とし，端側吻合する相手の血管吻合面でheel側を12時，toe側を6時として時計回りに3時，9時と設定する（図7）．縫合の原則としては，heel側より始まりtoe側に向かって進める．

● 端側吻合

泌尿器科領域であれば，端側吻合は外腸骨静脈と移植腎静脈吻合などはこれに相当する．

2点支持での縫合

図8aのように12時に1の糸，6時に2の糸をかけ，両端を牽引し血管径と端側吻合口径が合っているか，グラフト血管にねじれがないかを確認する．1の糸は結紮し，2の糸は結紮せずに両端とも牽引しておく．外縫い（図8b）

図7 吻合位置表記の設定
斜めに切断した血管の鋭角となる端をtoe，鈍角となる端をheelとよぶ．端側吻合する相手の血管のheel側を12時，toe側を6時とし，時計回りに3時，9時と設定する．

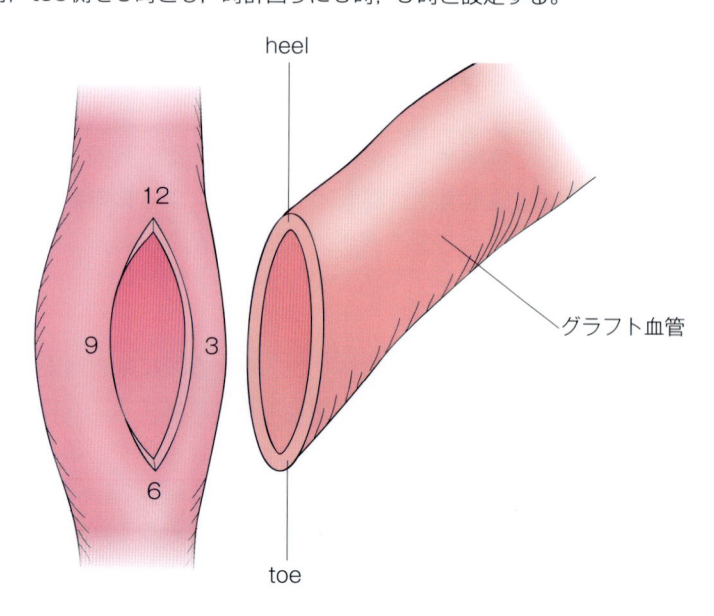

の場合は，1-イの針で12→9→6時方向にtoeまで順手で運針（外縫い）する。toeまで到達したら，2の糸を結紮し，1-イと2-アを結紮する。結紮した1-イと2-アは一緒に把持し軽く牽引しておく。次に，2-イの針で対側を6→3→12時方向にtoeからheelへ向かって逆手で運針（外縫い）する（**図8c**）。heelまで到達したらヘパリン加生理食塩水を注入し内腔のair抜きを行い，1-アと2-イを結紮する。

内縫い（**図8d①**）の場合は，1-イの針をグラフト血管の外より内腔に入れ，吻合血管→グラフト血管の順に，toeよりheelへ向かって順手で運針（内縫い）する（**図8d②**）。toeまで到達したら吻合血管の内腔より外に出す。この時点で2の糸を結紮し，1-イと2-アと結紮する。結紮した1-イと2-アは一緒に把持し軽く牽引しておく。ここからは，前述**図8c**と同じである。

1本のみでの縫合（パラシュート縫合）

両端針の片端（A）を吻合血管の11時半に内→外でかけ，他端（B）をグラフ

図8 2点支持による端側吻合

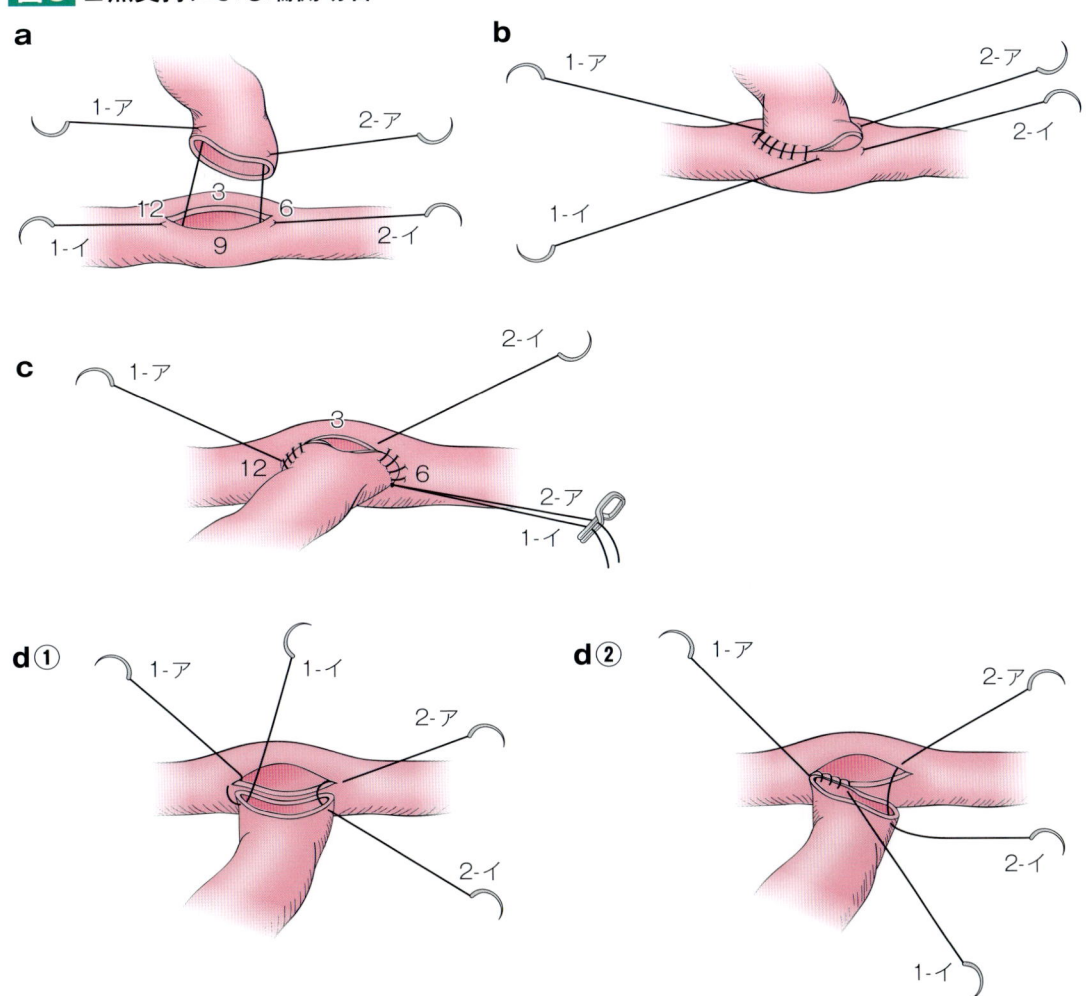

ト血管のheel（11時半）へ内→外にかける．次にその針（B）を吻合血管12時に外→内，グラフト血管のheel（12時）に内→外にかけたら，糸を両端に引いてグラフト血管を吻合血管に落とすようにする（図9a）．Bの針で，3時→6時方向にtoeまで運針（外縫い）し，そのままtoeよりheel側に向かい6→9時方向に運針する（図9b）．10時くらいまで到達すれば，Aの針でheelよりtoe側に向かい運針（外縫い）し，内腔のair抜きをしてAとBを結紮する（図9c）．

● **端々吻合**

泌尿器科領域であれば，端々吻合は内腸骨動脈と移植腎動脈吻合などはこれに相当する．

結節吻合

両端に運針し，これらを結紮せず軽く牽引し，吻合径が合致することを確認する．前面中央，中央と端との間に均等に針をかけていく（図10a）．この際に注意しないといけない点は，吻合面に対して垂直に運針し，特に動脈

図9 1本のみでの端側吻合（パラシュート縫合）

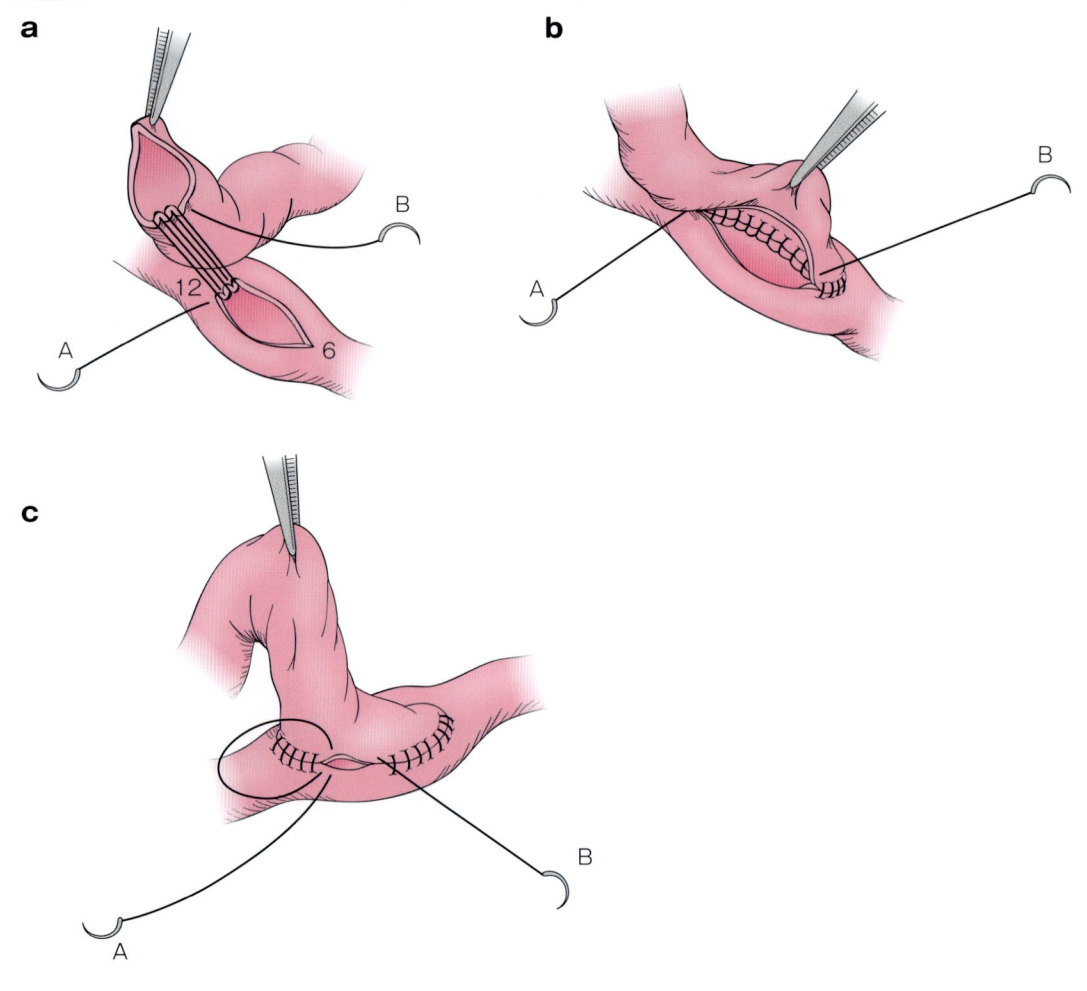

では内膜までしっかりと確保しておくことである．前面の運針が終了した時点ですべて結紮し，両端糸を各々逆に牽引することで吻合面を翻転させ，裏面を同様に結節吻合していく（図10b）．

連続吻合
垂直断端どうしの吻合
血管断端を垂直に切断している場合は，吻合部をペアン鉗子やモスキート鉗子で拡張させ，3点支持や2点支持にて吻合するが，内腔を確認しながら支持糸間を連続吻合していく（図11a）．この際に過度に牽引すると巾着状態となり狭窄の原因となるため注意が必要である．

斜めにトリミングした断端どうしの吻合
約30°にトリミングし，各々の断端をtoeとheelに合わせて吻合することで，前述の端側吻合と同様の手順で吻合することができる（図11b）．この場合は，2点支持にて行うことで，吻合部狭窄が軽度になる．

図10 結節吻合による端々吻合

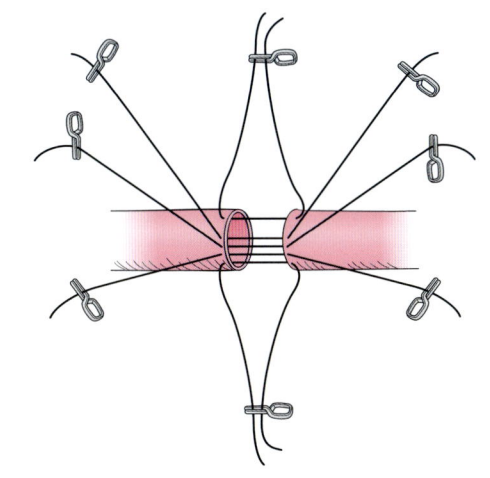

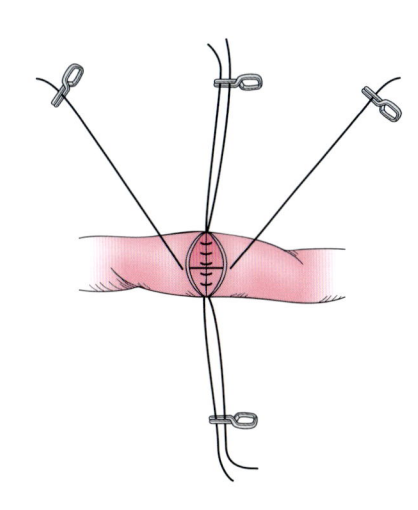

図11 連続吻合による端々吻合
a：垂直断端どうしの吻合（3点支持法），**b**：斜めにトリミングした断端どうしの吻合（2点支持法）．

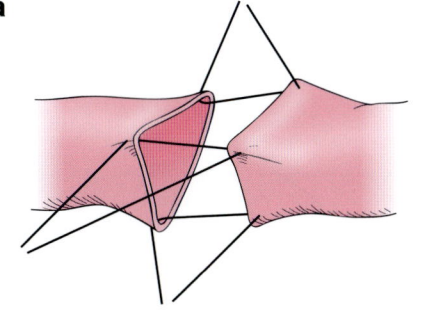

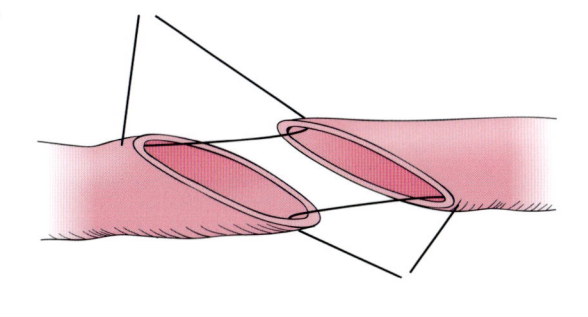

🔵 吻合部からの出血の対処法

　吻合が終了したら遮断を解除するが，吻合部からの出血は急いで追加縫合するのではなく，しばらく吻合部にガーゼを当てて圧迫して様子をみる．数分を押さえてから手を離し，吻合部を観察するが，縫合糸が緩んでいる場合，縫合のピッチが大きすぎる場合，縫合のピッチが合わずdog ear状になっている場合，吻合面の裂創などで破綻している場合，針穴から出血している場合などさまざまである．いずれにせよ，出血点を明らかにし，原因を解明することにつきるが，ある程度の出血であれば追加の縫合糸をかけるのではなく，オキシセル綿やフィブリン糊を塗布した後に乾ガーゼで圧迫止血することを試みることが重要である．容易に止血縫合を置くことで吻合部狭窄などの悪影響を及ぼす可能性も常に考えておかなければいけない．

　追加縫合のかけ方としては，図12aのようにZ縫合し出血点を覆うように止血するのが一般的である．先の縫合糸が緩んで出血している場合は，緩んだ糸ごと単結節またはZ縫合でしっかり結紮することが重要である．この際の運針の角度は，連続縫合糸をほぼ直交するようにする（図12b）．出血点が裂孔の場合は，図9cのように水平マットレス縫合にて血管壁を寄せるように縫合することが必要である（図12c）．

　吻合部のあらゆる部位からの出血を想定しておく必要があるが，最も止血に難渋するのは吻合部裏側でheel側からの出血である．このことを常に念頭におき，heel側の吻合を確実・丁寧に行っておくことがこの部位からの出血を減らすための第一歩である．

（奥見雅由，田邉一成）

図12　吻合部からの出血の対処法：追加縫合
a：Z縫合，**b**：単結節縫合，**c**：U字縫合（コの字）

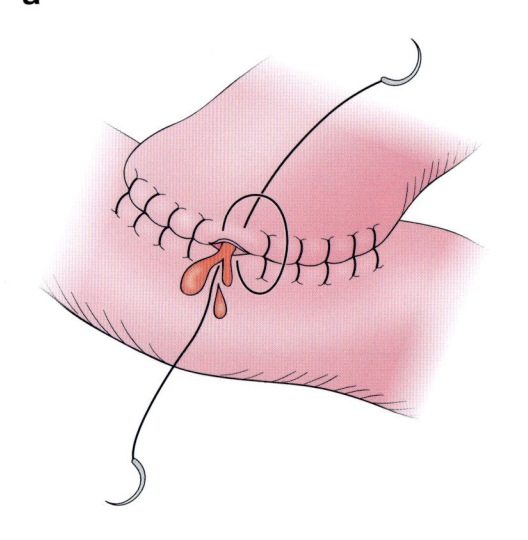

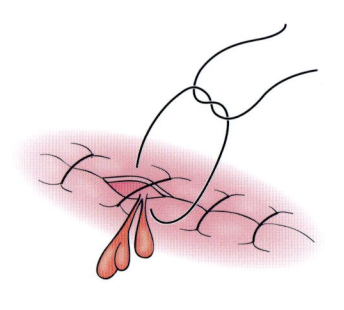

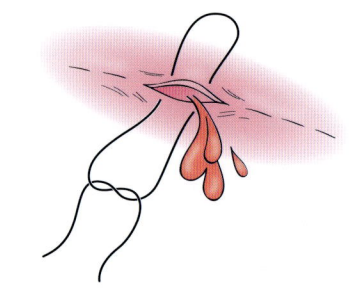

血管外科の基本手技

主要血管と手技
大動脈

　泌尿器科医が大動脈を扱う機会は思ったよりも多い。精巣腫瘍における後腹膜リンパ節郭清，腎盂・尿管腫瘍に対するリンパ節郭清，後腹膜などの手術では，大動脈周囲の剝離操作がどうしても必要である。従って大動脈の扱い方の基本については，泌尿器科医であっても熟知しておく必要がある。本項では，泌尿器科医が知るべき大動脈の扱い方について解説する。

● 大動脈および分枝の解剖

　泌尿器科医が扱うのは腹部大動脈になる。腹部大動脈の解剖を図1に示す[1]。

　横隔膜を越えた後，両側の下横隔膜動脈，腹腔動脈が分岐する。そのすぐ末梢から上腸間膜動脈が前面より分岐する。そのすぐ末梢から両側腎動脈が分岐する。

　副腎へは下横隔膜動脈，大動脈からの直接分岐，腎動脈からの分岐などがあるが変異が大きい。その尾側からは両側の性腺動脈が分岐する。

　そのさらに尾側からは下腸間膜動脈が分岐する。この動脈は横行結腸，下行結腸，S状結腸，直腸を栄養する。しかし上腸間膜動脈や痔動脈からの側副路の発達があるため，基本的には下腸間膜動脈は結紮処理をしても問題がない。

　腰動脈は動脈の側背側から分岐する。後腹膜腔では通常4対の腰動脈が分岐する。これらは一般的には結紮処理を行っても問題はない。しかし複数の腰動脈を処理すると脊髄虚血，麻痺を生じることがあるとされている[1]。しかし精巣腫瘍に対する後腹膜リンパ節郭清においては腎動脈以下の腰動脈を2～3対結紮切離するが，脊髄虚血による麻痺をきたしたという報告はほとんどない[2]。

● 大動脈へのアプローチ

　大動脈へのアプローチは経腹腔的アプローチ，経後腹膜アプローチがある[3]。著者らの施設においては，大きな腎癌に対する根治的腎摘およびリンパ節郭清，精巣腫瘍に対する後腹膜リンパ節郭清では経腹腔的アプローチを採っている。

　腎盂・尿管腫瘍に対するリンパ節郭清では経後腹膜アプローチを採ってい

図1 大動脈の解剖

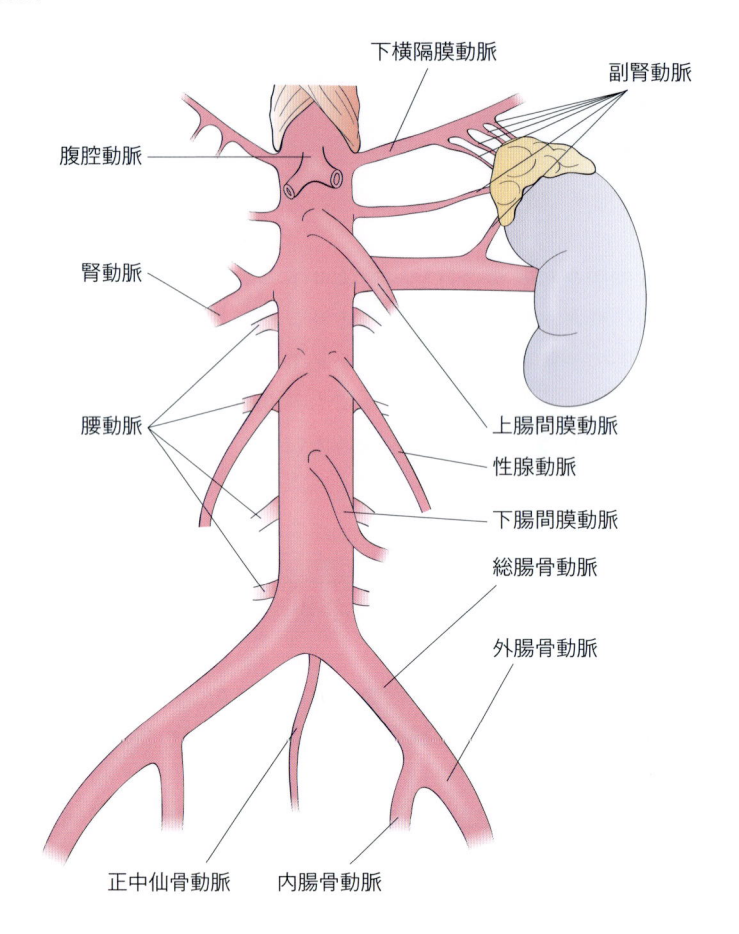

- 下横隔膜動脈
- 副腎動脈
- 腹腔動脈
- 腎動脈
- 上腸間膜動脈
- 腰動脈
- 性腺動脈
- 下腸間膜動脈
- 総腸骨動脈
- 外腸骨動脈
- 正中仙骨動脈
- 内腸骨動脈

図2 Codman社Bookwalter型リングリトラクターを用いた術野の展開

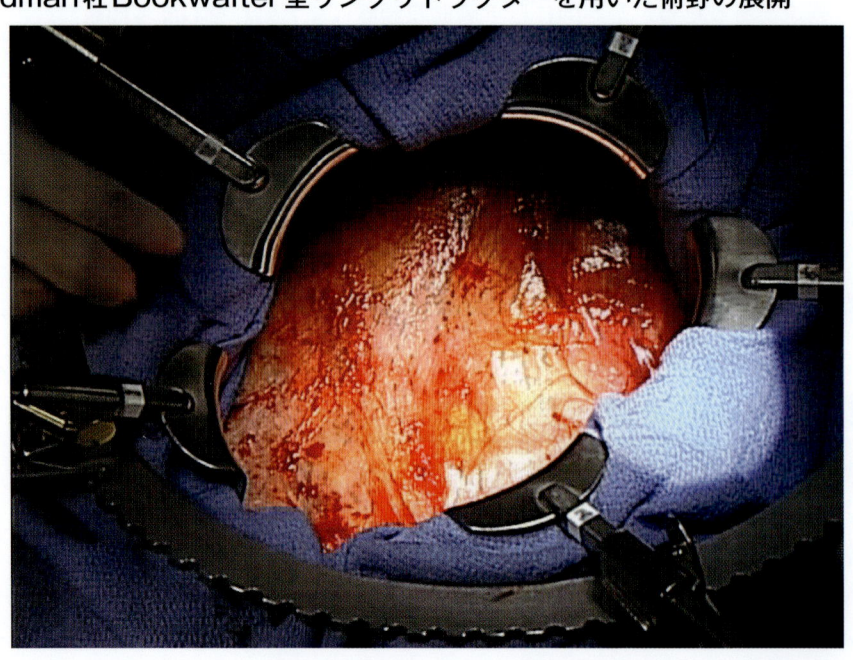

る。いずれも原疾患に対するアプローチを優先し，そのまま大動脈周辺の処理を行っている。また著者らはCodman社のBookwalter型リングリトラクターを用いることにより，良好な視野展開を得ることができている（図2）。

経腹腔アプローチで右側からのアプローチの場合は，上行結腸外側の腹膜を切開し，Gerota筋膜の前面を露出するように内側へ剥離していく。十二指腸を漿膜ぎりぎりの層で剥離していくと下大静脈が見えてくる。下大静脈を露出するようにしていくと大動脈が見えてくる（図3）。左側からのアプローチでは，下行結腸の外側で腹膜を切開しGerota筋膜の前面を露出するように剥離し，腎の内側へ進むと大動脈の拍動を触れるようになる。腸間膜側の脂肪と大動脈周囲の脂肪組織の間を剥離し腸間膜の背側を内側に起こしてくると大動脈の全体が確認できるようになる（図4）。しかし下腸間膜動脈があるためこの部分では腸管が思ったよりも右側へは展開できない。このため左側から大動静脈間へのアプローチは難しいことが多い。

左腎摘後の腎門部，傍大動脈部でリンパ節再発切除することもあるが，そのときのアプローチでは左側から下行結腸を起こしてくるのは癒着のため結構大変なことが多い。そのときは大動脈前面から直接剥離しにいく。十二指腸が腹腔内に出てくるTreiz靱帯を切開していく。十二指腸を十分に頭側へ圧排し，その尾側の腹膜を切開し大動脈を確認する。そのまま切開を尾側へ広げる。十二指腸脇の切開を頭側へ広げると下腸間膜静脈が大動脈を横切るためこれを結紮切離する（図5）。

図3 右側からの大動脈までのアプローチ

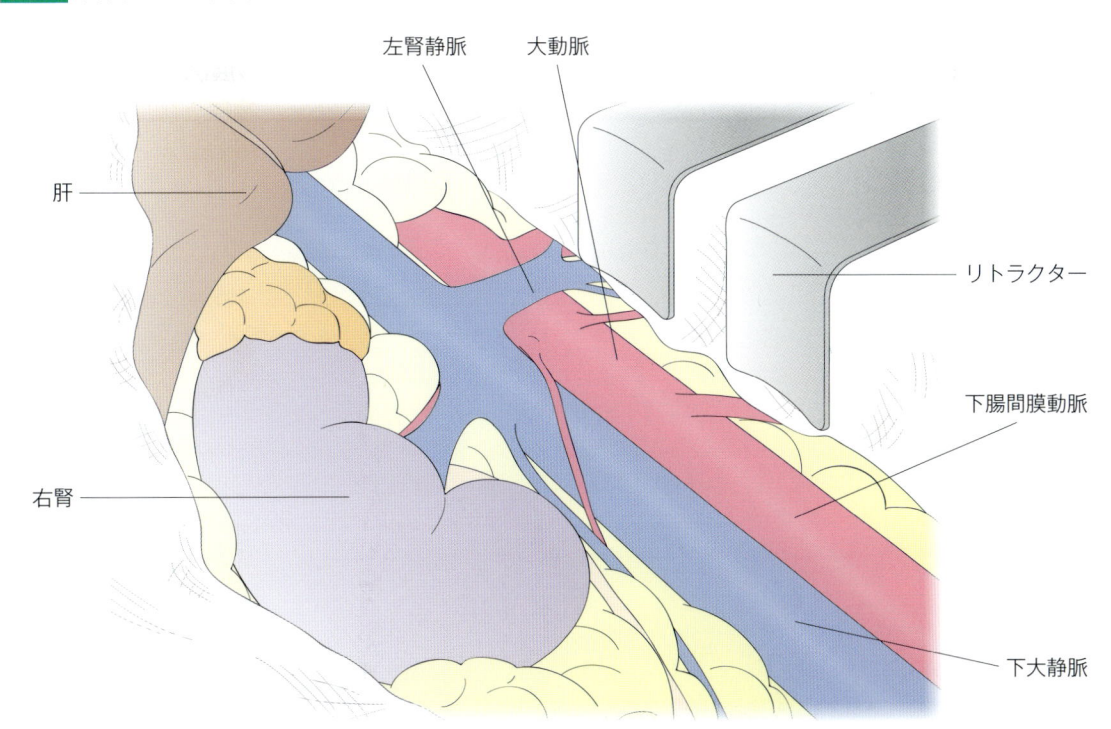

後腹膜アプローチの際ははじめに外側円錐筋膜を切開し，そこからGerota筋膜の前面の層を展開するようにしていくとあとは経腹腔アプローチと同様に展開できる。

図4 左側からの大動脈へのアプローチ

左腎静脈
下腸間膜動脈
大動脈
左腎

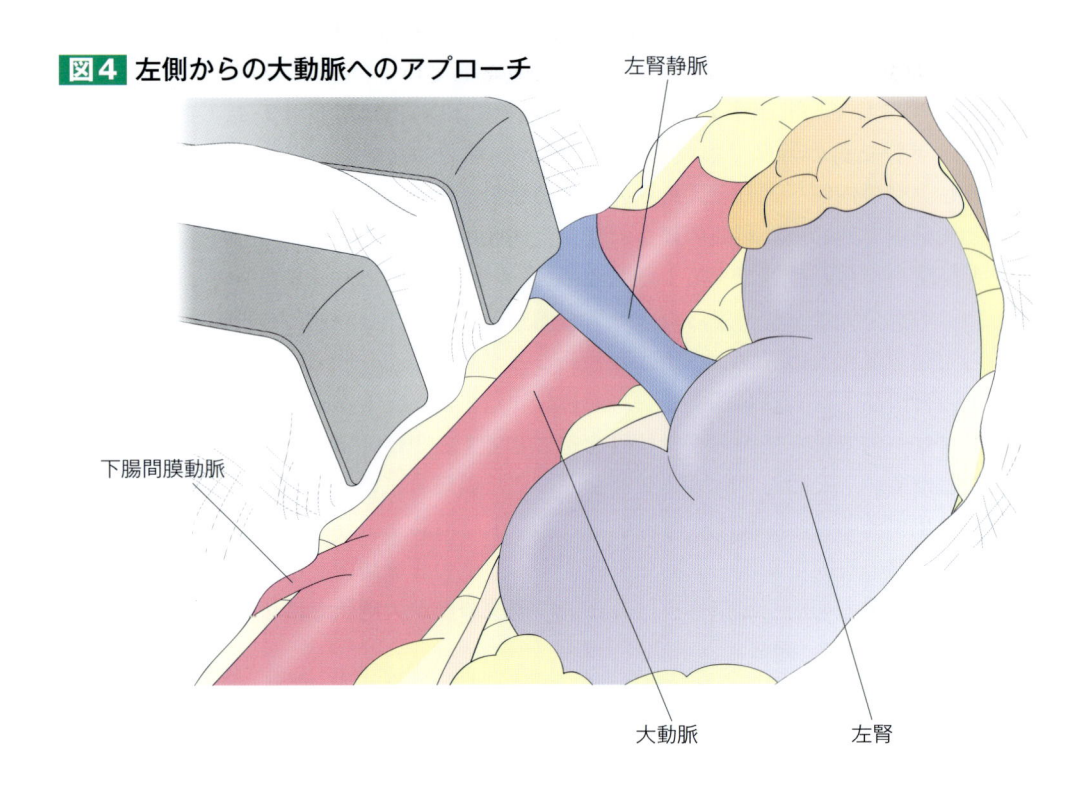

図5 大動脈前面から直接のアプローチ

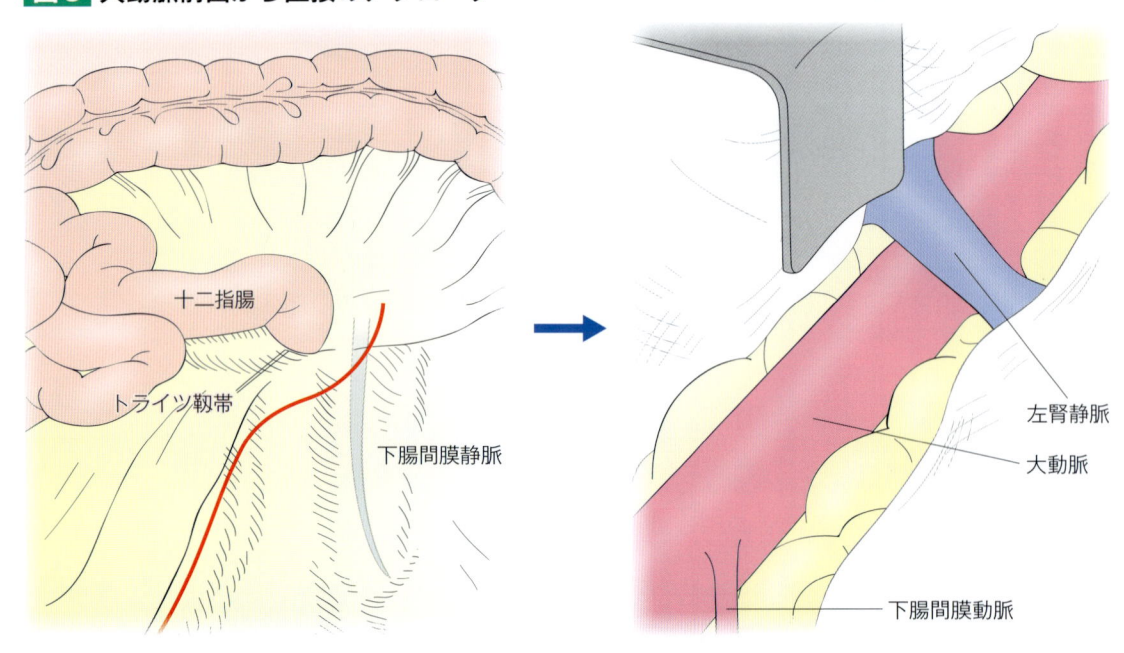

十二指腸
トライツ靱帯
下腸間膜静脈

左腎静脈
大動脈
下腸間膜動脈

大動脈周囲の剥離

　大動脈周囲にはリンパ管が発達し，リンパ節を含む脂肪組織が覆っている。まず触診で大動脈前面の直上の位置を把握する。そこで動脈壁が見えてくるまで脂肪組織を鈍的に剥離鉗子で分ける。動脈壁が見えたら壁に沿って鉗子を進め，その間をベッセルシーリングシステムで切離していく（図6）。初心者でみられるのが動脈壁を確認することを怖がるあまり，壁よりも離れた部分で剥離をしてしまうものである。これだと確実な剥離はできず，何回も同じ剥離操作を繰り返さないと大動脈壁が出てこない。最初に動脈壁をしっかり確認し，壁に沿って鉗子を進め，剥離を続けることが安全かつ確実な剥離につながる。

　大動脈の剥離操作はリンパ節郭清のときに必要になるが，動脈壁とリンパ組織の間を十分剥離し，電気メスやベッセルシーリングシステムで切離し動脈壁を露出していくようにするとリンパ組織も同時に剥離されてくる（図7）。このときも動脈の長軸方向に垂直に剥離をすることが重要であり，こうすることで動脈からの分枝を損傷する危険を回避することができる（図7a）。著者ら泌尿器科医が扱う後腹膜の腹部大動脈から腰動脈，性腺動脈が分岐してくるが，性腺動脈は細くはっきりわからないこともある。そのためベッセルシーリングシステムで切離すれば，もし血管が入っていても問題なく切離できる。腰動脈もベッセルシーリングシステムにより切離可能である。しかし結紮切離を行うのであれば，絹糸で大動脈側を二重結紮を加えるのが望ましい。

大動脈剥離時のトラブルシューティング

　著者ら泌尿器科医が経験する大動脈からの出血は，腰動脈など分枝動脈の根部が損傷し出血することである。出血がある場合は，まず指で押さえることである。うまく止まれば，少しずつ指をずらしながら出血点を確認する。静脈であればアリス鉗子などをかけることもできるが，大動脈ではそれは難しい。そのためツッペルや腹腔鏡用の10mmのピーナッツ鉗子で圧迫する。細い枝の損傷などであればこれで止血できる。圧迫できれば助手に持ってもらい，3-0プロリン（程度によっては4-0プロリンでも可能）でその部分を8の字縫合（Z縫合）をかけて止血する。

　しかし大きな損傷では，とにかく大動脈を用手的に圧迫することが必要である。著者らが経験した大動脈部の損傷に，腹腔鏡下腎摘除の際，腎動脈にステイプラーをかけているときに腎動脈が根部から引き抜けてしまったケースがある。腎動脈の動脈硬化性病変が非常に強い症例で，動脈が脆弱であった。幸いにも動脈硬化が強く思ったほどの出血ではなかったため，ガーゼを可能な限り詰めて圧迫し，大至急開腹し出血点を確認した後，離断部を3-0プロリンで8の字縫合をおき止血できた。

図6 右腎盂癌症例の所属リンパ節郭清
a：大動脈前面の脂肪組織を鈍的に分け，大動脈壁をしっかり確認する。
b：大動脈壁が確認できたら，壁に沿って鉗子を進め間の組織はベッセルシーリングシステムで切離する。

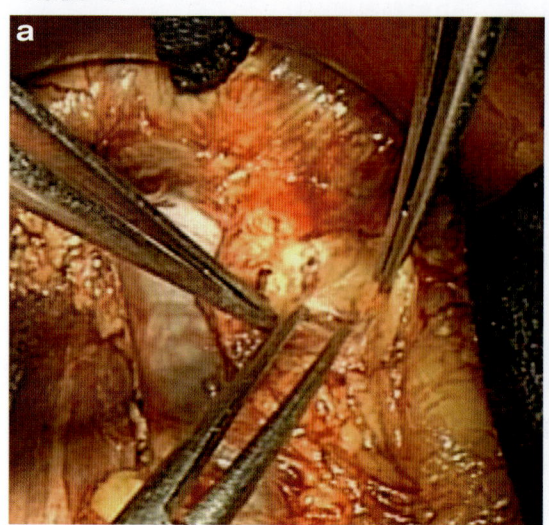

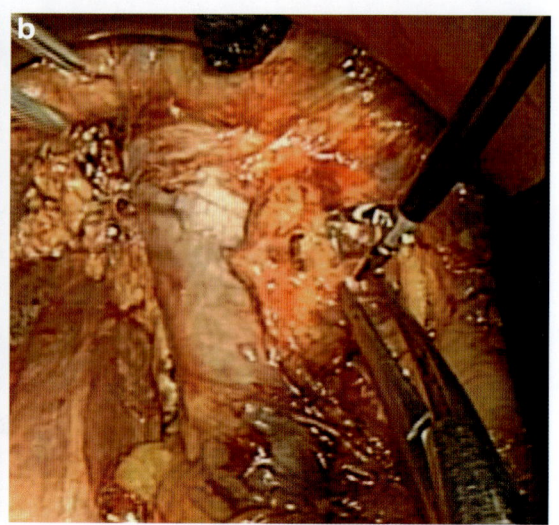

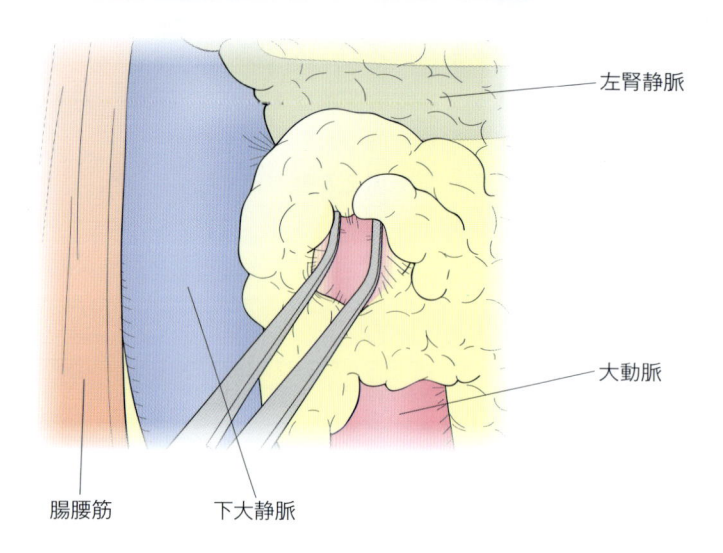

　また，精巣腫瘍の後腹膜リンパ節郭清において，リンパ節が大動脈に固着していたケースがあった。腫瘍剥離時に大動脈の外膜が腫瘍側に付いて剥がれてしまい，大動脈壁が薄くなり，鉗子で圧排したときに壁が裂けた。このときは腹部で大動脈を力の限り用手圧迫し，血管外科医に緊急で左開胸し，大動脈遮断をしてもらった。そのうえで人工血管により開口部をパッチ閉鎖した。

図7 大動脈の側方剥離

大動脈とリンパ組織の間を動脈の長軸に垂直方向に剥離し（**a**），その間の組織を電気メスやベッセルシーリングシステムで切離する（**b**）。

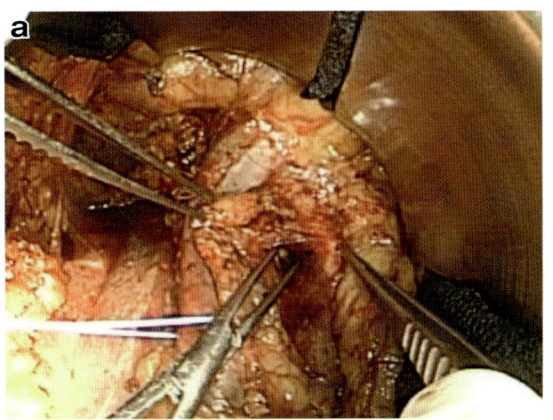

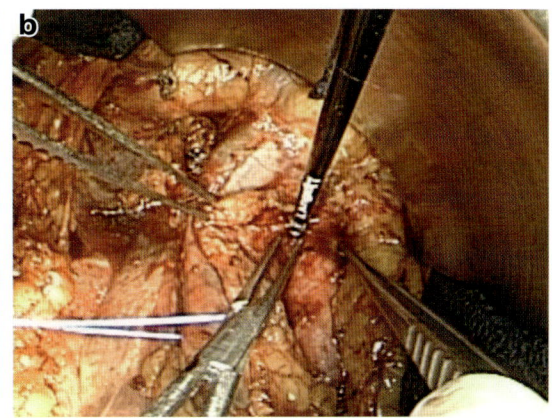

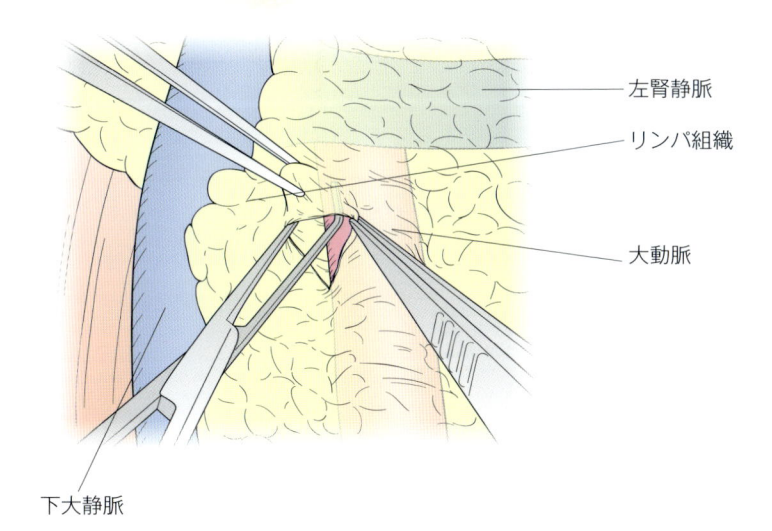

- 左腎静脈
- リンパ組織
- 大動脈
- 下大静脈

　泌尿器科医が大動脈周囲の剥離を行うことは意外と多い。リンパ節郭清，後腹膜腫瘍などの際に基本的な大動脈剥離，分枝動脈の処理方法を知っておくことは，安全に手術を行ううえで非常に重要である。

（近藤恒徳）

文献

1) Andeson JK, Cadeddu JA: Surgical anatomy of retroperitonum, adrenals, kidneys, and ureter. Wein AJ, Kavoussi LR, Novick AC, et al editors. Campbell-Walsh Urology, 10th ed, New York, Saunders, 2012, p3-32.
2) Mosharafa AA, Foster RS, Koch MO, et al: Complications of post-chemotherapy retroperitoneal lymph node dissection for testis cancer. J Urol, 2004; 171: 1839-41.
3) 古森公浩：腹部大動脈. 古森公浩編，血管外科基本手技アトラス，東京，南山堂，2014.

血管外科の基本手技

主要血管と手技
大静脈

　泌尿器科領域で扱う頻度の高い大静脈は下大静脈である。扱う疾患としては尿路悪性腫瘍ないし精巣腫瘍に対するリンパ節郭清と腎癌下大静脈腫瘍塞栓などがあげられる。本項では上記疾患における下大静脈の扱い方について解説する。

● リンパ節郭清における下大静脈の扱い方

　図1に解剖図を示す。リンパ節郭清の際，まず下大静脈周囲の脂肪組織や結合組織を取り除き血管表面を露出させることが大切である。余分な組織を付けた層で剥離を進めると，同じ部分を繰り返し剥離する必要が生じ，無駄な操作が増える。

　通常，郭清範囲の下大静脈前面には右性腺静脈を除いて主な流入血管はない。

　下大静脈脇は腰静脈が流入するため，その剥離時に，下大静脈に垂直な方

図1 下大静脈と下大静脈に流入する静脈

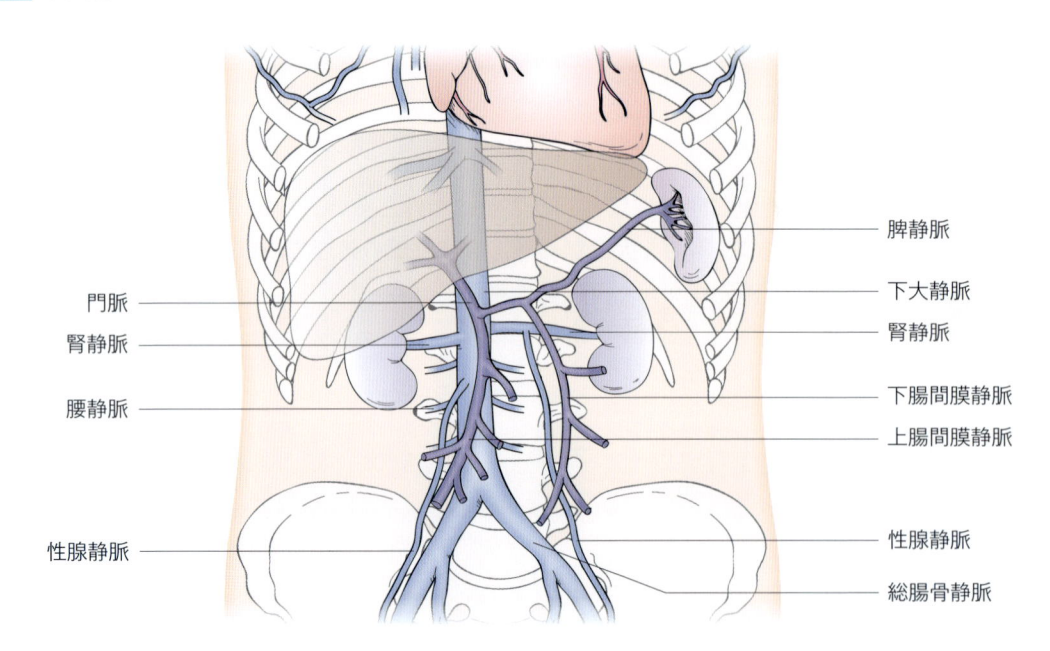

（左側ラベル：門脈／腎静脈／腰静脈／性腺静脈）
（右側ラベル：脾静脈／下大静脈／腎静脈／下腸間膜静脈／上腸間膜静脈／性腺静脈／総腸骨静脈）

向で鉗子を広げる（図2）。そうすることで流入する血管の無駄な損傷を予防する。

下大静脈は，適宜直接血管把持鉗子で把持して操作する（図3）。ただし，先の尖端な鉗子など不適切な道具を使用すると不必要な血管損傷をきたすため注意する。下大静脈壁損傷をきたした場合は，ピンポイントで損傷部位を

図2 腰静脈を損傷しないためのポイント
下大静脈剝離の際は腰静脈を損傷しないよう，鉗子は下大静脈に垂直に広げる。

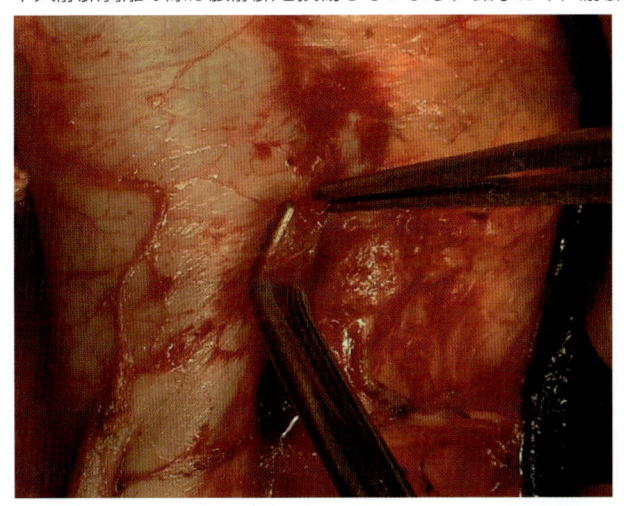

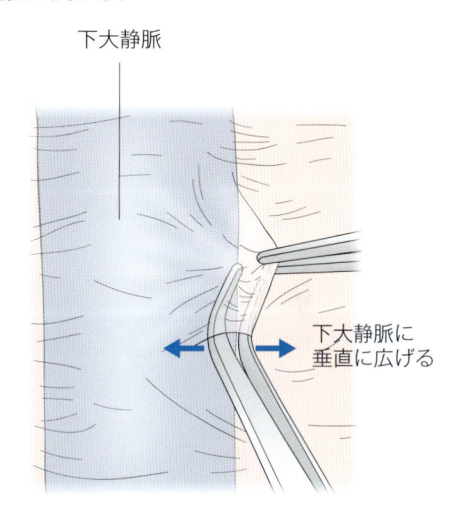

図3 下大静脈の操作
適宜直接血管把持鉗子で把持して操作する。

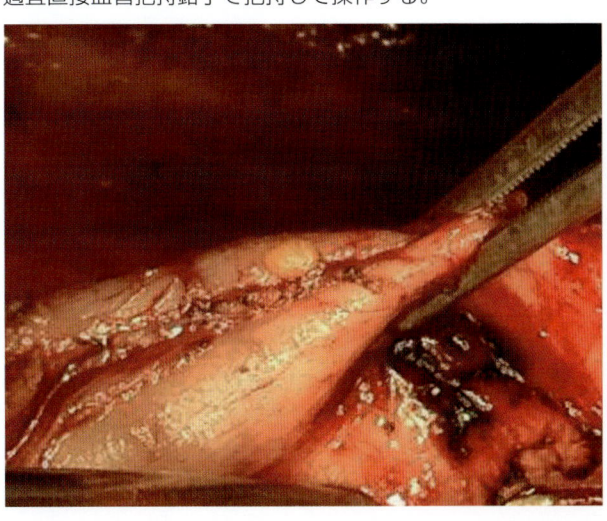

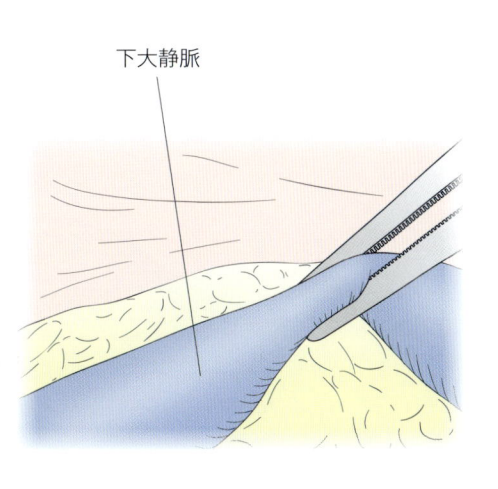

把持して適宜プロリン糸にて縫合止血する（図4）。

　剥離を進めて行くうえで，腎盂鉤で下大静脈を把持すると視野の展開に有用である（図5）。前述のように下大静脈脇から背側にかけて複数の腰静脈が流入する。それらは注意深く処理する必要がある（図6）。腰椎側からの出血は静脈断端が落ち込むので止血が困難である。もし出血し止血困難な場合はタコシール®などで圧迫止血を図る。

図4 静脈壁損傷部の縫合
損傷部は適宜プロリン糸にて縫合止血する。

損傷部　　プロリン糸による縫合

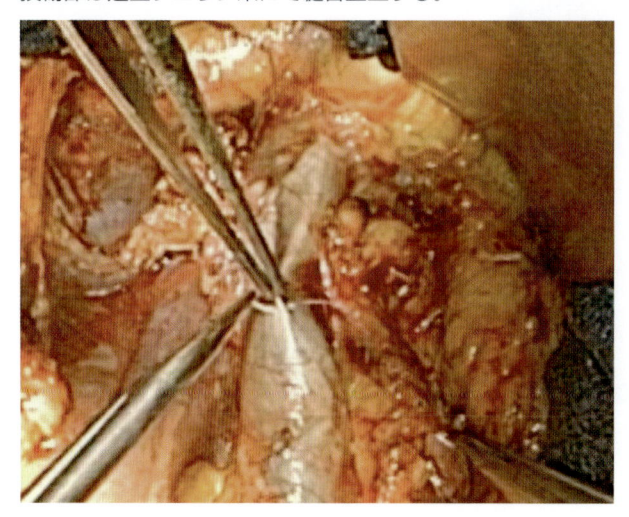

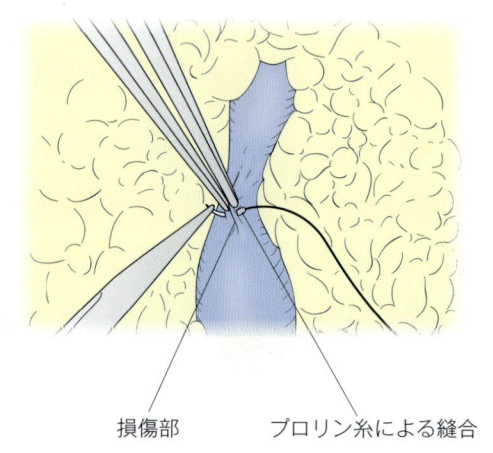

図5 視野の展開のポイント
腎盂鉤で下大静脈を把持すると視野の展開に有用である。

リンパ節　　腎盂鉤

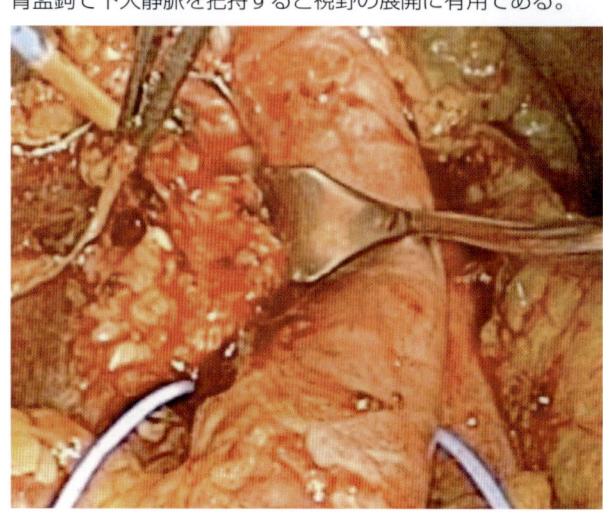

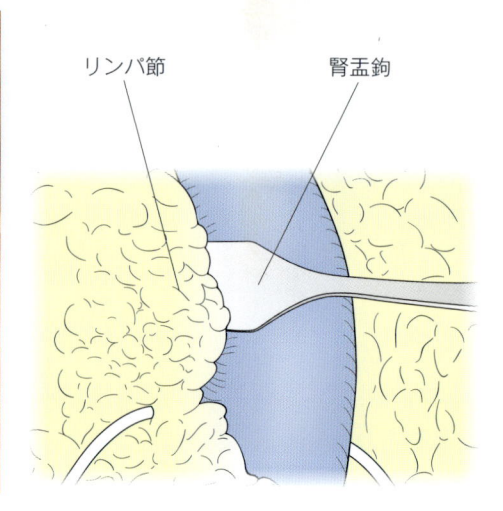

下大静脈腫瘍塞栓における下大静脈の扱い方

腎癌における下大静脈腫瘍塞栓はそのlevelに応じて，下大静脈を広範にわたり遊離する必要がある。まずは周囲組織を剥離して下大静脈を把持する（図7）。腎静脈より下の下大静脈には複数の腰静脈が流入しており，順次結

図6 腰静脈の処理（1）

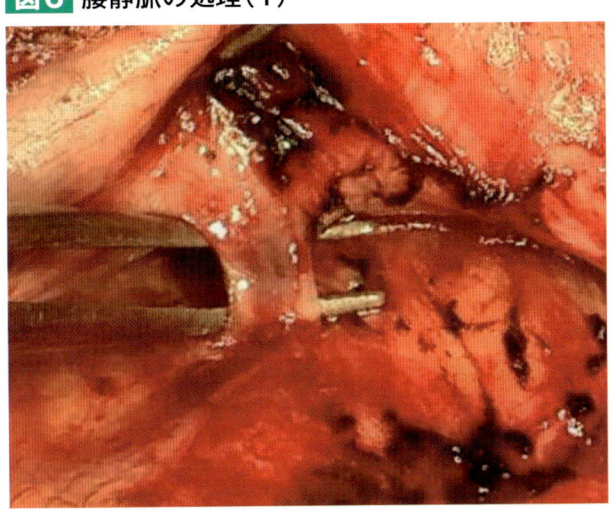

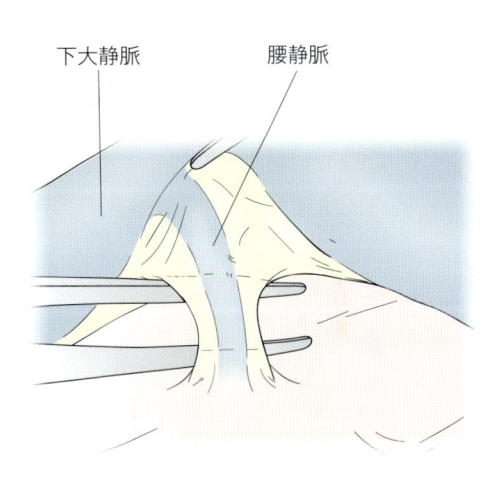

下大静脈　　腰静脈

図7 下大静脈周囲組織の剥離と血管の把持

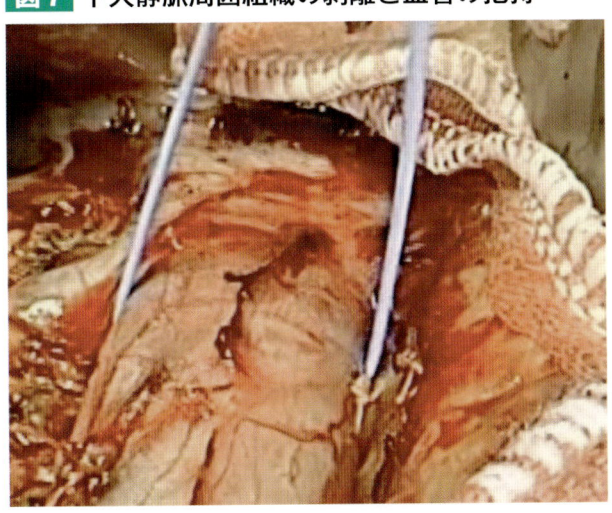

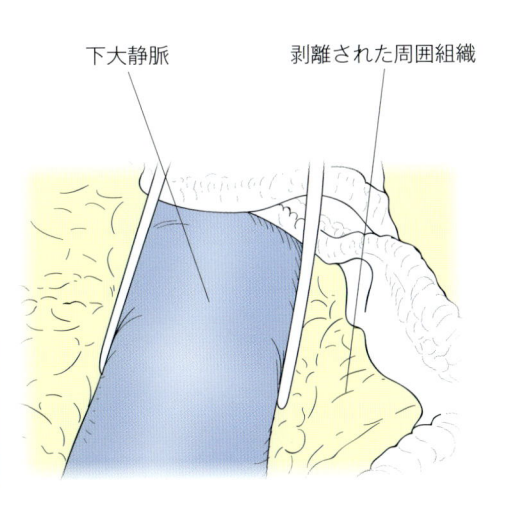

下大静脈　　剥離された周囲組織

紮切離する(図8)。深い場所の操作であり，十分視野を展開して作業する必要がある。下大静脈側は可能であれば2重結紮が望ましい。緊張をかけすぎると血管壁を損傷する危険があり，特に脊椎側は一度血管がちぎれると断端の検索が難しくなるため注意する。

両側の腎静脈を把持する(図9)。その後肝臓の脱転を行う。肝臓尾状葉から下大静脈に流入する短肝静脈は壁が薄く短いため，十分注意して結紮切離

図8 腰静脈の処理(2)
下大静脈に流入する複数の腰静脈を順次結紮切離する。

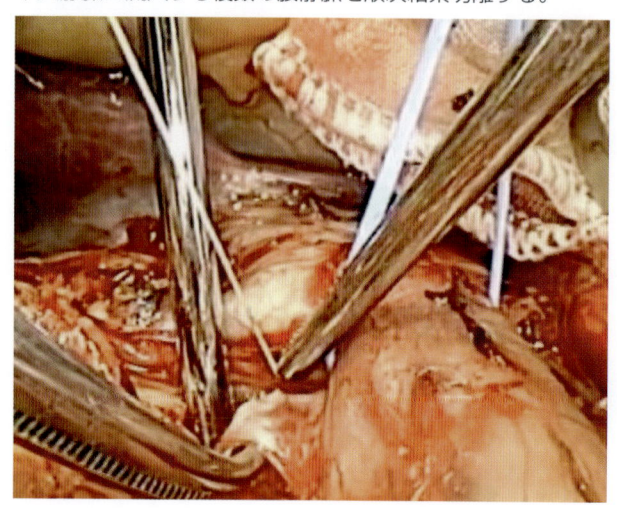

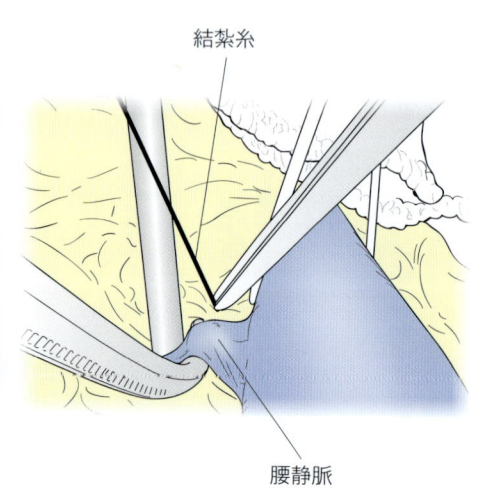

結紮糸
腰静脈

図9 腎静脈の把持(左側)

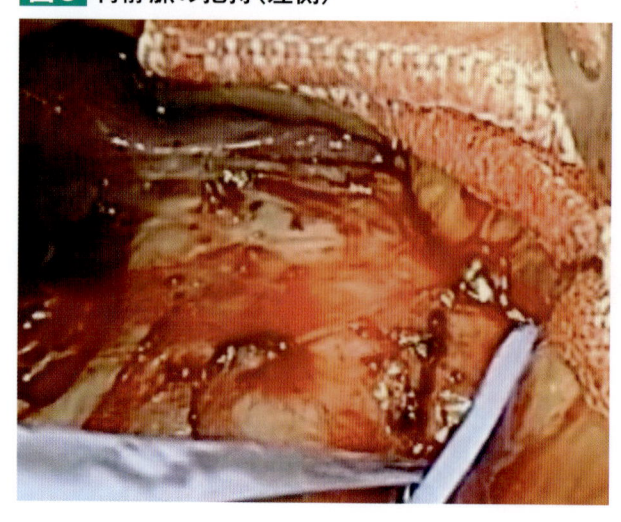

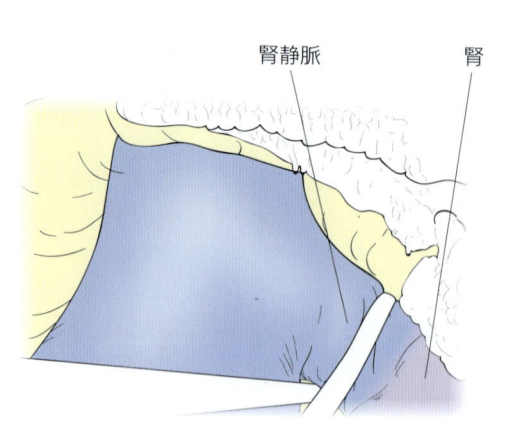

腎静脈　腎

する(図10)。さらに剥離を頭側に進めると，肝臓と下大静脈右側に下大静脈靱帯を認める。順次結紮切離を行う(図11)。

右副腎静脈を処理すると下大静脈右側は剥離されたこととなる(図12)。

図10 短肝静脈の処理
短肝静脈は壁が薄く短いため，十分注意して結紮切離する。

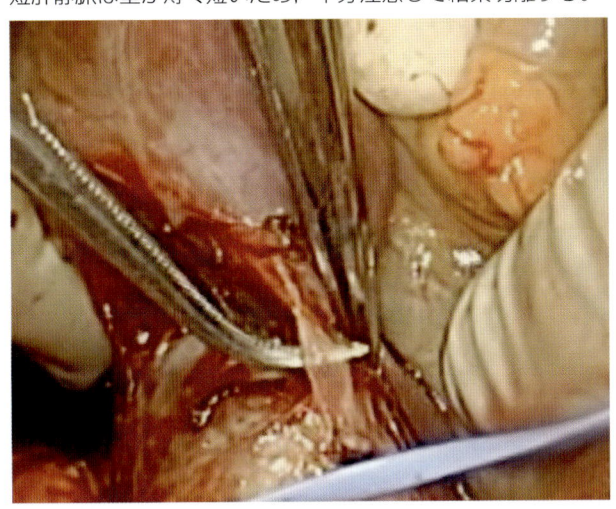

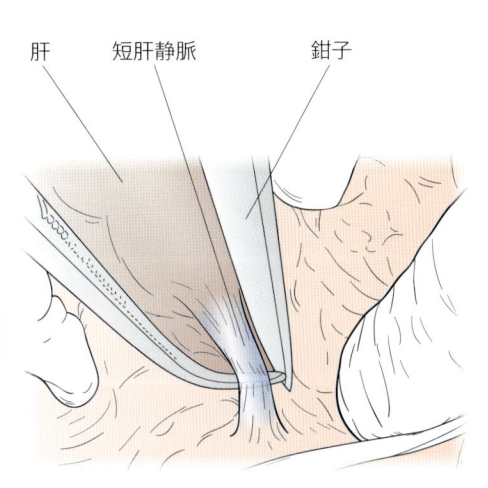

肝　短肝静脈　鉗子

図11 下大静脈靱帯の処理

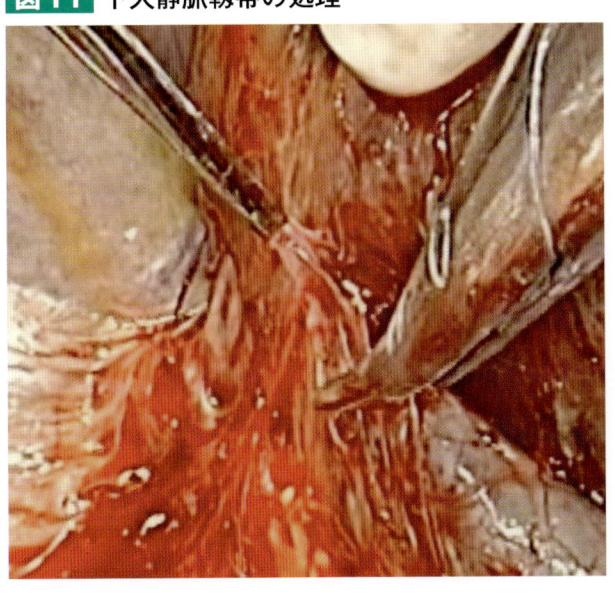

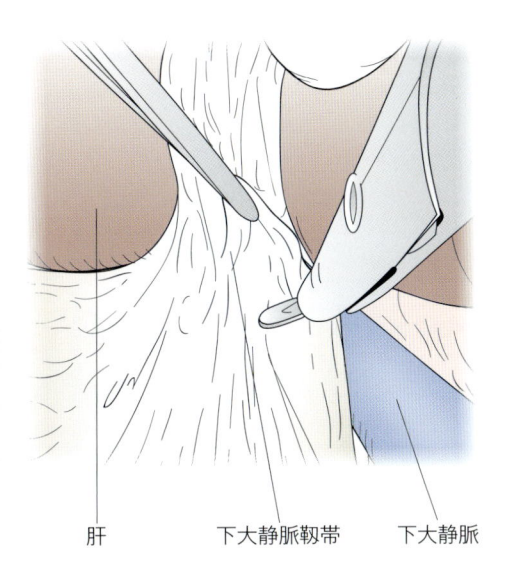

肝　下大静脈靱帯　下大静脈

下大静脈左側にも肝から流入する静脈が存在し，十分注意して処理する（**図13**）。腫瘍の位置を確認して切離する（**図14**）。切離した後は4-0プロリン糸にて縫合閉鎖する（**図15**）。

（高木敏男）

図12 右副腎静脈の処理

右副腎静脈の結紮　　下大静脈

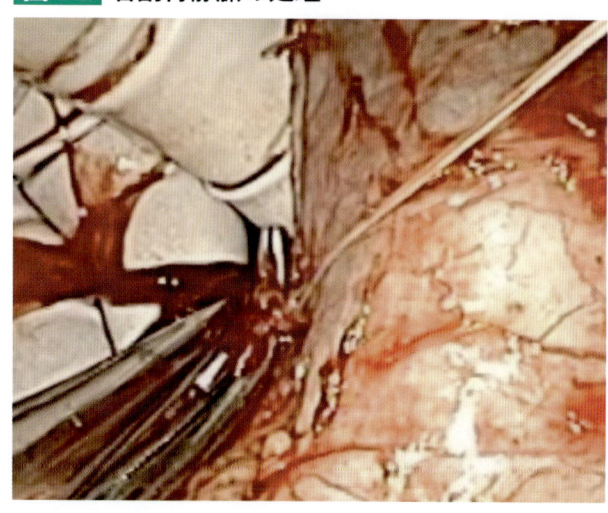

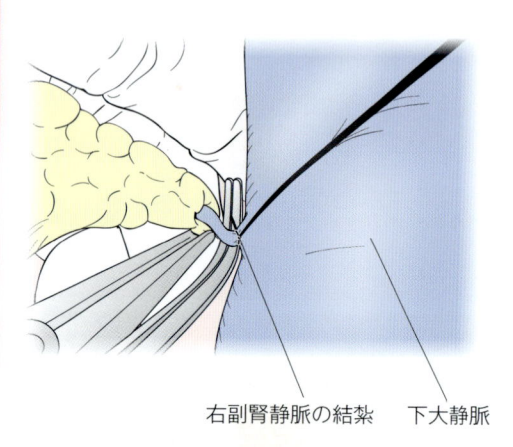

図13 肝から流入する静脈の処理

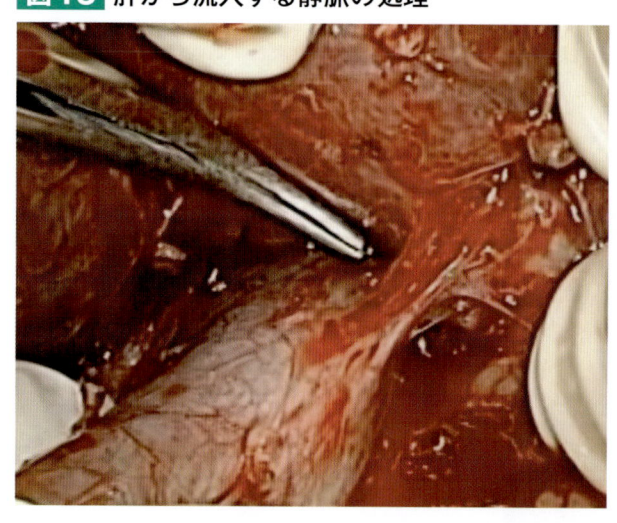

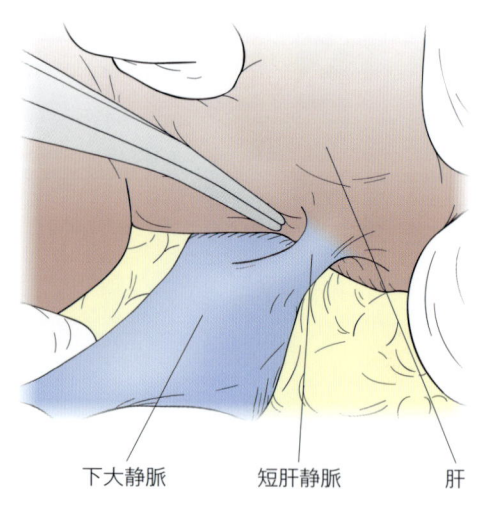

下大静脈　　短肝静脈　　肝

血管外科の基本手技—主要血管と手技：大静脈

図14 腫瘍の切離

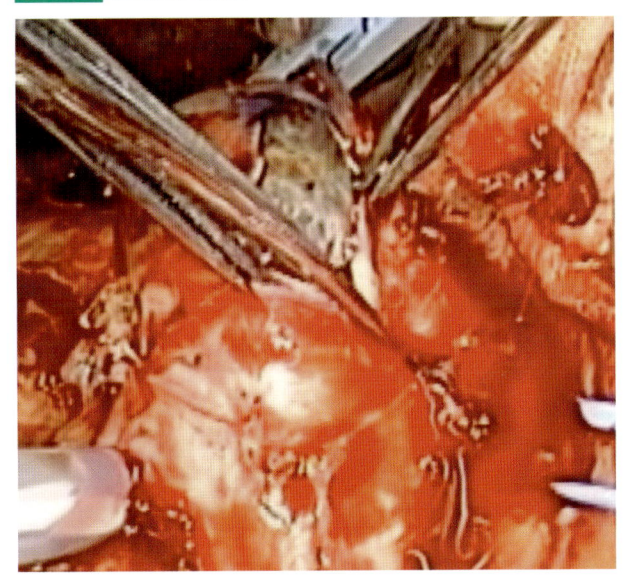

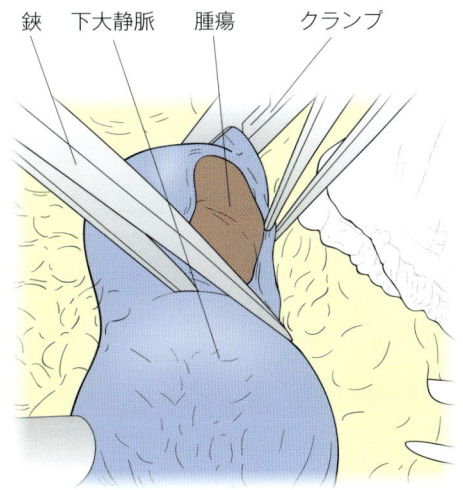

鋏　下大静脈　腫瘍　クランプ

図15 腫瘍切離後の縫合閉鎖

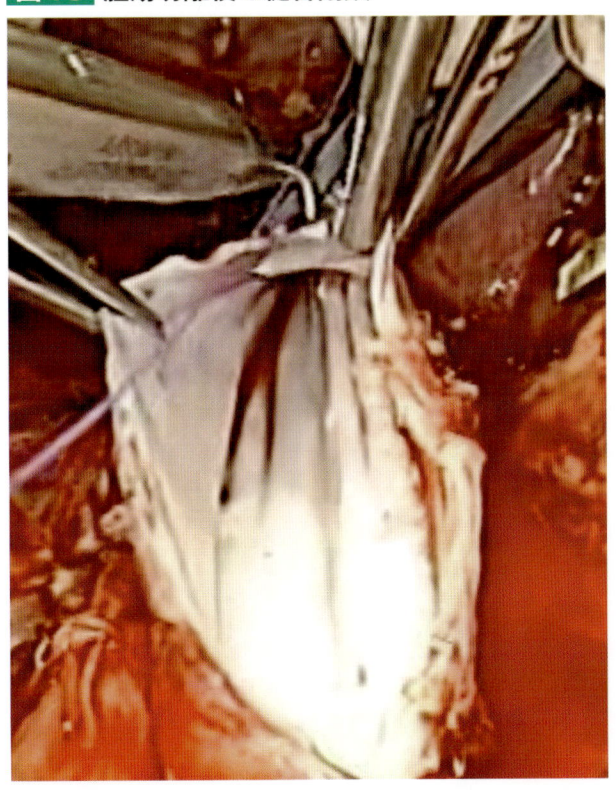

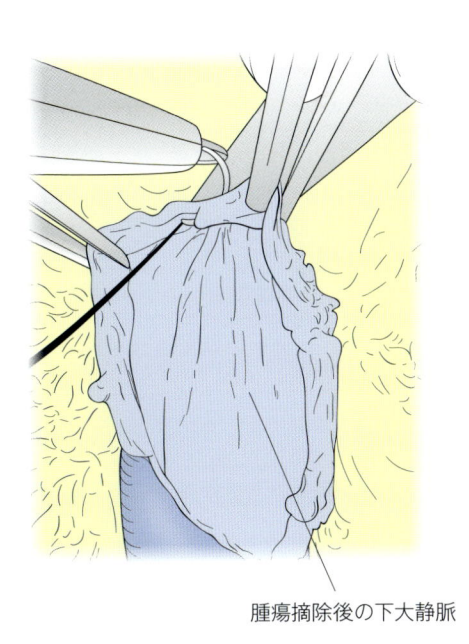

腫瘍摘除後の下大静脈

血管外科の基本手技

主要血管と手技
副腎の血管

副腎の血管の構造を図1に示す。

図1 副腎の血管構造

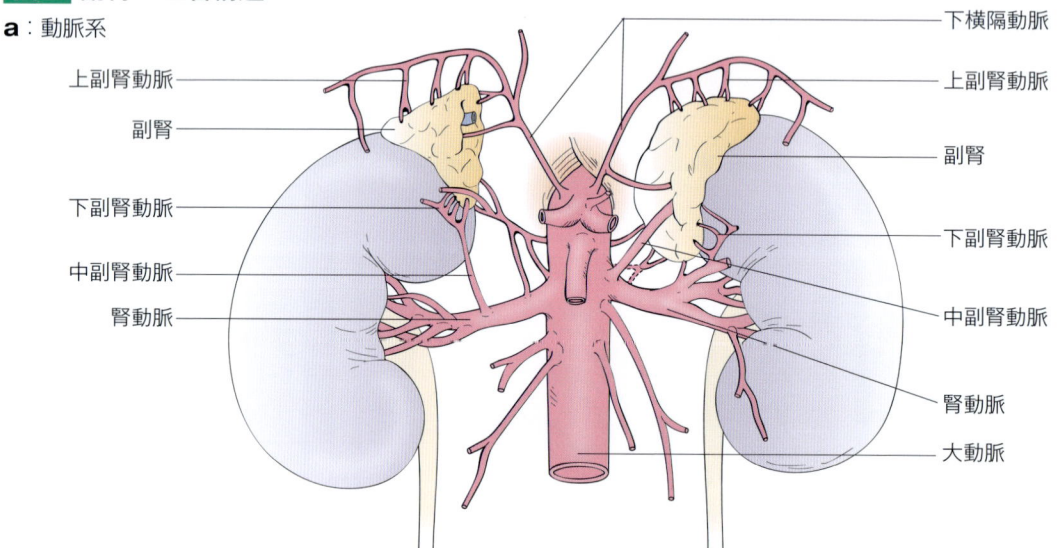

a：動脈系

左側ラベル（上から）：上副腎動脈／副腎／下副腎動脈／中副腎動脈／腎動脈

右側ラベル（上から）：下横隔動脈／上副腎動脈／副腎／下副腎動脈／中副腎動脈／腎動脈／大動脈

b：静脈系

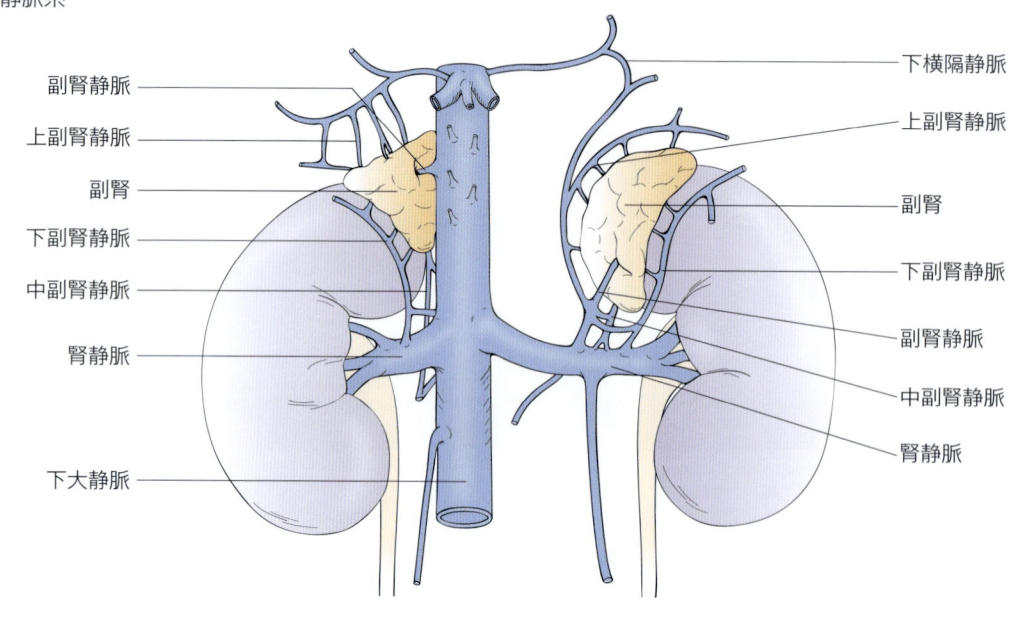

左側ラベル（上から）：副腎静脈／上副腎静脈／副腎／下副腎静脈／中副腎静脈／腎静脈／下大静脈

右側ラベル（上から）：下横隔静脈／上副腎静脈／副腎／下副腎静脈／副腎静脈／中副腎静脈／腎静脈

副腎動脈

　副腎への動脈は下横隔動脈，大動脈，腎動脈から分岐している。ただしそれぞれの血管は細いことが多く，手術の際には電気メスやシーリングデバイスで切離することが多い。

副腎静脈

　右副腎静脈は下大静脈へ，左副腎静脈は左腎静脈へ流入している。副腎静脈の処理は腹腔鏡手術ではシーリングデバイスで切離することが多いが，もちろん太くてシーリングデバイスでの処理に不安を感じるようであればクリップなどを適宜使用する。

　副腎腫瘍の手術では副腎静脈は非常に重要な意味をなす。特に褐色細胞腫の手術では副腎静脈を処理することでカテコラミンの流出が抑えられ，血圧が低下する。しかし，急激に血圧が低下することがあるために，切離の際は麻酔科医師に声をかけてその準備に控える必要がある。前述の通り副腎動脈は非常に細いことが多く術中にすべての動脈をそれと同定することは難しい。ただし，副腎静脈は同定可能な太さにあり，それを処理することで手術の一段階が終了する。しかし，大きな褐色細胞腫ではいち早く副腎静脈を処理すると流出血管がなくなることで腫瘍がうっ血し，その後の剥離に余計な出血をきたすことがある。血圧管理上はまず副腎静脈を処理する必要があるが，ある程度腫瘍周囲を処理し出血を予防することを考えるべき場合がある。

副腎静脈へのアプローチ方法

　前述の通り副腎摘除時の副腎静脈の処理は非常に重要である。そのアプローチ方法はさまざまである。

　左副腎の場合は左腎静脈がメルクマールになる。左腎静脈の頭側を腎門部方向に剥離をすると副腎静脈が同定できる。その際に，副腎背側の腸腰筋を露出させその間を剥離すると副腎静脈切離時の切りしろができて安全に処理できる。右副腎摘除の場合は副腎と腎臓の間の脂肪組織を剥離して腸腰筋を露出させる。その際に腎皮膜に流入する動脈が存在することがあり，十分注意して剥離する。腸腰筋を露出させたらその面を頭側に広げる。副腎と腸腰筋の間に鉗子を挿入し腹外側に緊張をかけ，下大静脈を頭側に剥離を進めると下大静脈に流入する副腎静脈を同定できる。適度な緊張をかけることで結合組織や脂肪組織と血管の区別がしやすくなる。

（高木敏男）

> 血管外科の基本手技

主要血管と手技
腎の血管

● 腎摘出と解剖－後方アプローチ－

　後腹膜アプローチの利点としては，①腹腔内臓器への侵襲が少ない，②腹膜内への汚染機会が少ない，③尿漏などのとき，腎臓周囲へのドレナージが容易である，④術後に腸間癒着などの合併症が少ない，などがある。

　欠点としては，①腎茎部の処置が見にくい，②下大静脈に腫瘍塞栓のある場合は処理が困難である，③心肺機能などに問題がある患者には体位の長時間の保持が難しい，④開胸のリスクを伴う，⑤リンパ節の郭清が困難である，などがあげられる。

● 第11，12肋骨と背筋の解剖

　第11肋骨または第12肋骨を切除する場合，どのあたりで胸膜が見えてくるか理解しておかないと不用意に開胸することがある。

　患側を上にした体位で手術を行う。後腋窩線上から肋骨に沿って臍へ向かう皮膚切開を置く（図1）。肋骨を覆っている広背筋，下後鋸筋，外腹斜筋を切開すると肋骨が露出される。肋骨の骨膜を肋骨軸に沿って切開を加える。肋骨骨膜を剥離子で肋骨より剥離する。このとき間違って肋骨床を傷つけないように細心の注意が必要である。第11肋骨の先端より1/3の高さに胸膜の折り返しがきているために，肋骨床を傷つけると開胸になる危険性がある。第11肋骨の延長上で切開線を内側に延ばし，外腹斜筋膜，外腹斜筋，そして内腹斜筋膜，内腹斜筋をそれぞれ切開する。肋間神経は内腹斜筋と腹横筋の間を走行しているので注意深く切開する。腹横筋と腹横筋膜を筋線維の走行に沿って鈍的に筋鈎などを用いて開けると直下に薄い腹膜を認めるために腹横筋膜より十分に腹膜を下へ落としながら切開を伸ばしていく（図2）。

　肋間筋は3層あって，肋間神経は2層目と3層目の間を走行している。第11肋骨の先端を認めたあたりより肋骨床下縁近くの肋間筋を切開し，肋間神経を同定，そして遊離する。肋骨の断端まで神経と血管を一緒に剥離するが，開胸しやすいので肋間筋の3層目は決して開けないように注意を要する（図3）。

● 右腎摘除術

　右腎摘除術ではGerota筋膜を大きく切開し，大きな視野を展開して手術を行う。

　下大静脈外縁では，右腎静脈の起始部をまず同定できる。副腎との間には細い静脈叢が多く交通しているため出血しないよう注意が必要である。右腎

図1 後方アプローチによる腎摘出の切開創

後腋窩線上から肋骨に沿って臍へ向かう切開を置く。

- 前鋸筋
- 広背筋
- 外腹斜筋

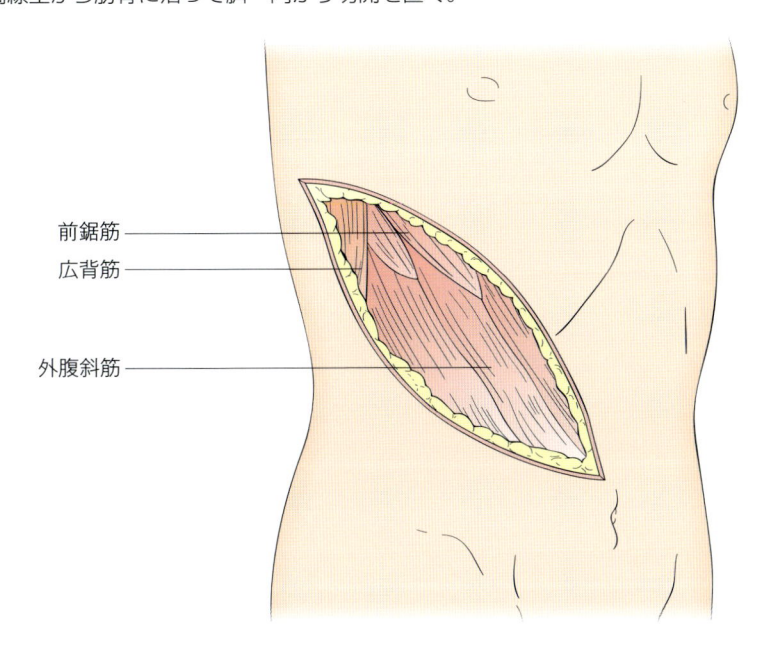

図2 第11肋骨部の解剖と切開線

十分に腹膜を下へ落としながら切開を伸ばしていく。

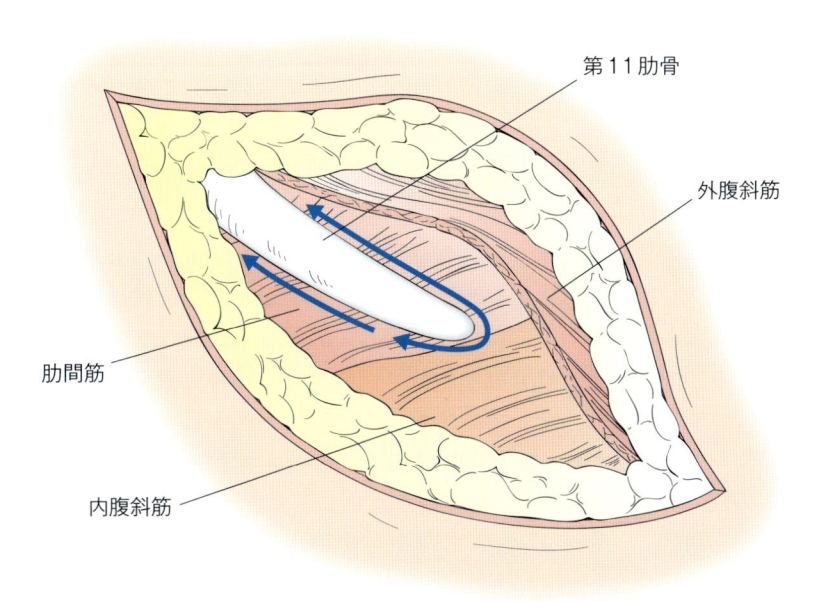

- 第11肋骨
- 外腹斜筋
- 肋間筋
- 内腹斜筋

図3 肋間神経の走行
最も開胸しやすいところなので肋間筋の3層目は決して開けないようにする。

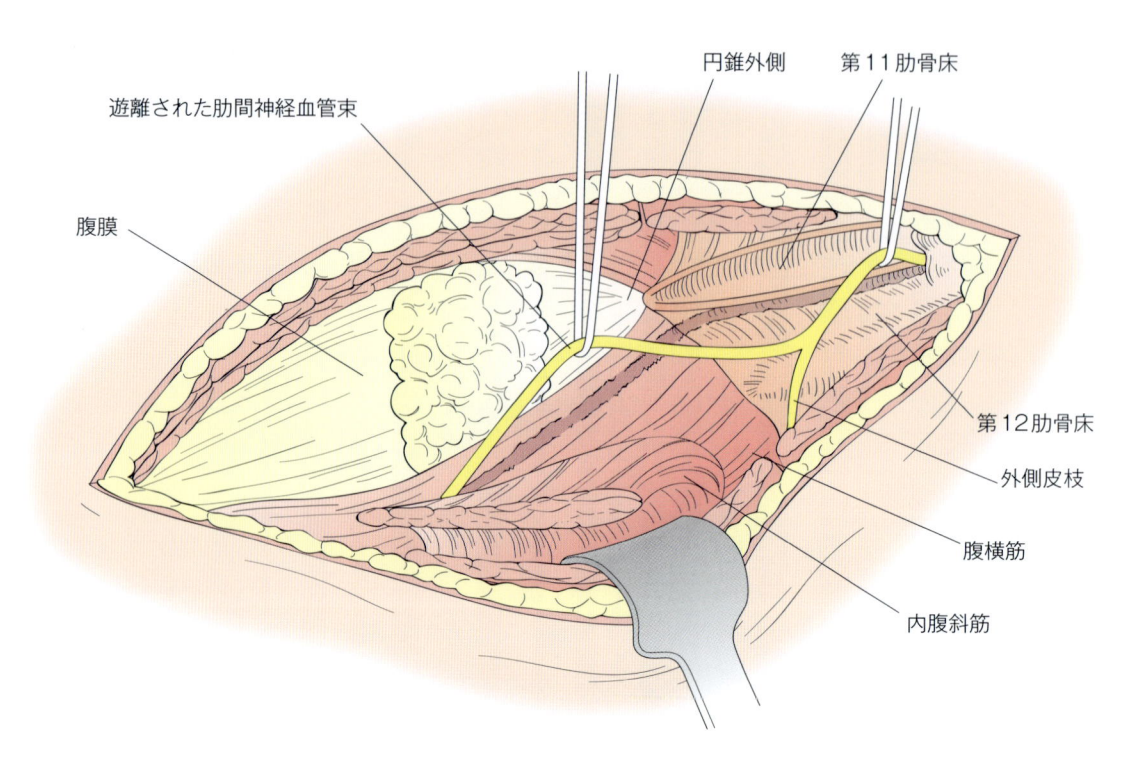

動脈は腎静脈の後方に位置しているため，同定し剥離するのが若干操作が難しい（図4）。用手的に拍動などを感じながら腎動脈を同定する。

● 左腎摘除術

左腎の摘除術においても腎の剥離操作は基本的に右と同様である。また，左側では性腺静脈の処理が必要となる。性腺静脈の高さで奇静脈への交通枝や腰静脈L1が静脈内に流入してくることが多い。この流入する位置は個人差が大きく，また大きな腫瘍のときにはうっ血して静脈叢は著明な拡張を呈する。後方からのアプローチでは腎臓を内側に回転させながら処置ができるので，これらの静脈を同定し，そして処理することは比較的容易である。後述の前方アプローチではこの操作が困難であるために，ときに大出血をきたすことがある（図5）。

腎摘出と解剖－前方アプローチ－

腹腔内に入るアプローチとしては，剣状突起から臍を迂回しての正中切開や患側の第12肋骨先端を目指す肋骨弓に沿って切開するchevron切開が一般的である（図6）。

正中切開の場合は，腹腔内に癒着のある場合に結腸の脱転がやや困難であ

図4 右腎動脈の同定と剥離

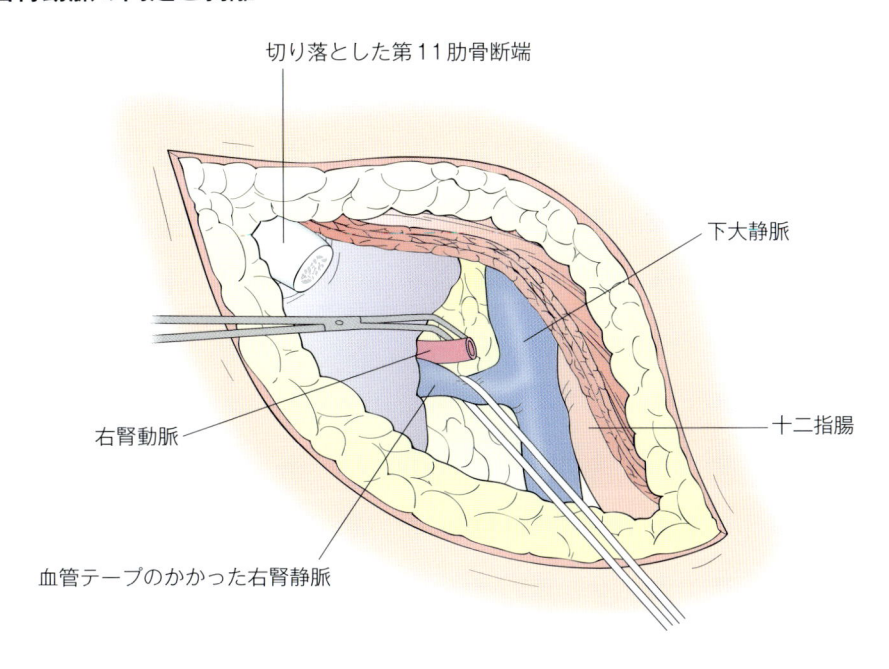

- 切り落とした第11肋骨断端
- 下大静脈
- 右腎動脈
- 十二指腸
- 血管テープのかかった右腎静脈

図5 左腎摘除術の静脈の処置

左腎静脈に流入する左性腺静脈，腰静脈，左副腎静脈を結紮後，腎動脈と腎静脈を結紮する。

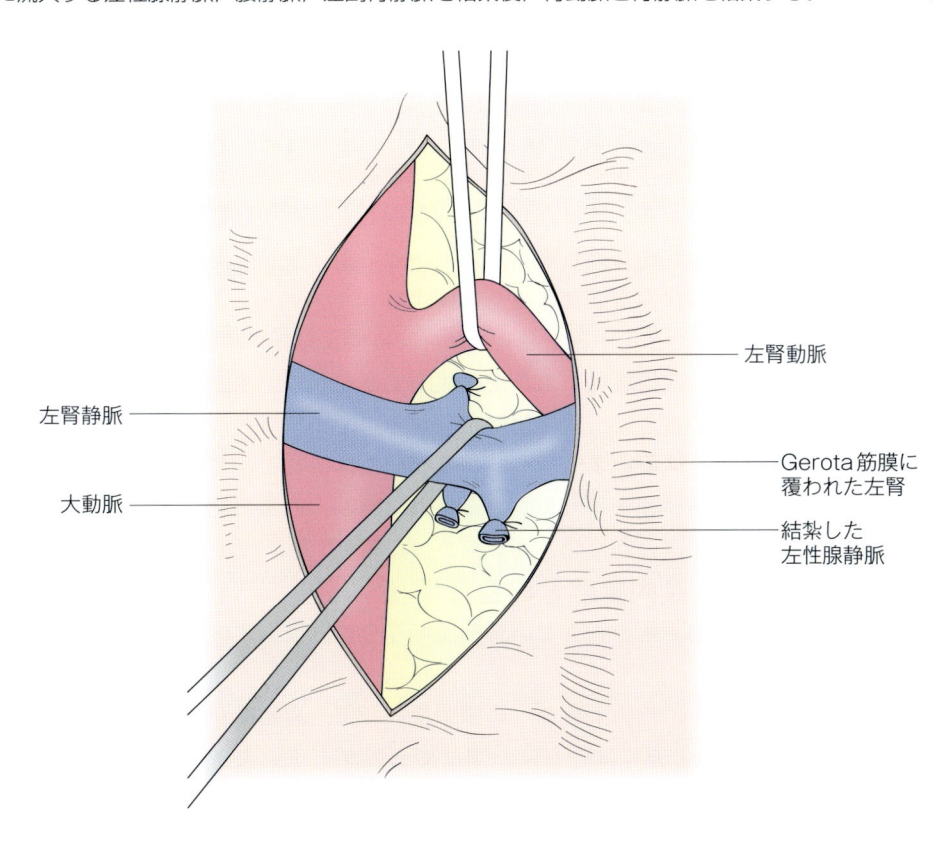

- 左腎静脈
- 大動脈
- 左腎動脈
- Gerota筋膜に覆われた左腎
- 結紮した左性腺静脈

図6 前方アプローチの切開線：chevron切開

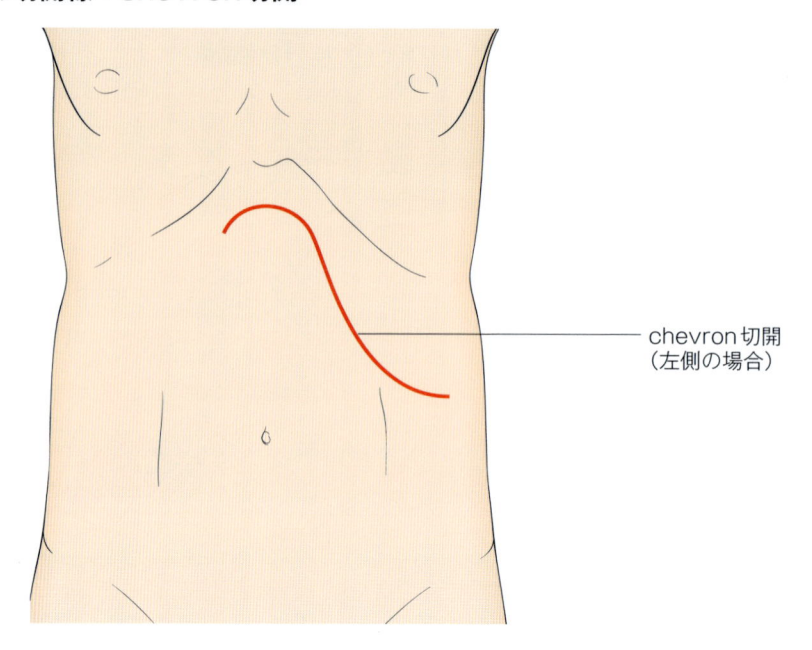

chevron切開
（左側の場合）

るものの，腎門部へのアプローチが容易であり，またリンパ節郭清を施す際にも大血管が容易に展開できる。その一方で，腎の外側や後面が見えにくく，用手的にブラインドの操作で行わなければならない場面もある。もしどうしてもこの部分の展開が不可能な場合には，剣状突起からさらに横切開を真横に追加し手術を進めたほうが，視野が十分に取れ，手術は安全である。

　腹腔内に入ったら，まず癒着の有無を確認する。通常，肝円索は頭側で右側に位置していることから，臍は逆に左側を迂回したほうが腹腔内は見やすくなる。臍部では，白線から外れ筋肉を露出させるが，腹膜を助手が筋鉤で筋肉を避け，腹直筋の後鞘および腹膜を切開する。

　chevron切開では，通常正中線を越えて2～3cmの反対側まで切開を置く。脂肪を切開していくと腹直筋鞘の前葉と外腹斜筋が現れる。患側の腹直筋は完全離断するが，このときに上腹壁動脈が現れるので止血は丹念に行う。かなり太い動脈であり電気凝固よりも太い絹糸で結紮することが多い。腹直筋を切開すると，腹直筋後鞘が現れる。さらに外腹斜筋，内腹斜筋を切開すると腹横筋が現れこれが腹直筋後鞘と同レベルになる（**図7**）。

● **後腹膜臓器と腹腔内臓器との位置関係**

　腎癌に対する根治的手術や大きな副腎腫瘍の場合には前方アプローチが多用される。

　右腎臓の前方には十二指腸下行部，膵臓頭部の一部，右結腸肝彎曲部がある（**図8a**）。右副腎の上方には肝右葉および横隔膜がある。大きな副腎腫瘍では肝右葉を挙上するだけで腫瘍の位置を確認することができる。

図7 腹部の筋層

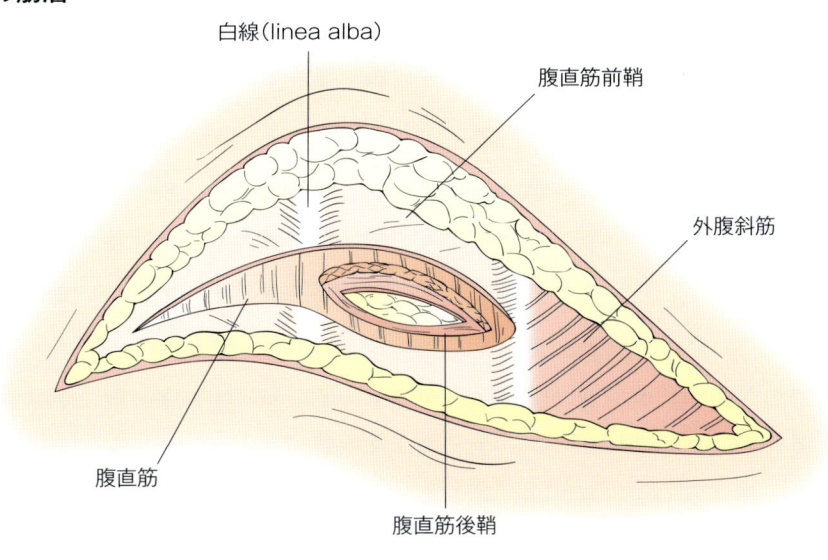

- 白線(linea alba)
- 腹直筋前鞘
- 外腹斜筋
- 腹直筋
- 腹直筋後鞘

図8 後腹膜臓器と腹腔内臓器の位置関係

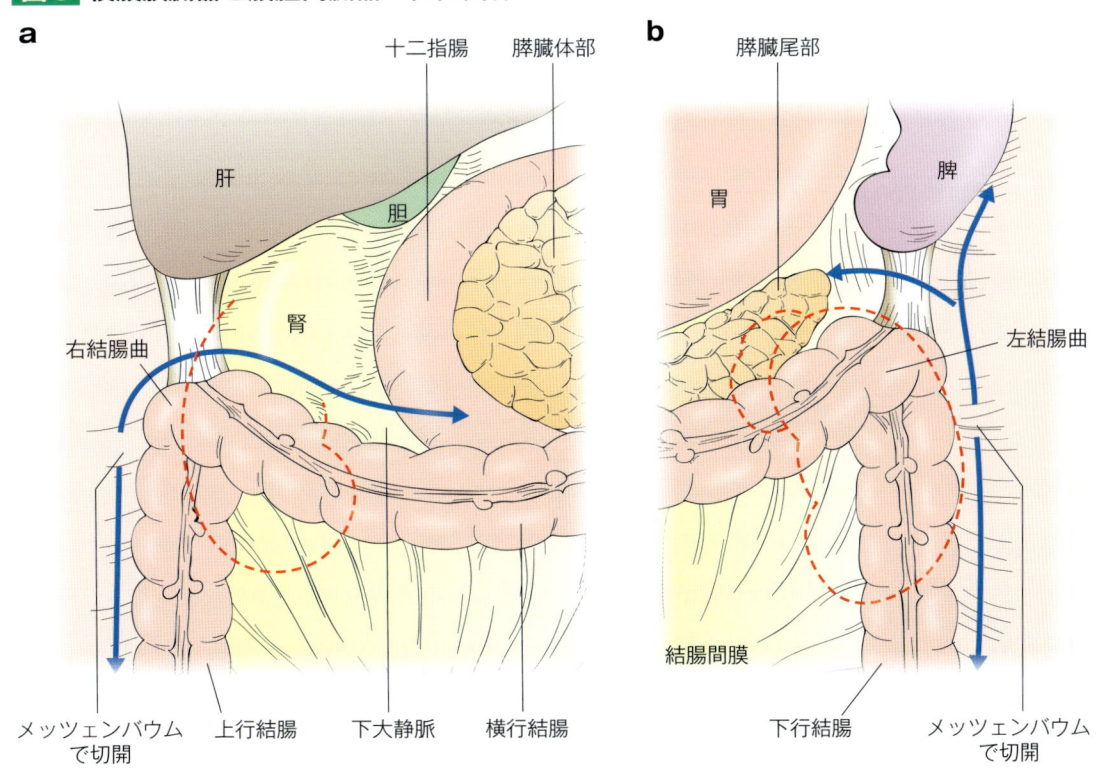

a
- 十二指腸
- 膵臓体部
- 肝
- 胆
- 腎
- 右結腸曲
- メッツェンバウムで切開
- 上行結腸
- 下大静脈
- 横行結腸

b
- 膵臓尾部
- 胃
- 脾
- 左結腸曲
- 結腸間膜
- 下行結腸
- メッツェンバウムで切開

左側の腎臓および副腎に到達する場合，右よりも複雑である．左側腎臓の前面には膵臓尾部，脾臓，および左結腸曲があり，さらに前方には胃と大網が覆っている（図8b）．結腸外側の腹膜を切開し，横隔膜結腸靱帯を切断すれば左右の後腹膜腔に入る．最初に腎動静脈（腎門部）に到達したい場合にはTreitz靱帯から後腹膜腔に入るのが便利である（図12参照）．

●右後腹膜腔へのアプローチ法

　右後腹膜腔へ到達するには，上行結腸の外側で壁側腹膜を切開する．上行結腸を横行結腸とともに内下方へ圧排するが，このときの剥離面は，Toldt筋膜後面とGerota筋膜前面の間である．この間は層の構造上まったく血管がなく，出血をみることはない．

　腹膜切開を横隔膜靱帯，肝結腸靱帯そして下大静脈前面に伸ばすと，右腎静脈が下大静脈に流入する部位より上方がよく観察できる．このとき上行結腸とともに十二指腸下行部および膵臓の頭部も授動されてくるので愛護的に扱うことが必要である．さらにこれより上方では肝十二指腸が続いている．これらの圧排によって右腎臓と下大静脈，腎静脈そして性腺静脈が露出する（図9）．

右腎摘除術

　まず，右腎静脈を剥離して腎盂鉤などで上方または下方に圧排する（図10a）．腎臓の動静脈間には強固な線維性の組織があり，動脈の走行を同定

図9 右後腹膜腔へのアプローチ法

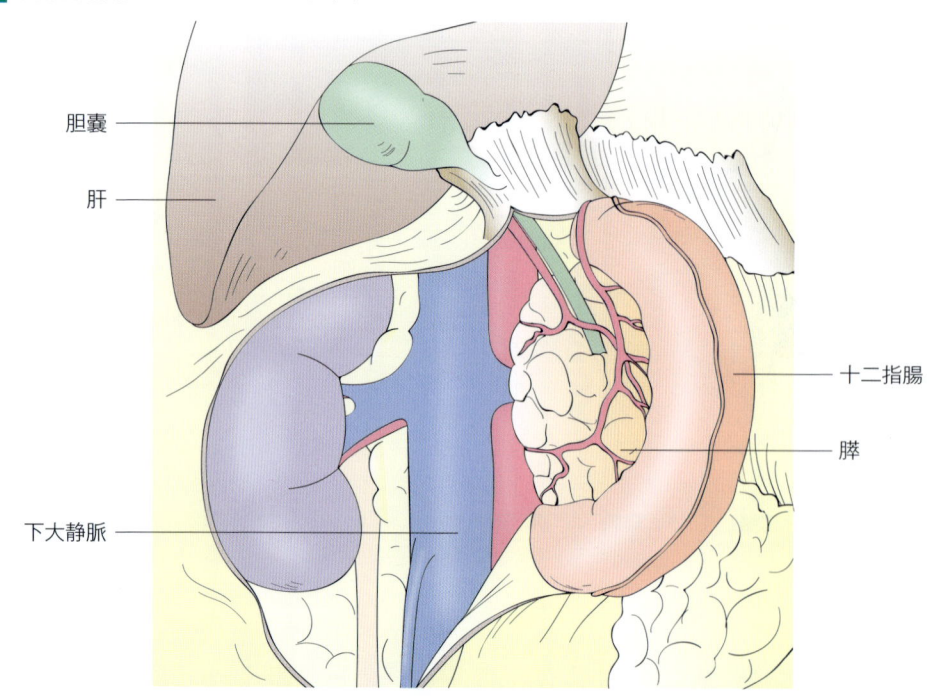

しづらい場合も珍しくない．動脈の拍動を指で十分に触知しながら，この強固な線維性組織を剥離して腎動脈を遊離する（図10b）．

腫瘍が大きく，さらに腎動脈の同定が困難なときには，下大静脈から剥離を開始して右腎動脈をその起始部で処理することも可能である（図11）．

● 左後腹膜腔へのアプローチ法
Treitz靱帯のアプローチ方法

Treitz靱帯からのアプローチ法（図12）は最も早く腎茎部へ到達できる方法であり，急を要する腎臓の外傷のときなどに多用される．

最も注意を要する血管は下腸間膜静脈である．通常この静脈が操作の邪魔になることはないが，より腎茎部へのアプローチを行いたい場合切断が必要である．Treitz靱帯を縦に切開し，十二指腸を圧排すると左腎静脈が現れる．薄い線維性組織を剥離することによって，左中心副腎静脈および性腺静脈を見つけることができる．右側と同様な操作で右腎動脈も見つけることができる．

下行結腸外側縁からのアプローチ法

前方からのアプローチ法として最も一般的なのがこの方法である．しかしながら，左側ではときに多くの隣接臓器があるので，十分な解剖学的な知識が必要である．解剖学的に左側は右側よりもより複雑である．

この到達法で最も注意すべき臓器は，脾臓および膵臓である．脾臓は被膜

図10 右腎摘除術の血管処置

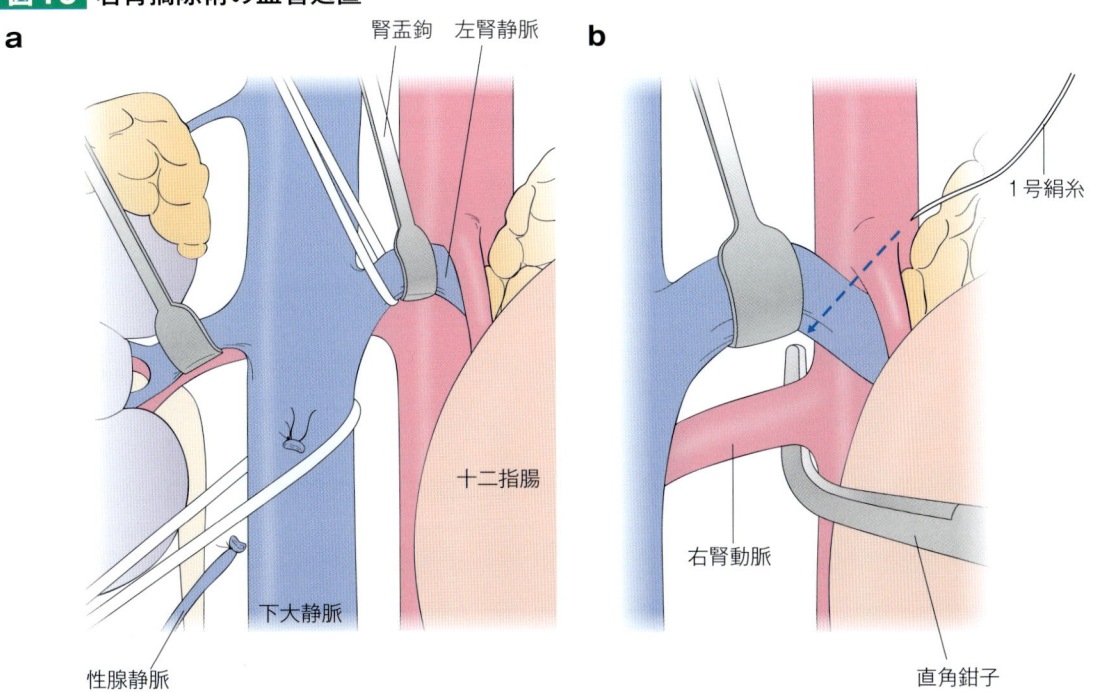

a：腎盂鉤，左腎静脈，十二指腸，下大静脈，性腺静脈
b：1号絹糸，右腎動脈，直角鉗子

図11 右腎動脈起始部の処置

下大静脈

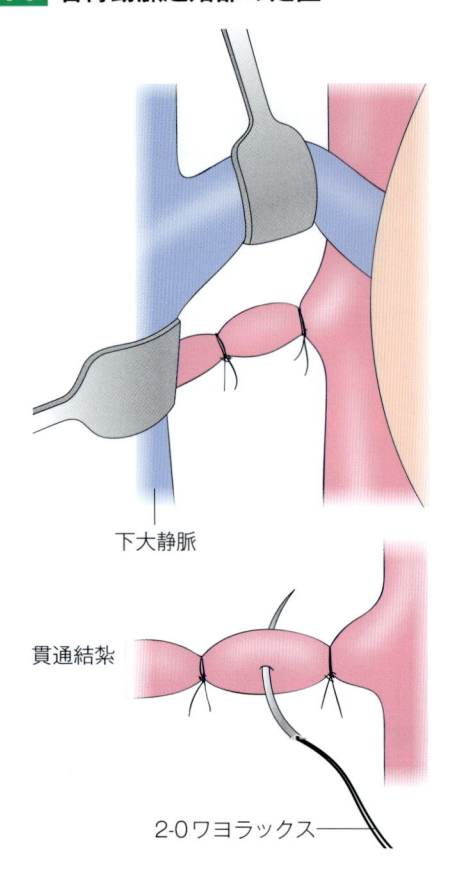

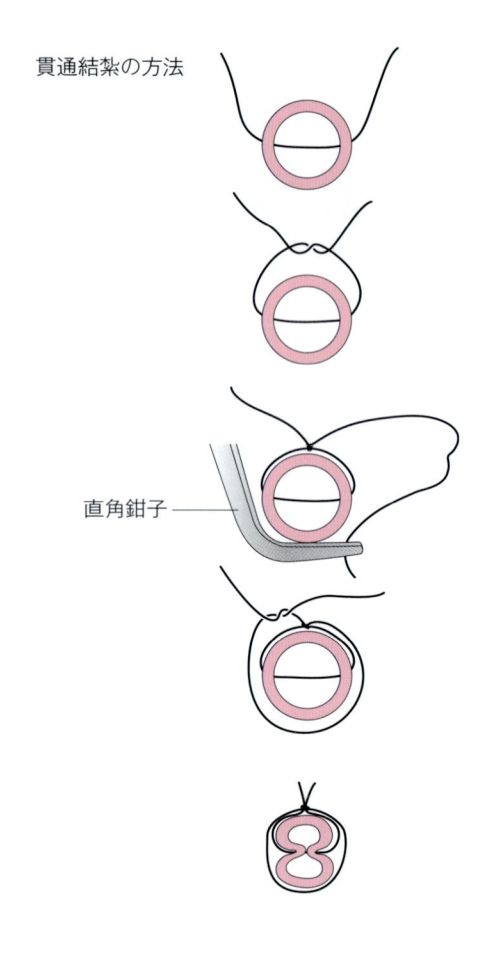

貫通結紮

2-0ワヨラックス

貫通結紮の方法

直角鉗子

図12 Treitz靱帯からのアプローチ
最も早く腎茎部へアクセスできる方法であり，腎外傷の際に用いられる。

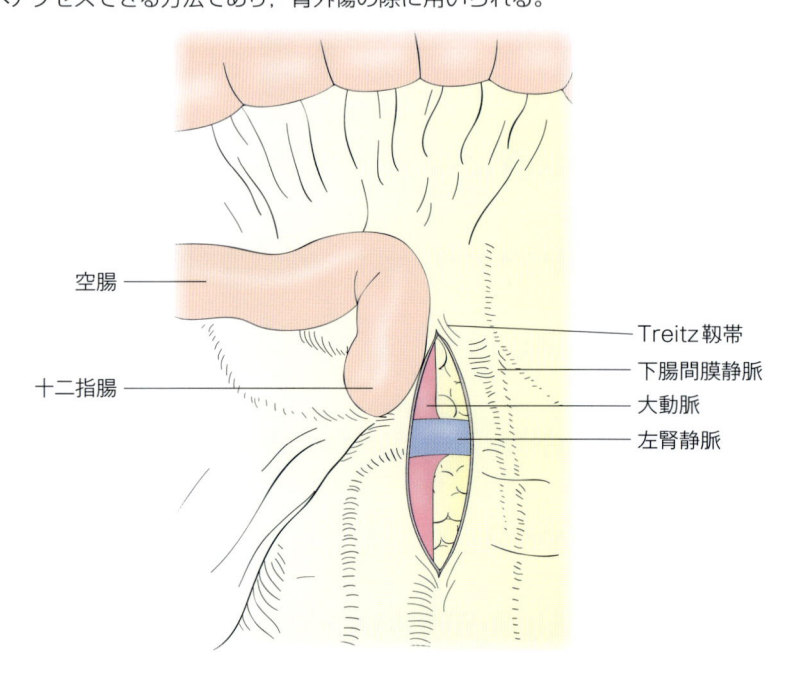

空腸

十二指腸

Treitz靱帯

下腸間膜静脈

大動脈

左腎静脈

に引っ張られて実質から出血すると，その修復は容易ではなく，ときに脾臓の摘出を余儀なくされることがある．脾臓はそのほかに大網，胃，結腸，左腎などとそれぞれ靱帯で固定されるために，隣接臓器を扱っている場合には常に脾臓への外力を考慮して愛護的に臓器を扱うことを忘れてはならない．思いがけない大出血をきたすことも少なくないので，腹腔内に入って，まずそれぞれの脾臓につながっている靱帯を十分に切離しておけばその後の出血合併症を軽減させることができる．

下行結腸外側のToldt白線を切開し，上方に延長して横隔膜結腸靱帯を切離する．視野をさらに大きく確保するためには，胃の大彎に付着する大網の一部を切離するとよい（図13）．

左腎摘除術

左腎動静脈の解剖は右側に比べて複雑である．静脈系では個人差がかなりあることを念頭に置いて手術に臨む．

左腎静脈に余裕をもたせるには，副腎静脈および性腺静脈の結紮，切離が必要となる（図14）．これらの静脈の間から奇静脈への交通枝があるので注意する．大きな腎癌の場合には，このあたりの流入血管が大きく怒張していることが多い．腎静脈の後面にて不用意に鉗子で操作を起こすと，出血を助長し，思わぬ大出血に至ることがある．

左腎静脈が十分に剝離されれば，これを上方ないし下方に圧排して，その背後にある腎動脈を同定することが可能となる．どうしても腎動脈の同定が

図13 下行結腸外側縁からのアプローチ法

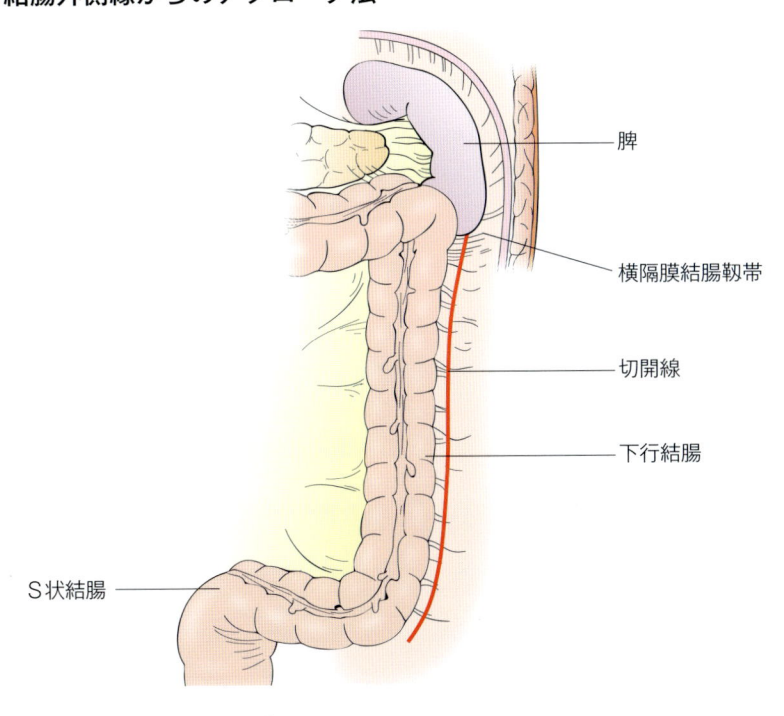

図14 左腎摘除術の血管処置

a：性腺静脈，副腎静脈，腰静脈を慎重に処理し，腎静脈本幹を遊離する。遊離後，腎静脈を上方へ牽引し，腎動脈を同定，剥離・結紮する。

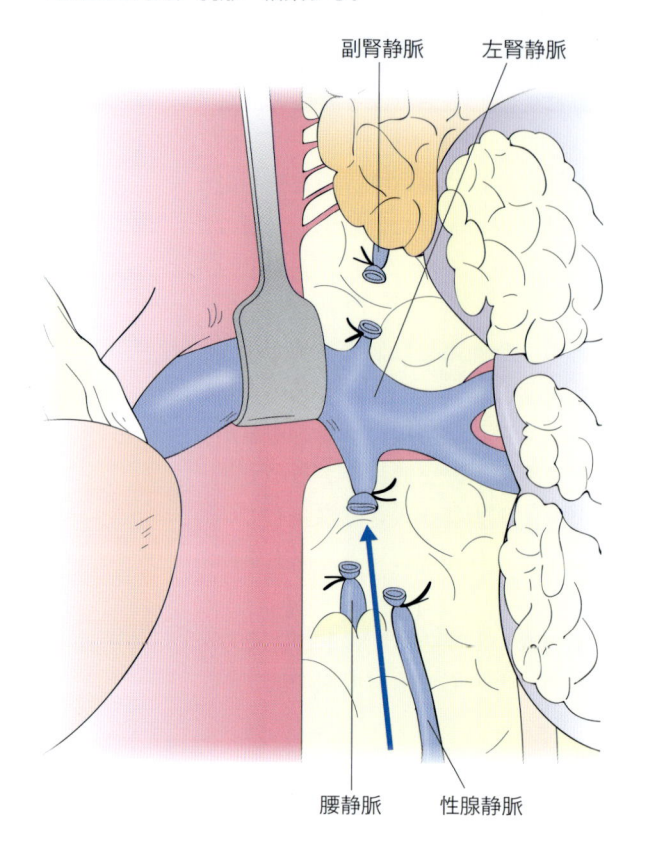

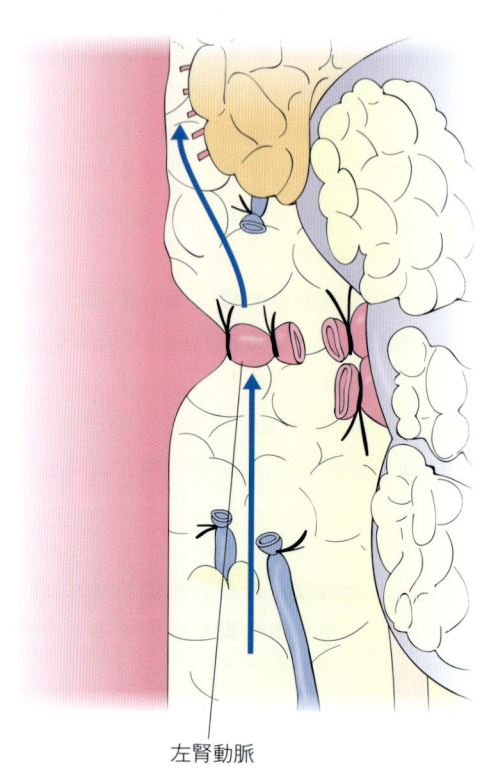

b：大動脈に沿って剥離すると腎動脈が同定しやすい。腎動脈を剥離，結紮切断後に腎静脈を処理する。

副腎静脈　左腎静脈

腰静脈　性腺静脈

左腎動脈

困難なときには大動脈の分岐部から探すこともできる。

　腎茎部が処理されれば大動脈の外縁に沿って上方ないし下方へ剥離を進める。副腎静脈の周辺では出血しやすいので，結紮を含めたきめ細かい止血操作が必要である。

（石田英樹）

血管外科の基本手技

主要血管と手技
骨盤内の血管

　骨盤内の血管走行は内腸骨動脈の分枝が多く，その走行は個人差が大きい。また，動静脈が折り重なるように存在し細かい分枝も多いため，その処理には解剖学的知識の整理が必要である。

　動脈は分岐に個人差があるものの，それぞれの特定をすることは可能であり，処理する際には確実な結紮が必要であるため目的とする動脈単独での処理が基本となる。一方静脈系は，変化に富んでいることに加え，複雑にネットワークを形成していることも多く，不要な操作で損傷し大出血に至ることもまれではない。骨盤内の静脈は多くは静脈叢と認識して臓器周囲の膜構造と合わせて解剖を理解することが必要である。

　動脈剥離の基本は，大動脈においても中小動脈においても同一であり，外膜を損傷せずに適切な層で血管鞘を剥離することである。その剥離に当たっては直角鉗子などで血管鞘をすくいながら処理していく方法が一般的であるが，習熟すると助手と術者の適切なcounter tractionにより電気メスで鋭的に剥離していくことが可能である。原則的に血管そのものは鑷子や腹腔鏡の鉗子などで把持しない。できうる限り，血管周囲の組織を把持することで展開し，それが難しい場合はテープなどで血管を把持して牽引・展開することが肝要と考えている。

動脈系（図1，2）

　大動脈分岐部以下，総腸骨動脈が左右に分かれ，骨盤内で外腸骨動脈と内腸骨動脈に分岐する。大動脈分岐部直下で仙骨正中動脈が分枝している。内外腸骨動脈分岐部以下，内腸骨動脈の分枝，走行はバリエーションに富む。

　泌尿器領域の代表的な骨盤内手術である前立腺全摘除術や膀胱全摘除術において内腸骨動脈系の細かい分枝を意識することは実際のところ少ないと思われる。摘出操作そのものは側方の血管茎として認識しての処理が可能であり，分枝を露出することなく処理することが多いからである。

　これらの血管走行を意識するのは骨盤内リンパ節郭清の手技や腎移植術においてであろう。内外腸骨動脈が分岐して，まず前枝と後枝に分かれる。前枝からは側臍動脈が最初の枝として分岐する。上膀胱動脈を分岐して側方臍索へとなる。側方臍索を中枢側へ辿っていくと内腸骨動脈を同定するメルクマールとなる。

　尿管は総腸骨動脈で交叉した後，内腸骨動脈，側臍動脈，上膀胱動脈の内

側を走行するため，これら動脈の処理をする際には注意が必要である．その後，閉鎖動脈，下膀胱動脈，内陰部動脈と分枝していく．

閉鎖動脈はリンパ節郭清の際には閉鎖孔付近で閉鎖神経，閉鎖静脈とともに同定することは容易である．温存することが困難な場合は結紮切離しても問題はないが閉鎖神経と伴走するため神経と見誤らないように注意が必要である．閉鎖動脈は側臍動脈，上膀胱動脈の末梢側で分布していることがほとんどであり，起始部を同定することも容易である．

下膀胱動脈からは精囊動脈，前立腺動脈が分枝する．精管を栄養する精管動脈もこのレベルで分枝し精管膨大部へ向かう枝と上行して精索に至る枝を出している．内陰部動脈は骨盤底に至り直腸，外陰部および会陰部を栄養している．このレベルまで剥離することは通常の泌尿器科手術ではあまりないと思われるが，移植手術ではときとしてドナー腎動脈のバリエーションに対応する目的で内腸骨動脈グラフトが必要となった際に，剥離，摘出する可能性がある．

女性では臍動脈起始部の近傍で子宮動脈が分枝する．腹膜の下を通り子宮広間膜の下部，尿管の前面を走行し子宮に至る．経腹アプローチで尿管を剥離していく操作の際に認識でき，子宮合併切除の場合処理が必要となる．

内腸骨動脈の後枝は上殿動脈から腸腰動脈，上殿動脈，外側仙骨動脈などが分枝し骨盤の側壁と後壁および彎部に血流を供給する．泌尿器科領域の手術で認識することはまれであろうが，移植手術の際には内腸骨動脈遊離の際に処理することが必要となる．

外腸骨動脈は外腸骨静脈と伴走して大腰筋の前面を骨盤壁に沿い末梢側へ走行し，鼠径靱帯直前で外側に腸骨回旋動脈を分枝する．これはほぼ同じ位置で外腸骨静脈からも腸骨回旋静脈が分枝して伴走している．骨盤内リンパ節郭清の際に，末梢側端のメルクマールとなる．また，下腹壁動静脈もほぼ同じ位置で上方に分枝する．下腹壁動静脈と外腸骨動脈の分岐部の外側に，いわゆる内鼠径輪が形成され，精管を同定するメルクマールとなる．ときに，術中に無症候性の鼠径ヘルニアを認めることがある．膀胱壁の一部がヘルニア内容となっている症例も経験している．そうした症例では一見オリエンテーションがつきにくいが，こうした血管系の位置関係で同定することが可能である．

● 静脈系（図1，2）

骨盤内の静脈系で単独の血管として認識できるのは外腸骨静脈とその末梢の分枝（副閉鎖静脈，下腹壁静脈，腸骨回旋静脈），内腸骨静脈本幹および閉鎖静脈くらいであろう．そのほかは複雑にネットワークを形成した静脈叢として認識したほうが理解しやすい．

外腸骨静脈は外腸骨動脈の内下方を伴走し最も認識しやすく，末梢の鼠径靱帯近傍で下腹壁静脈および腸骨回旋静脈の分枝が確認できる．また，その

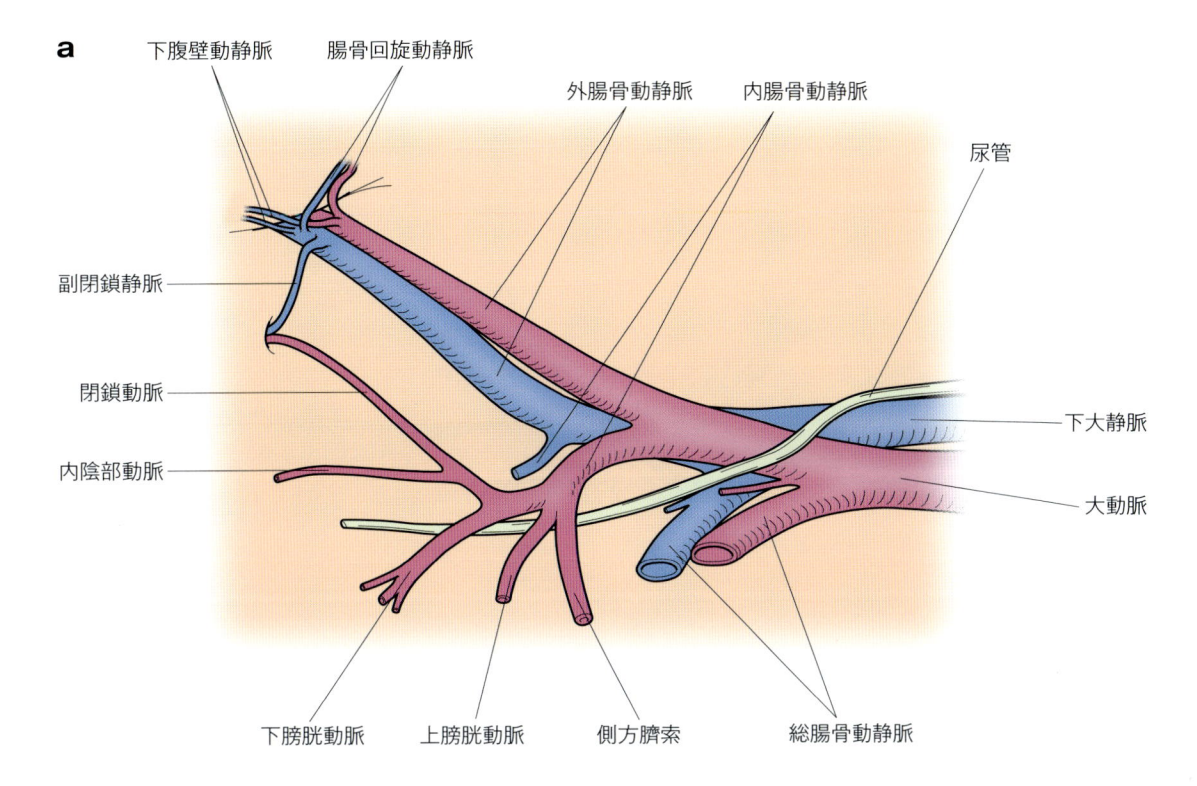

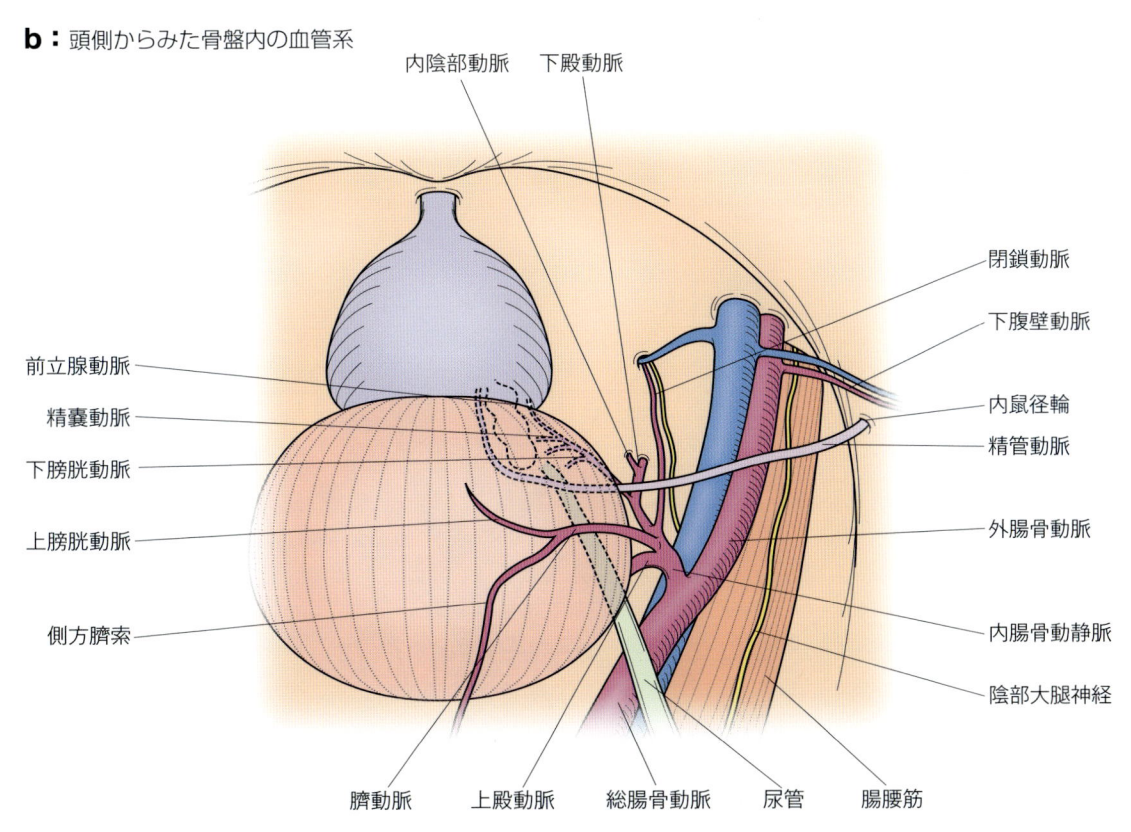

図1 開腹手術の視野における骨盤内の血管系（男性）

a

ラベル：下腹壁動静脈、腸骨回旋動静脈、外腸骨動静脈、内腸骨動静脈、尿管、副閉鎖静脈、閉鎖動脈、内陰部動脈、下大静脈、大動脈、下膀胱動脈、上膀胱動脈、側方臍索、総腸骨動静脈

b：頭側からみた骨盤内の血管系

ラベル：内陰部動脈、下殿動脈、閉鎖動脈、下腹壁動脈、前立腺動脈、精嚢動脈、下膀胱動脈、上膀胱動脈、内鼠径輪、精管動脈、外腸骨動脈、内腸骨動静脈、陰部大腿神経、側方臍索、臍動脈、上殿動脈、総腸骨動脈、尿管、腸腰筋

図2 開腹手術の視野における骨盤内の血管系（女性）

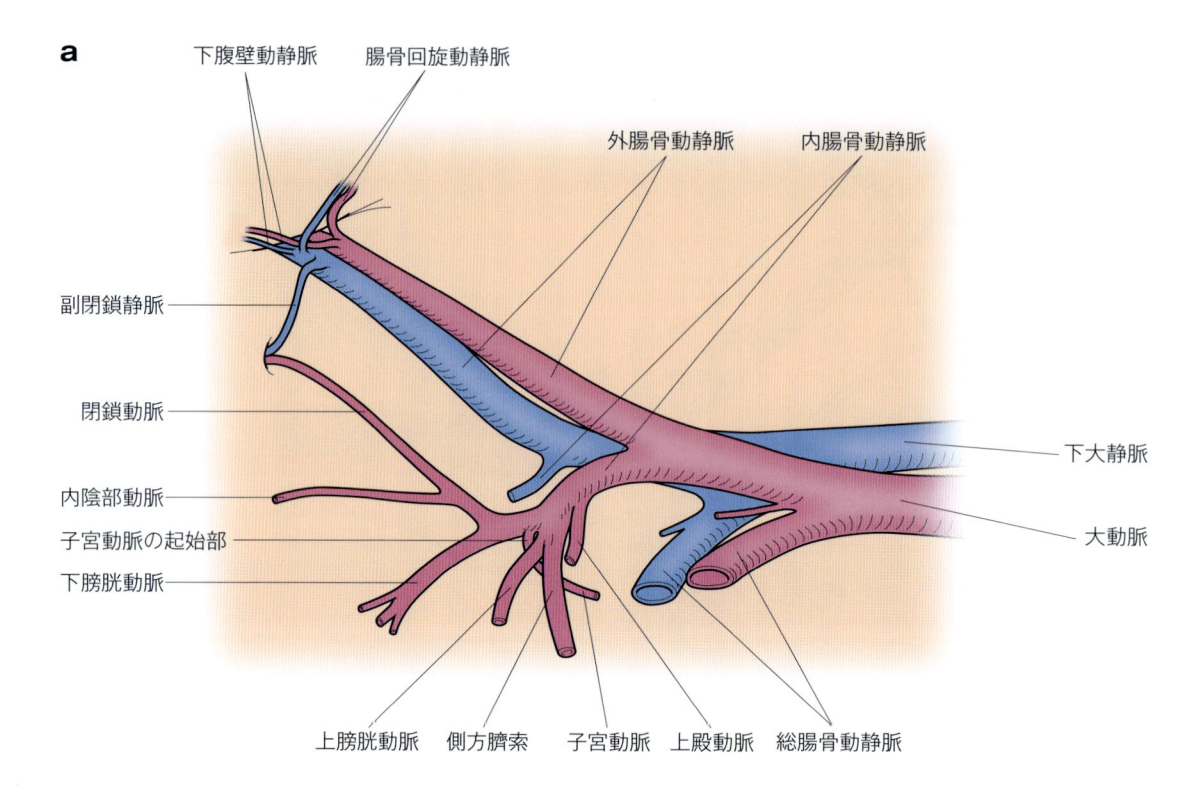

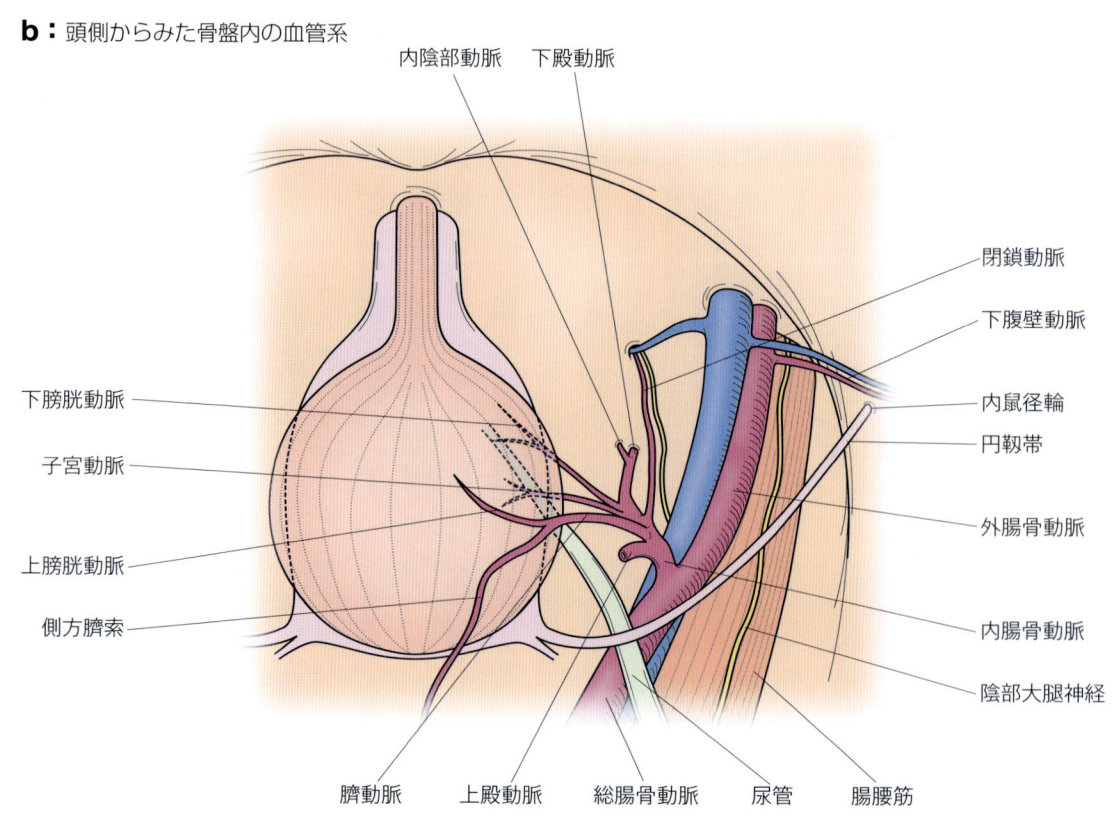

a

- 下腹壁動静脈
- 腸骨回旋動静脈
- 外腸骨動静脈
- 内腸骨動静脈
- 副閉鎖静脈
- 閉鎖動脈
- 内陰部動脈
- 子宮動脈の起始部
- 下膀胱動脈
- 下大静脈
- 大動脈
- 上膀胱動脈
- 側方臍索
- 子宮動脈
- 上殿動脈
- 総腸骨動静脈

b：頭側からみた骨盤内の血管系

- 内陰部動脈
- 下殿動脈
- 下膀胱動脈
- 子宮動脈
- 上膀胱動脈
- 側方臍索
- 閉鎖動脈
- 下腹壁動脈
- 内鼠径輪
- 円靱帯
- 外腸骨動脈
- 内腸骨動脈
- 陰部大腿神経
- 臍動脈
- 上殿動脈
- 総腸骨動脈
- 尿管
- 腸腰筋

少し中枢側で恥骨弓に沿う形で内下方，閉鎖孔に向かい副閉鎖静脈を分岐している。この副閉鎖静脈もバリエーションに富み，ときに副閉鎖静脈を欠いている場合もあれば，外腸骨静脈および閉鎖静脈とネットワーク状になっていることもある。骨盤内リンパ節郭清の際，温存が難しい場合，結節切断処理しても問題はない。内外腸骨動脈分岐部の背側で内腸骨静脈を分枝するが，それ以外に主立った分枝はない。しかしときとして細い静脈が分枝していることがあるので注意が必要である。

　内腸骨静脈には前立腺，膀胱を含む骨盤内の多くの静脈血が流入しており，損傷をきたすと止血が非常に困難で大量出血の原因となりうる。腎移植の際には外腸骨静脈にグラフト静脈を吻合することがほとんどであり，外腸骨静脈の可動性を確保するために内腸骨静脈を処理することが多い。多くは外腸骨静脈から分岐してすぐに複数に分岐しているため処理には繊細な操作が要求される。

● 前立腺周囲の静脈系

　骨盤外からは陰茎からの静脈血が深陰茎背静脈として還流され尿道前面を通る。この静脈は外陰部，骨盤壁からの静脈と複雑にネットワークを形成している。陰茎からいわゆる尿生殖隔膜を経て骨盤内に流入すると，深陰茎背静脈浅枝を分岐する。これは恥骨前立腺靱帯の間を通り lateral pelvic fascia の1つ外側の層を前立腺の表面から膀胱前面の静脈叢に流入していく。Retzius腔を展開すると前立腺の前面でまず始めに遭遇する。開腹手術ではこの静脈を損傷すると思わぬ出血をきたすことがあるため，結紮処理をするが，腹腔鏡下手術，ロボット支援手術においてはバイポーラ鉗子で凝固処理をするだけで容易に処理が可能である。

　深陰茎背静脈の本幹はいわゆる dorsal vein complex（DVC）を形成しており，lateral pelvic fascia と前立腺被膜の間の層をネットワーク形成しながら前立腺前面を走行する。膀胱の静脈叢と合流して内腸骨静脈に還流する。骨盤内手術におけるバンチング操作は lateral pelvic fascia を集束することでこれらをまとめて処理する手技である（図3）。またDVCは神経血管束（neurovascular bundle；NVB）とも交通しており，バンチング操作の際にこうした交通枝を損傷することがあるため注意を要する。また，尿道前面において恥骨前立腺靱帯の後面で両外側に広がるように太い分枝が出ていることがあり，骨盤底筋の裏を走行している内陰部静脈と交通している。この交通枝もDVC処理の際に損傷しやすい静脈であり注意が必要である。

　前立腺全摘除および膀胱全摘除においてはこのDVCの処理が不可欠であり，これらの手術における術中出血の多くはDVC処理に関係した操作によると思われる。開腹手術においては，バンチング鉗子を用いて集束した後，1号バイクリル針を中枢側2針，末梢側2針かけて結紮して切離している。尿道前面に鉗子を通す手技は血管や尿道の損傷を避けるために行っていな

い。バルーンカテーテルを適宜操作すると尿道の位置を感じることができる。DVC切離前に2-0バイクリル針を末梢側に運針しておき，切断面からの出血があった際に連続縫合で断端を縫縮して止血すると確実にコントロールする

図3 開腹手術におけるバンチング手技
バンチング鉗子を用いてlateral pelvic fasciaを集束し（**a**），1号バイクリル針を用いて結紮する（**b**，**c**）。

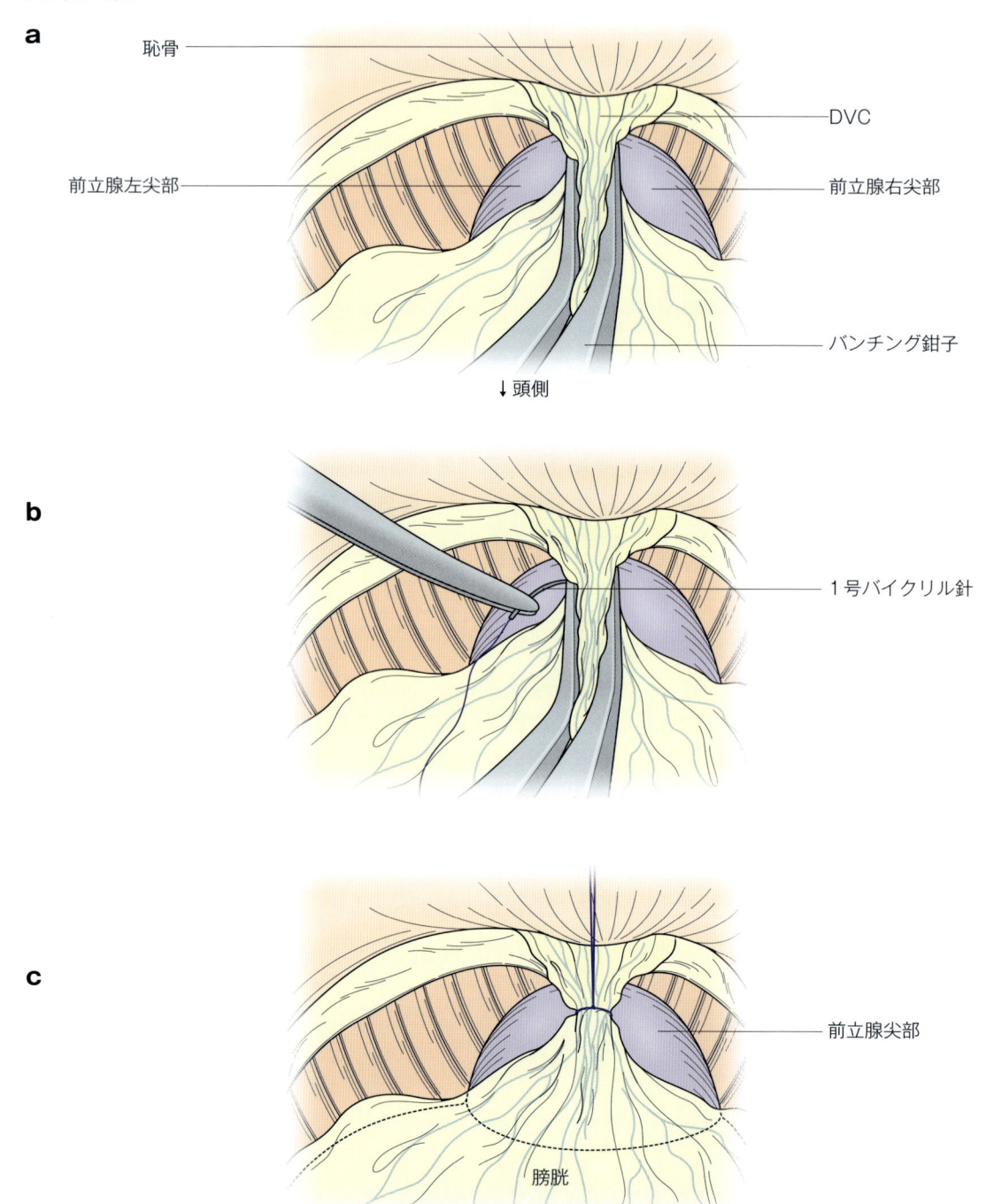

ことが可能である。

　腹腔鏡手術，ロボット手術においては2-0バイクリル弱彎針により末梢側のみ結紮している(図4)。尿道の位置を触覚で確認することがないため，左手の鉗子で針の刺入点をきちんと展開して確認することがポイントである。確実な体腔内結紮が必要となるため，スムーズに操作できるよう，十分に手技に慣れておく必要がある。女性でも尿道前面に静脈叢の形成があり，この操作は女性の膀胱全摘除においても有効である(図5)。

　また，近年著者らの施設では腹腔鏡手術およびロボット支援手術においてはエンドGIA™(Tri-staple™, purple-45mm, Covidien社)を用いてDVCを処

図4 腹腔鏡手術におけるバンチング手技（結紮）

2-0バイクリル弱彎針を用いる。左手の鉗子で尖部を十分展開し，刺入点を確認する(**a**)。針の走行をイメージして出口部を迎えに行く(**b**, **c**)。体腔内の結紮はslip knotを用いてもよい(**d**)。

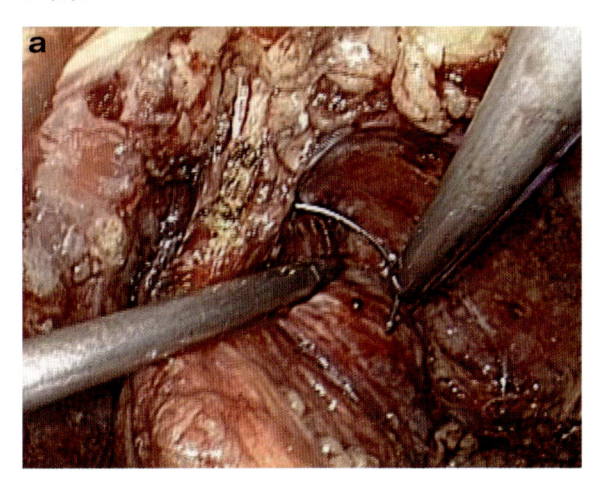

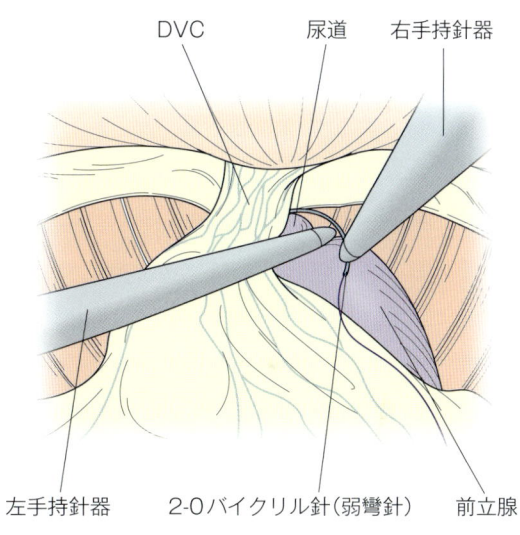

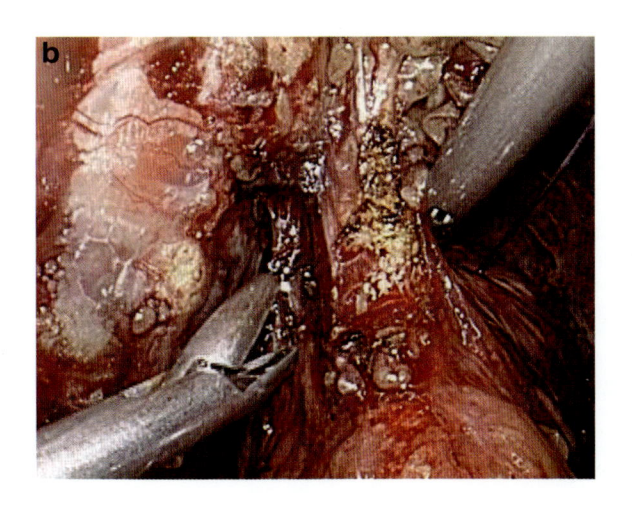

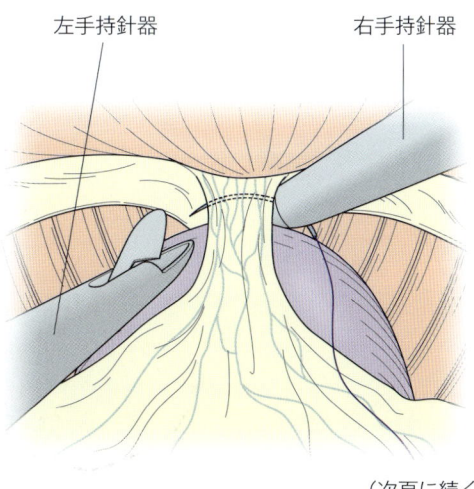

（次頁に続く）

理している(図6)。狭い骨盤腔内で確実な処理が行えること，強制的に切除マージンを確保することができること(図7)，操作が簡便で慣れない術者(助手)であっても同様の質で処理が可能であるといった長所があると考えている。操作に当たっての注意点としては，ステープラーをDVCを挟むように挿入した後，頭側に角度をつけるように曲げることと，切離する前にバルーンカテーテルの可動性が保たれているか(尿道を挟んでいないか)を必ず確認することである。深く挟みすぎてカテーテルの可動性が悪い場合は再度開放して調節するが，思ったよりも深く挿入しないとDVCを完全に処理できない。

lateral pelvic fasciaと前立腺被膜の間の層には後外側から立ち上がるNVB

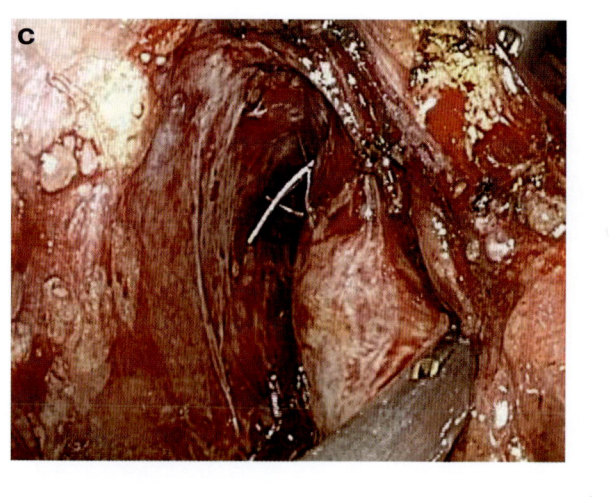

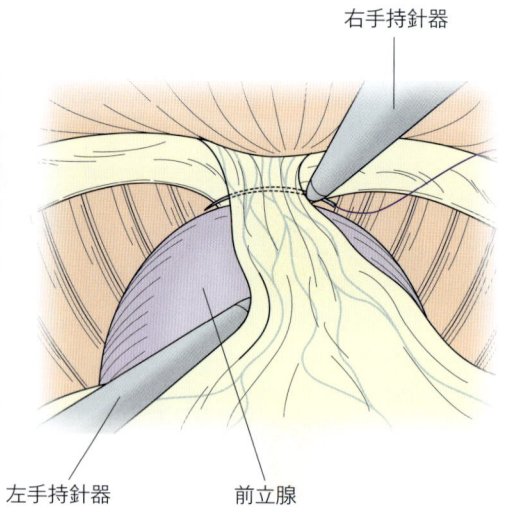

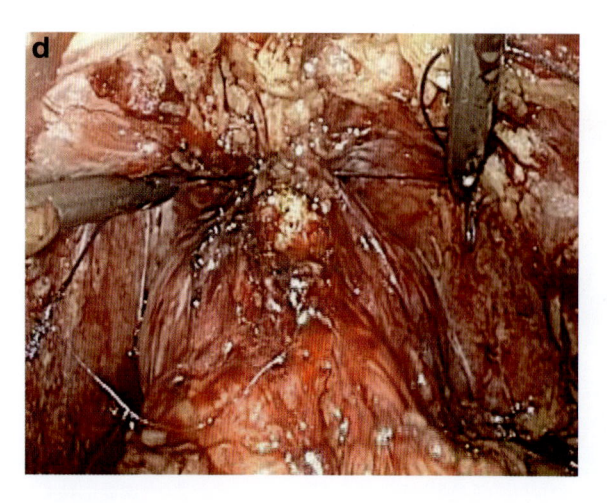

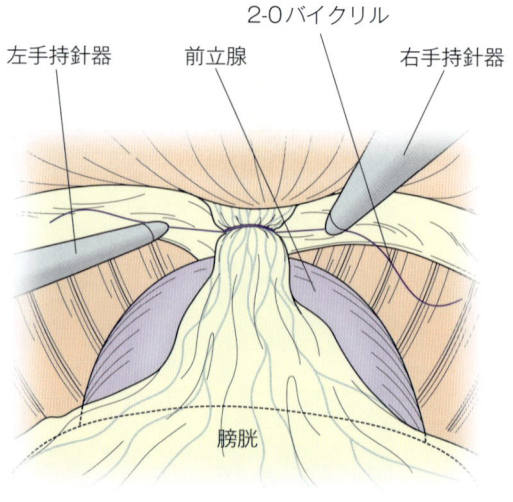

図5 女性膀胱全摘除術における静脈叢のバンチング手技

女性の膀胱全摘除術においても静脈叢のバンチング操作を行う（**a**）。男性ほどの厚みがないため，尿道との境界を認識するというよりも尿道前面に沿わせて運針するイメージである（**b**，**c**）。

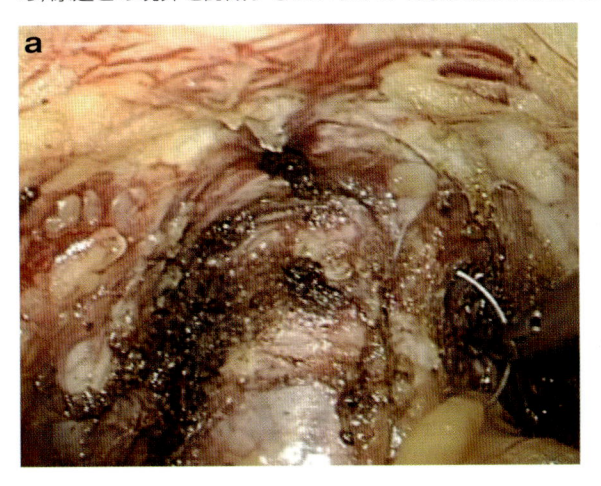

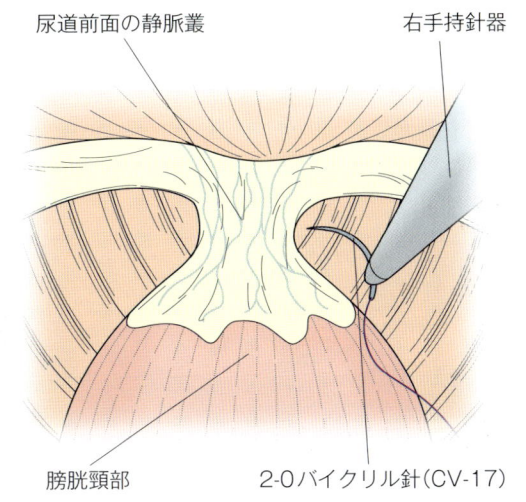

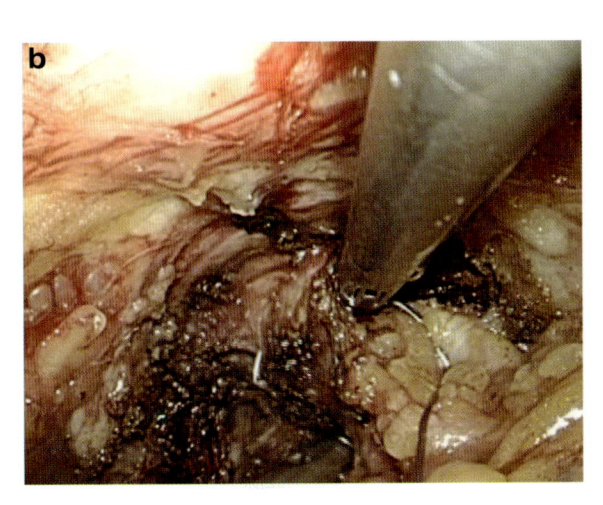

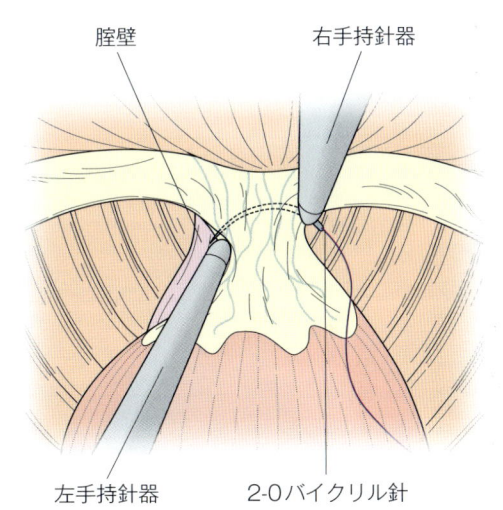

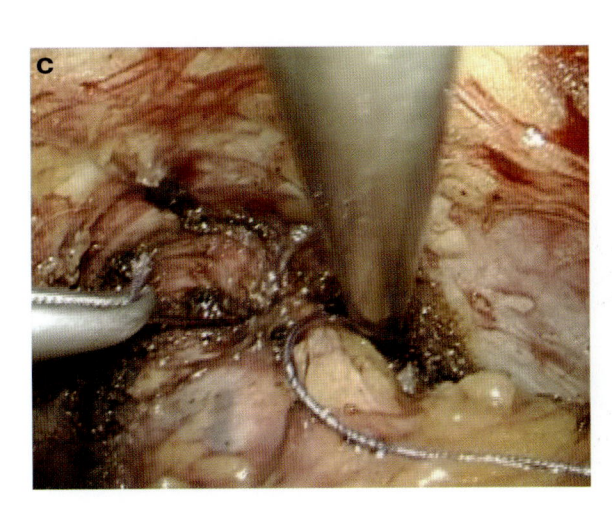

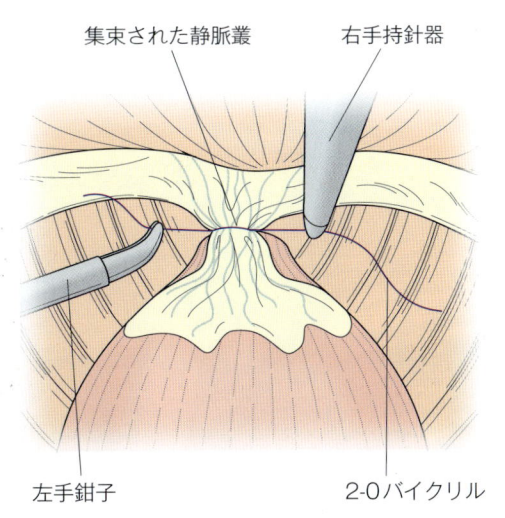

a

尿道前面の静脈叢 — 右手持針器
膀胱頸部 — 2-0バイクリル針（CV-17）

b

腟壁 — 右手持針器
左手持針器 — 2-0バイクリル針

c

集束された静脈叢 — 右手持針器
左手鉗子 — 2-0バイクリル

図6 エンドGIA™ ステープラーを用いたバンチング手技
ステープラーの開き具合を調整しつつ，鉗子で尖部を展開してステープラーを挿入する（**a**）。
ステープラーを閉じた状態で，切断する前にバルーンカテーテルの可動性を確認する（**b**）。

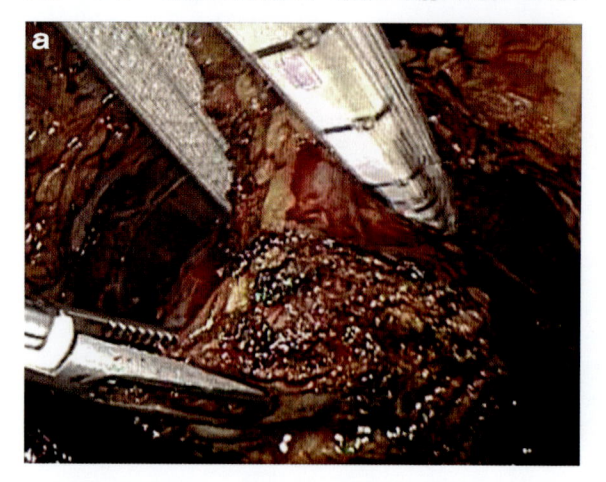

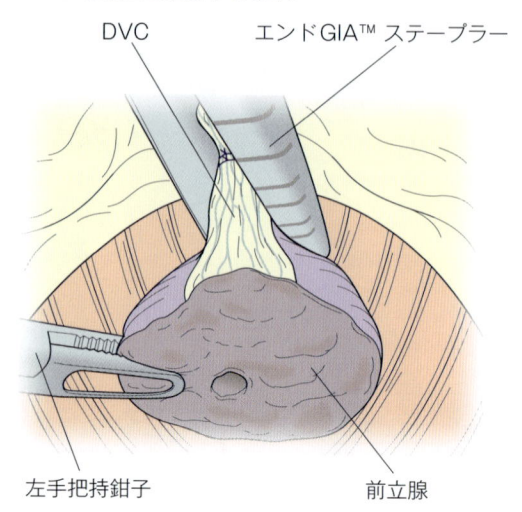

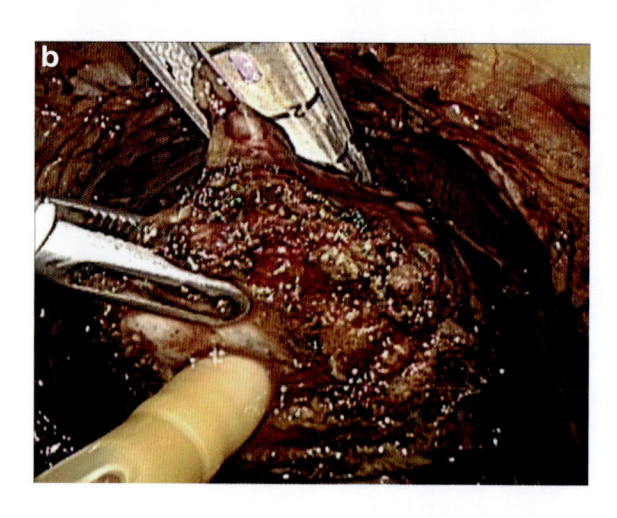

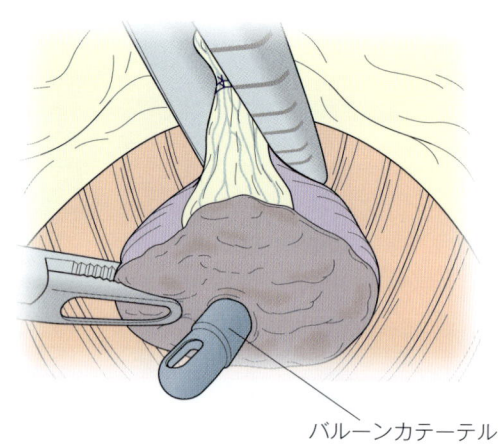

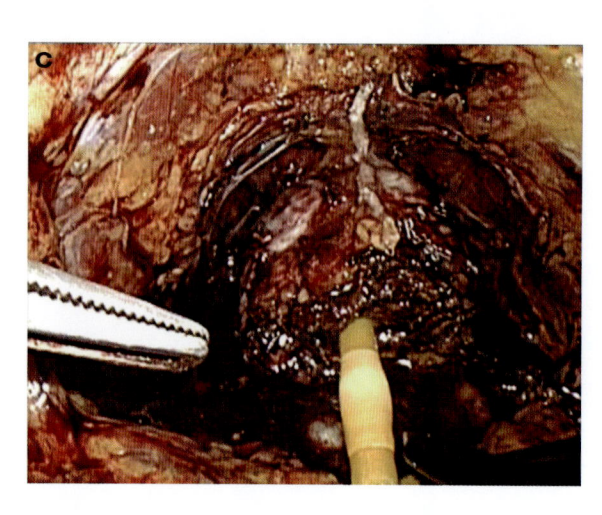

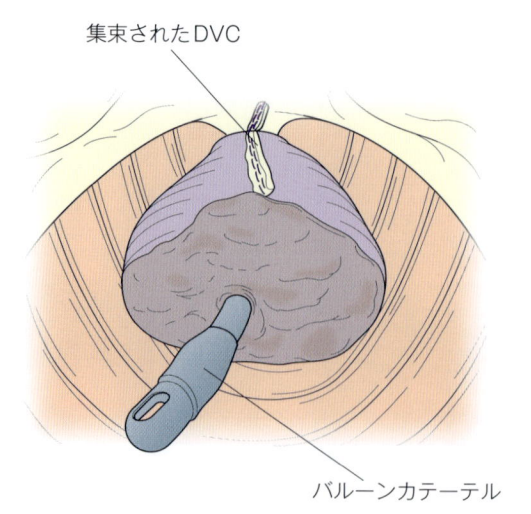

DVC
エンドGIA™ ステープラー
左手把持鉗子
前立腺
バルーンカテーテル
集束されたDVC
バルーンカテーテル

図7 ステープラーにより切断されたDVCの断面
集束されて強制的にマージンが確保されている。

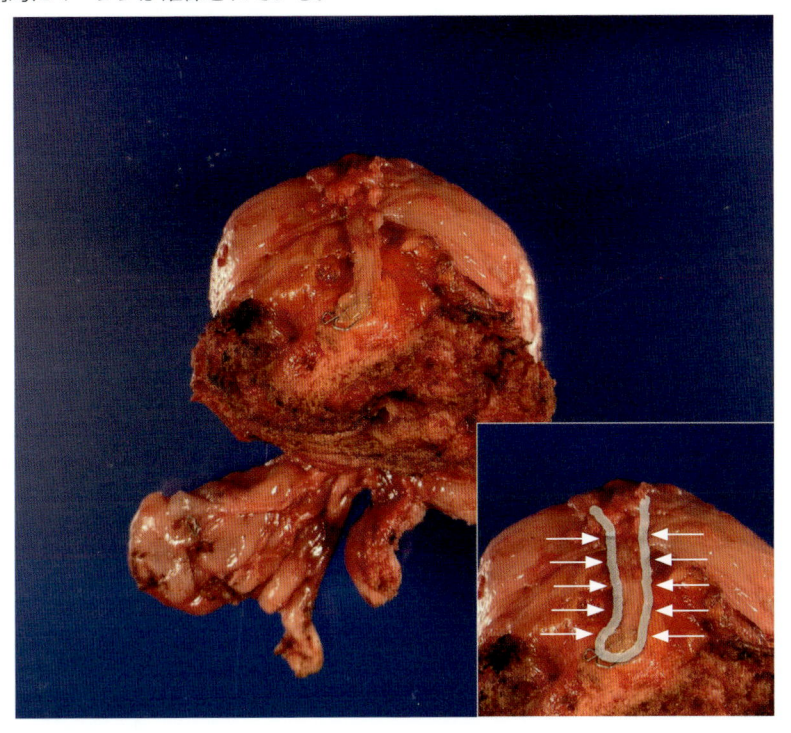

も存在しており，前立腺や膀胱の静脈叢と交通しながら存在している。神経自体は静脈分布と比較してかなり網の目状に前立腺の腹側近傍まで存在していることが知られている。このNVBに関連した静脈叢は神経温存手技の際にその存在を意識するが，温存手技を行わない場合には lateral pelvic fascia に被覆された状態で摘出するため，その扱いに難渋することは少ないと思われる。手技の詳細は各論を参照されたい。

（飯塚淳平）

各手術における血管外科手技の実際

腎全摘除術

開腹手術

本項では開腹腎全摘除術および腎尿管全摘術に伴う腎動静脈の処理の方法を中心に手術手技を概説する。また，腎全摘除術に関連して副腎摘除術の際にも重要な副腎静脈の処理に関しても触れる。

● 開腹腎摘除術の適応

開腹腎全摘除術は1963年Robsonらにより腎癌に対する有用な手術法として発表された。その後1969年に良好な治療成績が報告され，腎癌の標準的な手術手技として広く行われてきた。しかし腎温存手術や腹腔鏡手術が普及した現在，開腹腎全摘除術の選択は限定的となり施行例も減少している。

当科で開腹により腎全摘除術を行う腎腫瘍は主に，径が大きい（10cm以上），局所浸潤が疑われる，下大静脈腫瘍塞栓を有する，リンパ節転移が疑われる，あるいは常染色体優性多発囊胞腎（autosomal dominant polycystic kidney disease；ADPKD）などで多数の囊胞により腎自体が著しく腫大している症例などである。

また腎盂・尿管癌においては原則全例郭清範囲を決めてリンパ節郭清を行っていることから[1]開腹手術を選択している。

● 腎茎への到達法

開腹腎全摘除術には，①経腹的到達法，②経後腹膜的到達法，③経胸腹的到達法と大きく分けて3つの到達法がある。泌尿器科医としてさまざまな症例，状況に対応できるためにはいずれも習得しておく必要があるが，本書は血管処理に主眼を置いているため比較的特殊な経胸腹的到達法に関しては別の成書を参照されたい。今回はより一般的な経腹的到達法と経後腹膜的到達法について述べる。

各々長所，短所さまざまあるが，腎臓はそもそも後腹膜臓器であり，経後腹膜的到達法で手術可能な症例に対してはむやみに腹腔を開けて腹腔臓器を露出する必要はない。当科では原則経後腹膜的到達法を第一選択としているが，合併症などで体位が取れない場合，腫瘍が巨大で上極に位置している場合，下大静脈腫瘍塞栓を有している場合，腫大したリンパ節を認め十分な郭清が必要な場合などでは経腹的到達法を選択している。ただし，腎盂・尿管癌の手術で定型的に行うリンパ節郭清は経後腹膜的到達法で十分処理可能で

ある。また，経後腹膜的到達法の一番の短所として，3層もの筋肉を長きにわたり切断する必要があるため，それに伴う術後疼痛には十分配慮する必要がある。

● 経後腹膜的到達法

体位

体位は患側を上にした側臥位でやや後傾させ，手術台を折り曲げていわゆるジャックナイフ位とする。

腎尿管全摘術の場合は下部尿管の処理を行いやすくするためさらに後傾させ，下半身は仰臥位に近い体位（半腎摘位）にして途中で体位を変換しなくても手術を行えるようにしている（図1）。これらは患者にとって大変不自然な体位であり，肩や肋骨，下肢などに無理な力がかからないよう十分配慮する必要がある。そして手術を早く終えるように努めることが何より重要である。

皮膚切開

皮膚切開は腰部斜切開とし，患側の第11あるいは12肋骨の直上から臍に向かって斜めに切開する（図2）。肋骨が長く術野の展開に邪魔になる場合には肋骨切除も検討するが，その場合肋骨に沿わせて皮膚切開を肋骨外側に延長するだけで対応できることも多い。ただし，肋骨下縁では腹横筋と内腹斜筋との間に肋間神経が走っており，損傷しないよう注意を払わなければならない。また第11肋骨を切除する際には先端1/3付近で胸膜が折り返しており，開胸してしまわないよう注意が必要である。

腎尿管全摘術の場合は，そのまま創を延長して下腹部まで十分皮膚切開

図1 経後腹膜的到達法の体位
ジャックナイフ位とする。腎尿管全摘術の場合は下半身を仰臥位に近い体位（半腎摘位）にし，途中で体位を変換しなくてよいようにする。

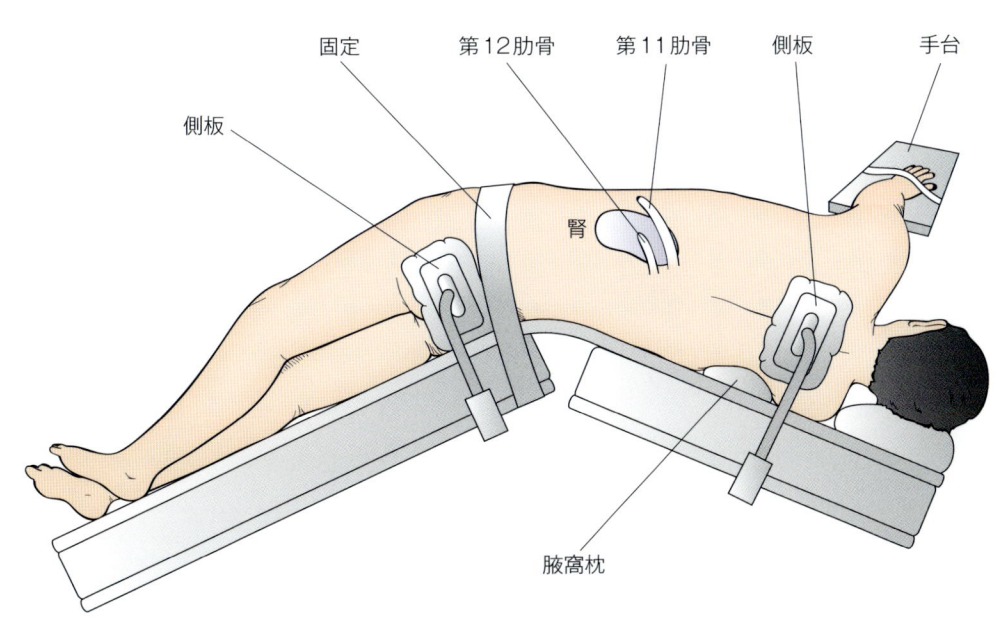

を置くことでストレスなく尿管下端まで処理することができる。また，腰部斜切開とは創を分けて傍腹直筋切開や下腹部正中切開を新たに置いても尿管の処理は可能である(図3)。

図2 経後腹膜的到達法の皮膚切開(腰部斜切開)
第11あるいは第12肋骨の直上から臍に向かって切開する。

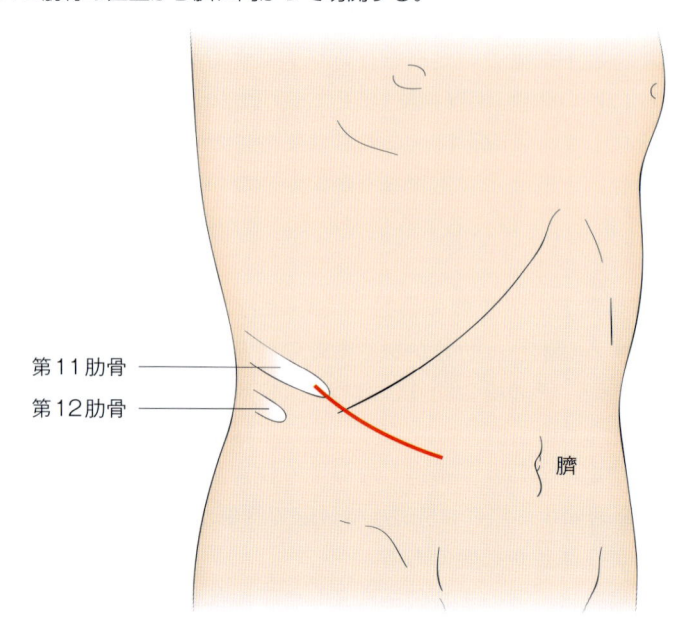

図3 腎尿管全摘除術の皮膚切開
a：図2の切開を下腹部まで延長する。
b：腰部斜切開とは別に傍腹直筋切開や下腹部正中切開を置く。

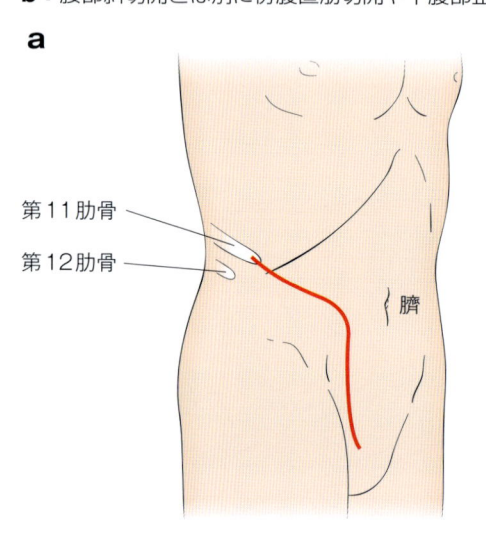

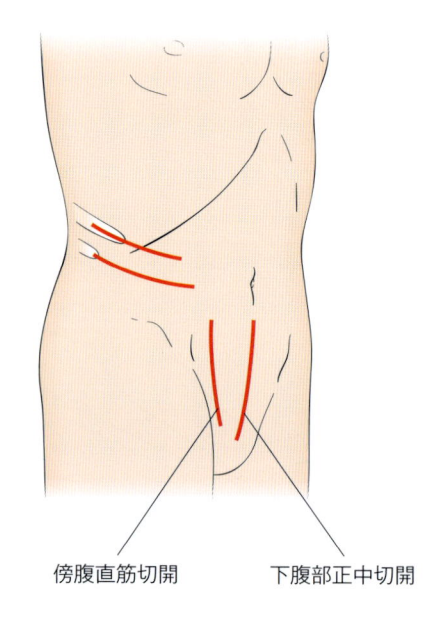

筋層切開
　外，内腹斜筋をそれぞれ皮膚切開に沿って腹直筋外縁まで電気メスで切開する。この際鉗子などで盲目的に筋層を拾い上げる医師がいるが，見えていないところに鉗子などを通す操作は非常に乱暴で危険な行為であり，このような行為は極力避けて丁寧な剥離を心掛けたい。

　腹横筋は非常に薄く鉗子などで鈍的にスプリットし，すぐ下にある腹膜を確認してクーパー剪刃などで肋間神経に注意しながら，腹膜との間を鋭的というよりはむしろ鈍的に剥離していく。

　腹膜との間を十分剥離したら，腹膜の折り返し，外側円錐筋膜，さらには腸腰筋が確認できるよう脂肪組織を剥離する。この際むやみに腸腰筋筋膜を損傷して筋層から出血させないよう丁寧に操作する。この層で腎全体が手中に収まる程度まで頭尾側に剥離ができているとその後の操作が行いやすくなる。そうして外側円錐筋膜を切開しGerota筋膜を露出する。ここで開創器をかけ術野を十分展開する。

腎周囲の剥離
　切開した外側円錐筋膜とGerota筋膜との間で腎前面から内側に向かい剥離を進めていくと腹膜の折り返しが視認できる。ここでもクーパー剪刃などを用いて鈍的・鋭的に腹膜嚢とGerota筋膜との間の疎な結合織（癒合筋膜）を剥離していく。この際ときに認める細かな血管は丁寧に電気メスで処理する。

　頭尾側に十分剥離すると頭側では副腎が，尾側では性腺静脈および尿管が確認できる。この段階で尿管を確保し，性腺静脈との間を腎門部に向かって剥離していく。腎盂や上部尿管に癌がある場合は手術操作中に癌細胞が流出しないように病変より尾側で尿管を結紮しておく。

　腎門部に至り腎静脈の位置が確認できれば副腎の位置と腎静脈の位置をメルクマールに腎上極周囲の剥離を行う。

● 経腹的到達法
体位と皮膚切開
　体位は両上肢を広げた仰臥位とし，基本的には剣状突起下から臍下に至る腹部正中切開で行っている。腹部正中切開の一番の長所は筋肉を切断する必要がないため，術後の疼痛が比較的少ないことである。

　下大静脈腫瘍塞栓を有する場合や，巨大な腫瘍が腎上極や副腎，あるいはその周囲の後腹膜腔にあって腹部正中切開だけでは十分な術野が確保できないような場合は肋骨弓下に横切開を追加する（図4）。

筋層切開
　上述のとおり，腹部正中切開の場合，腹直筋は切断せずに筋間の白線を切開することにより腹腔内に至ることができる。ただし横切開を加える場合は腹直筋および経後腹膜的到達法同様の3層の筋肉を切断する必要がある。

腎周囲の剥離
　腹直筋筋間から腹腔内に至ると腹腔内臓器に注意しながら腹膜の切開を電

図4 経腹的到達法の皮膚切開
正中切開だけで十分な術野が確保できない場合は横切開を追加する。

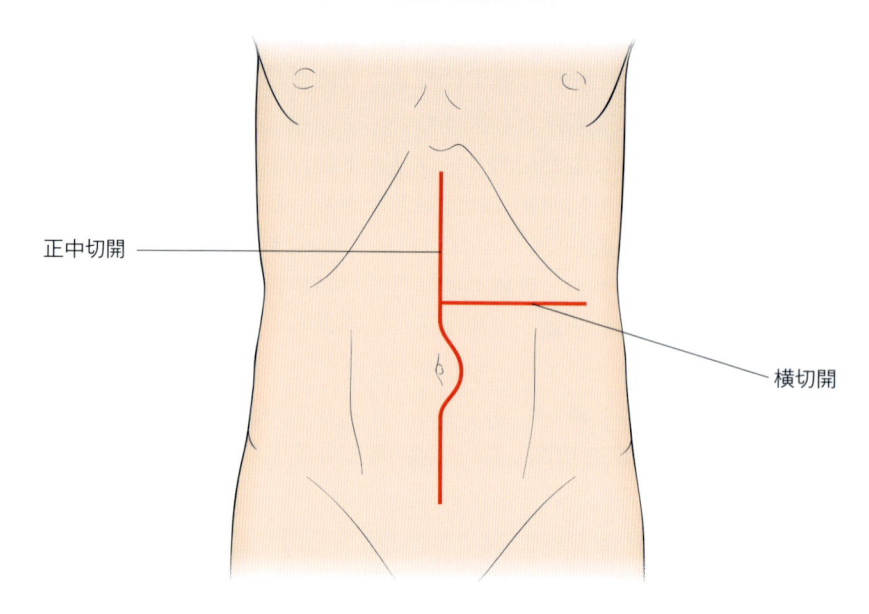

正中切開

横切開

気メスで頭尾側に広げる。頭側で肝円索を見つけ，これを結紮・切断する。さらに肝鎌状間膜を横隔膜下部まで切開する。この時点で開創器をかけ術野を十分展開する。そうして右側の場合は上行結腸の，左側の場合は下行結腸の外側で腎および腫瘍の位置を確認する。このときに腎自体の可動性も確認し，可動性がない場合は腫瘍による周囲への浸潤，癒着を強く疑う。

また，しばしば腸間膜と腹壁に癒着を認めることがあるので適宜これを切開しておく。この際の切開は不要なものを損傷しないよう腹壁に沿って処理することが重要である。

腎茎への到達経路は左右で解剖学的な違いがあり手順が若干異なるので分けて述べる。

右腎の場合

右腎周囲には前面に上行結腸，横行結腸，十二指腸があり，頭側には肝臓および胆嚢があるので，これらの間を適切な層で効率よく剥離していくことが大切である。助手に濡れたタオルで上行結腸を把持し垂直に牽引してもらいながら，まず腎前面，上行結腸外側で腹膜を切開して後腹膜腔に入る。そしてその切開を頭尾側に広げ，Gerota筋膜に包まれた右腎の上極から下極までが露出されるようにする（**図5**）。この際頭側では横隔膜結腸靱帯，肝結腸靱帯を順次切開して肝下面との間を剥離していかなければならないが，不十分な術野で行うと深く狭いところでの手探りでの操作となってしまうため大変危険である。

開創器の鉤でしっかり術野を展開し，肝は愛護的に挙上して，腎は手で尾側に牽引して剥離面をしっかり出し，そこに十分なテンションをかけること

腎全摘除術—開腹手術

図5 右腎へのアプローチ

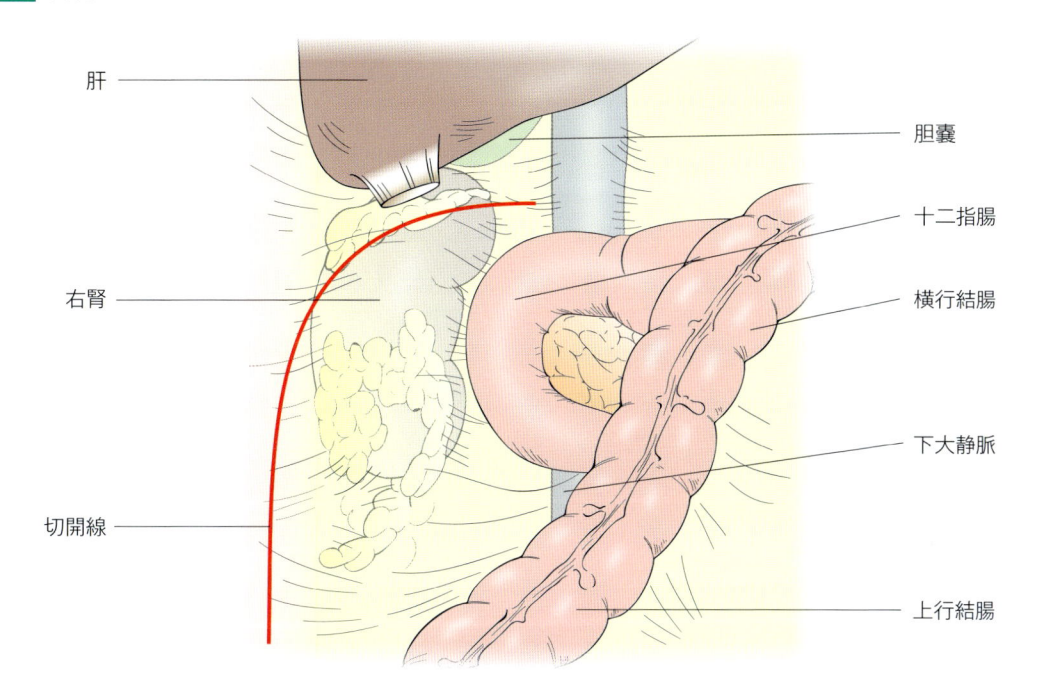

肝／胆嚢／右腎／十二指腸／横行結腸／下大静脈／上行結腸／切開線

が大切である。しかしテンションをかけすぎるとしばしば肝被膜が剥がれて出血し，止血に難渋することになる。このような実質臓器からの出血は圧迫することが基本だが，圧迫だけではなかなか止まらないことも多く，かといって縫合しようとすると余計に裂けて事態が悪化することも少なくない。このような場合，ソフト凝固システムなどの止血用デバイスやシート状の組織接着剤はかなり有用である。また，癒着や巨大な腫瘍などの影響でどうしても十分な術野が得られず盲目的な剥離が必要な場合は，手で剥離層を確認しながら柄の長いシーリングデバイスで処理していくと比較的安全に操作が進められる。このような状況に対応できるよう普段から新しい手術用器材に精通しておくことも大切である。

腹膜とGerota筋膜との間には既述のとおり疎な結合織である癒合筋膜があり，クーパー剪刀などで鈍的・鋭的に剥離していくことになる。腎内側に進めていくと腎門部に覆い被さるように十二指腸下行部が現れるので，先程同様助手に十二指腸を牽引してもらいながら下大静脈前面が出るところまで剥離する。

下大静脈前面に至ったら下大静脈に沿って腎門部に向かって剥離を進めていくとやがて流入する右性腺静脈，さらには右腎静脈が同定される。また，その過程で腎下極付近で右尿管も同定されるのでこれを確保しておく。

左腎の場合

左腎周囲には前面に下行結腸や膵臓があり，頭側には脾臓があるのでこれ

らの間を適切な層で剥離していく。ここでも助手に濡れたタオルで下行結腸を把持し垂直に牽引してもらいながら，まず腎前面，下行結腸外側で腹膜を切開して後腹膜腔に入る。そしてその切開を頭尾側に広げ，Gerota筋膜に包まれた左腎の上極から下極までが露出されるようにする。この際，頭側では脾横隔膜靱帯を切開して脾臓後面横隔膜脚部まで切り上げる（図6）。このときも十分な術野の展開が大切であるが，テンションをかけすぎて脾臓の被膜が剥がれて出血してしまわないように注意する。

腹膜とGerota筋膜との間の癒合筋膜をクーパー剪刃などで腎内側に剥離していくと，腎門部に覆い被さるように膵臓が現れる。さらに膵臓との間を内側に進めていくと腹部大動脈前面が現れるので，今度は腹部大動脈に沿って腎門部に向かって剥離を進めていく。その過程で左性腺静脈，さらには左腎静脈が同定される。また途中腎下極付近で左尿管も確保しておく。

図6 左腎へのアプローチ

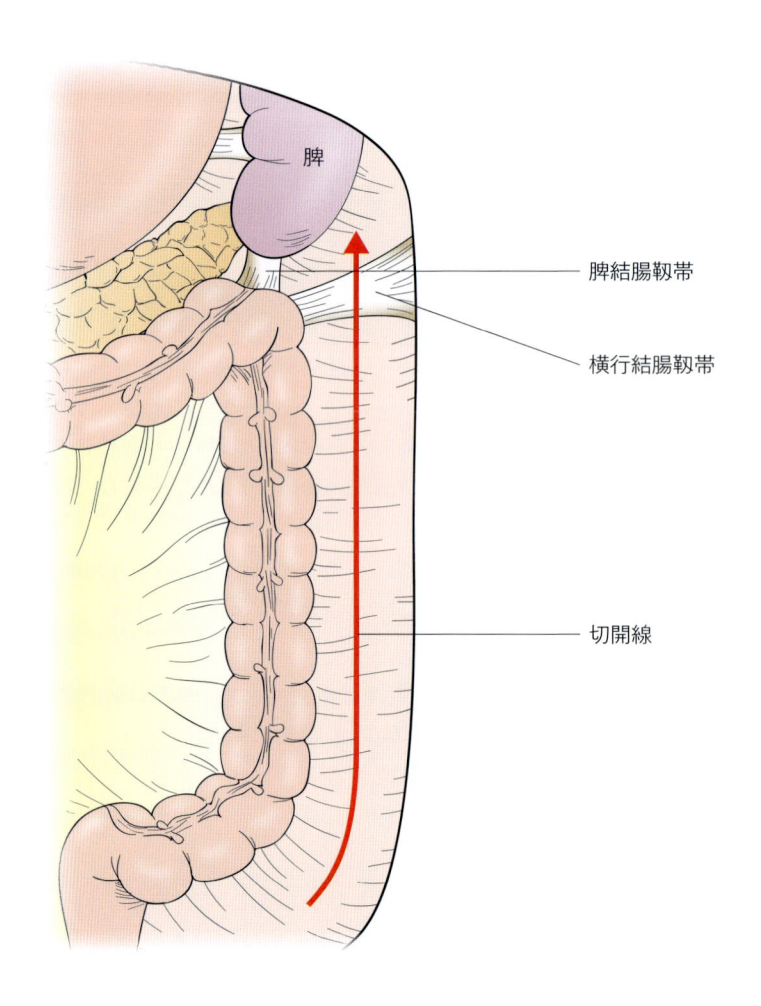

腎全摘除術─開腹手術

腎茎における血管処理

腎茎部の血管（図7）の位置や本数などは個人差が大きいため，必ず術前の画像検査で確認しておく必要がある．3D-CTを利用して立体的な位置関係を把握しておくことは鏡視下手術に限らず大変有用である．

腎血管の処理は原則的に，①腎静脈周囲の剥離，②腎動脈周囲の剥離，③腎動脈の結紮・切断，④腎静脈の結紮・切断の順に行う．静脈周囲の剥離は静脈壁をきれいに露出させて静脈壁に沿って行うのがよい．動脈周囲の剥離も同様であるが，周囲にリンパ管や神経など結合織が多く出血しやすいので適宜周囲組織を集簇結紮しながら進める．

図7 腎茎周囲の血管

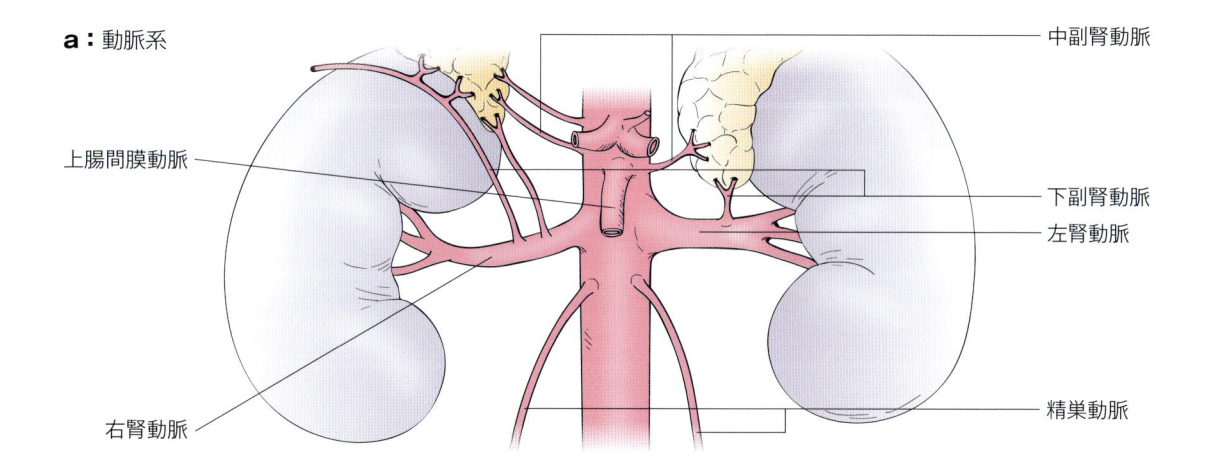

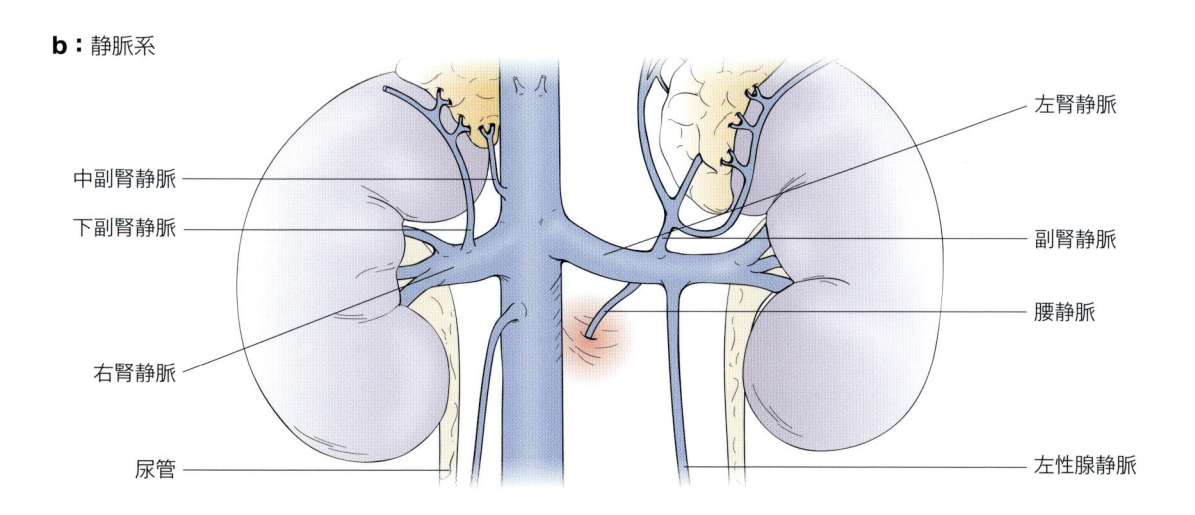

a：動脈系

- 上腸間膜動脈
- 右腎動脈
- 中副腎動脈
- 下副腎動脈
- 左腎動脈
- 精巣動脈

b：静脈系

- 中副腎静脈
- 下副腎静脈
- 右腎静脈
- 尿管
- 左腎静脈
- 副腎静脈
- 腰静脈
- 左性腺静脈

血管周囲の剥離は直角鉗子などを用いて行うが，細かい枝やリンパ管の損傷を防ぐため血管に垂直方向に剥離する。腎動静脈とも中枢側は1号絹糸で結紮した後血管に非吸収糸（2-0ワヨラックスなど）で刺通結紮して二重結紮として切断している。

● 右腎の場合

露出した下大静脈に沿って腎門部に向かい剥離していけば，右腎静脈は比較的容易に同定される。右性腺静脈は下大静脈に直接流入するため腎静脈周囲を剥離する際必ずしも処理する必要はないが，十分なスペースが得られない場合は結紮・切断してもよい。静脈壁に沿って直角鉗子で右腎静脈周囲を剥離し，裏に十分なスペースを作って血管テープを通し，右腎静脈を確保する。

右腎動脈は腎静脈の背側にあるので，手で拍動を感じながら位置を同定し，周囲の結合織を丁寧に処理していく。右腎動脈は下大静脈の背側を交差しているが，一般的にはそこで初めての分枝を出すので，そのような場合右腎動脈を本幹レベルで処理するためには下大静脈の背側まで剥離する必要がある。下大静脈を授動してその背側まで剥離することが容易でない場合は，各分枝を別々に処理することも可能である。

腎動脈がすべて処理されれば，流入する血液がなくなるため腎臓は青紫色になり張りがなくなる。これが認められなければほかにも腎動脈が存在することになり，腎静脈を処理する前に見つけて先に処理する必要がある。すべての右腎動脈の処理が終われば，今度は右腎静脈の処理に移行する。右腎静脈は左腎静脈より短いため，ときに2重結紮するのに十分な長さを容易に得られないことがある。そのような場合は血管鉗子を起始部の下大静脈にかけて腎静脈を結紮・切断し，下大静脈切開部は血管縫合糸（5-0プロリンなど）を用いて連続縫合し閉鎖する（図8）。

● 左腎の場合

左腎静脈も腹部大動脈および左性腺静脈をメルクマールに剥離を進めれば通常は容易に見つけることができる。しかし左腎静脈は右腎静脈より長く複雑であり，解剖学的な違いをよく理解しておく必要がある。左腎静脈は97%の例で大動脈の前面を交差して走行し[2]，その上縁は左腎動脈の起始部と重なっている[3]。この領域では腎静脈の分枝が腎動脈を取り囲むように走行していることも少なくない。また，右と違って左の性腺静脈および副腎からの副腎静脈は直接左腎静脈に流入している。さらに背側から比較的太い腰静脈が流入することもしばしばである。ときに静脈の変異として，左腎静脈が腹部大動脈後面を走行していたり下大静脈が腹部大動脈の左側に位置していたり（0.2〜0.5%），さらに下大静脈が重複していたり（1〜3%）することがあることも知っておく必要がある[2]。

右側同様，左腎動脈を確保するためには左腎静脈を授動する必要がある。そのために，まず左性腺静脈を腎静脈流入部付近で結紮・切断する。この操作によりある程度の長さで左腎静脈周囲の剥離が行えるようになる。そうし

図8 右腎茎部の処理

右腎静脈が短い場合は，下大静脈に血管鉗子をかけて2層に連続縫合する。

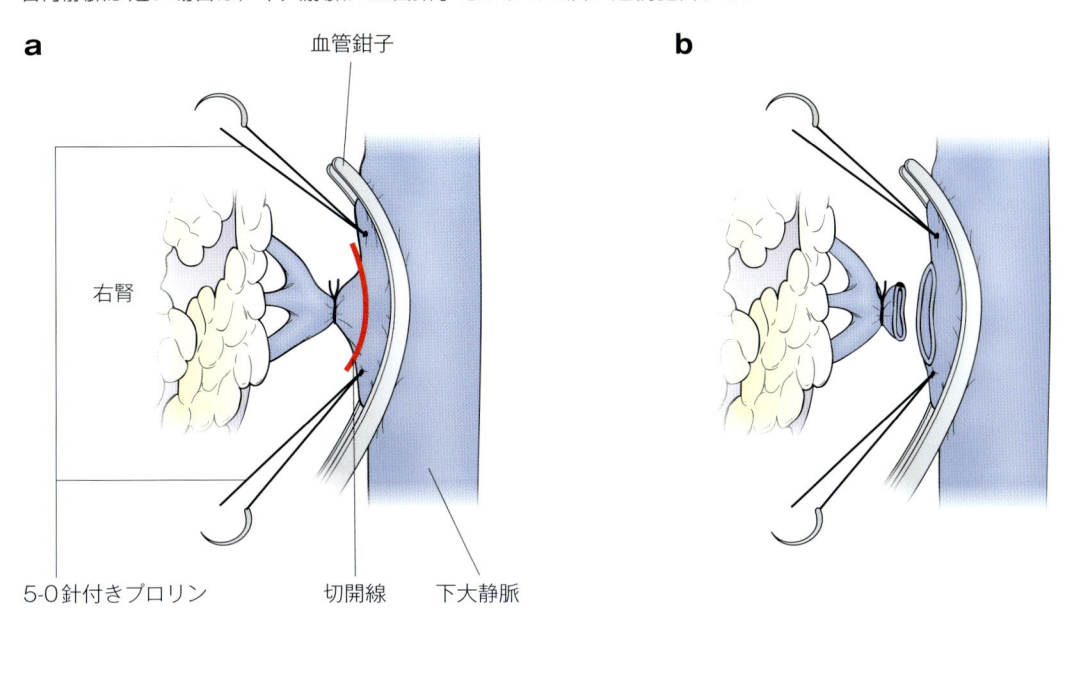

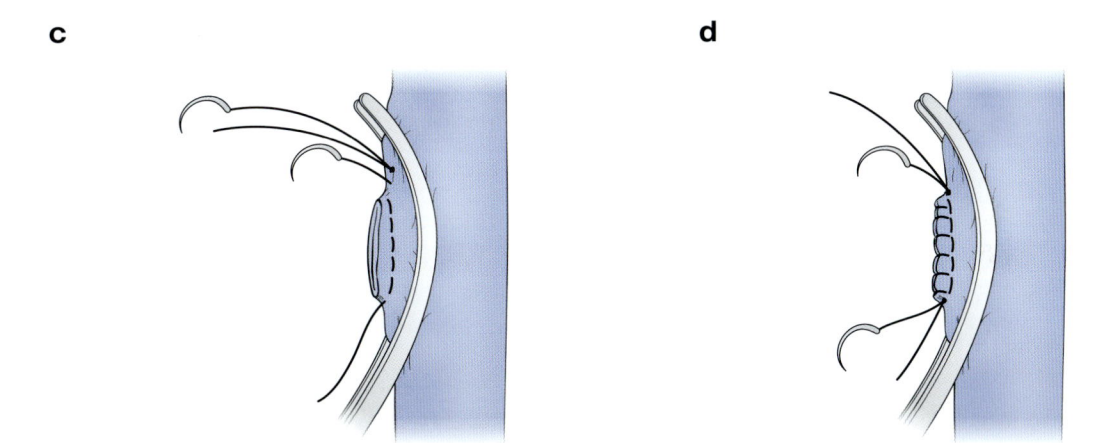

a 血管鉗子／右腎／5-0針付きプロリン／切開線／下大静脈

b

c

d

て血管テープで左腎静脈を確保する。この際副腎静脈流入部より中枢側で腎静脈を十分な長さ確保できた場合は必ずしも副腎静脈を処理する必要はないが，背側にある腰静脈などの影響でそれができない場合は副腎静脈を結紮・切断することでより長い範囲で腎静脈を確保できる。しかし，副腎静脈が処理できない場合やそれだけでは不十分な場合は腰静脈も処理しなければならない。腰静脈は見える部分の長さが短いため，慎重に結紮・切断する必要がある。腎静脈が確保できたらその背側で腎動脈を同定し，右側同様周囲を剥離して本幹部分で2重結紮後切断する（図9）。さらに右腎静脈も2重結紮後切断する。

図9 左腎茎部の処理
本図は左腎茎部の血管処置後の背側から見たイメージ図である。

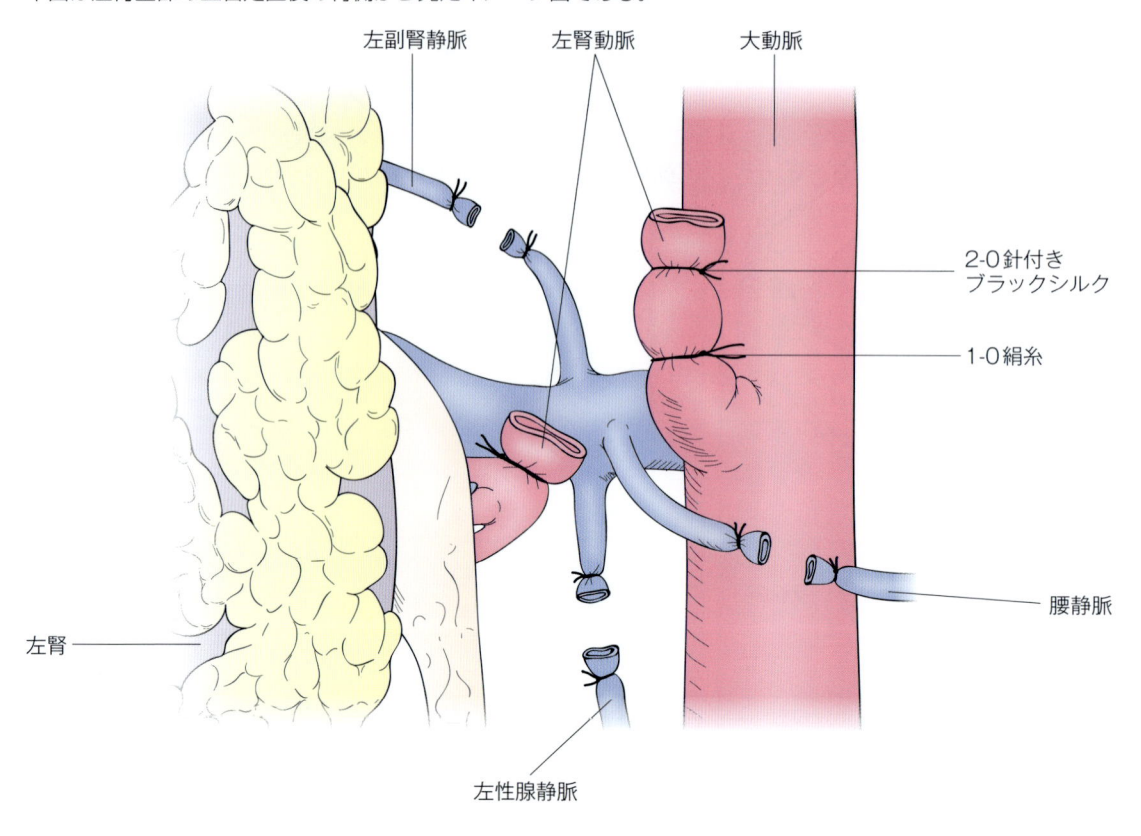

（図中ラベル：左副腎静脈、左腎動脈、大動脈、2-0針付きブラックシルク、1-0絹糸、腰静脈、左腎、左性腺静脈）

● 腎摘除

　腎茎部の処理が終わったら確保していた尿管を結紮・切断し，腎周囲の残った組織を剥離してGerota筋膜ごと腎を摘除する。一般に副腎は転移や直接浸潤が疑われない場合温存するため，副腎と腎上極との間のGerota筋膜を切開して上極周囲の脂肪組織を切開していくことになる。副腎には複数の細かな動静脈が流入・流出しているため，副腎周囲ではこれらの血管に注意しながら処理していく。この際も見えないところに無理に鉗子を通して組織を結紮・切離していくのではなく，血管を視認しながら電気メスで見えている表層から丁寧に切開していくとむやみに出血させることはない。ただし，なかにはいわゆる硬脂肪，悪性脂肪とよばれる，硬く分厚い脂肪が周囲を覆っていてその処理に難渋する場合がある。このようなときは，腹腔鏡手術で行うようにシーリングデバイスなどをうまく使って処理することも有用である。上極周囲の処理を行う際の最も大切なポイントは，開創器の鉤で十分術野を展開し，さらに手で腎を尾側外方に牽引して剥離する部分を出し，そこにしっかりテンションをかけることである。

　腎尿管全摘術の場合，尿管は切断せずに腎周囲を剥離し，腎を遊離したら尿管を尾側にたどって膀胱筋層まで至り，筋層をある程度切開して膀胱尿管

移行部をテント状に牽引させてその頭尾側にケリー鉗子をかけ，間を切断してカフ状になった膀胱ごと切除する．膀胱は鉗子ごと筋層と粘膜を一緒に吸収糸（3-0バイクリルなど）で連続縫合して閉鎖する（**図10**）．

　鉗子を引き抜いて膀胱に生理食塩水を150〜200mL注入し，漏れがないことを確認してかけた針糸を切る．漏れがある場合は漏れた位置を同定し縫合を追加する．その後行うリンパ節郭清に関しては他項を参照されたい．

図10 膀胱尿管移行部の処理

テント状になった膀胱尿管移行部から膀胱にかけて鉗子で2カ所把持し（**a**），まず膀胱筋層を全周性に切開する（**b**）．さらに膀胱粘膜を切開して，カフ状になった膀胱ごと切除する（**c**）．膀胱切除部は鉗子を含めて筋層ごと刺通結紮し，鉗子を引き抜いた後絞めて閉鎖する（**d**）．

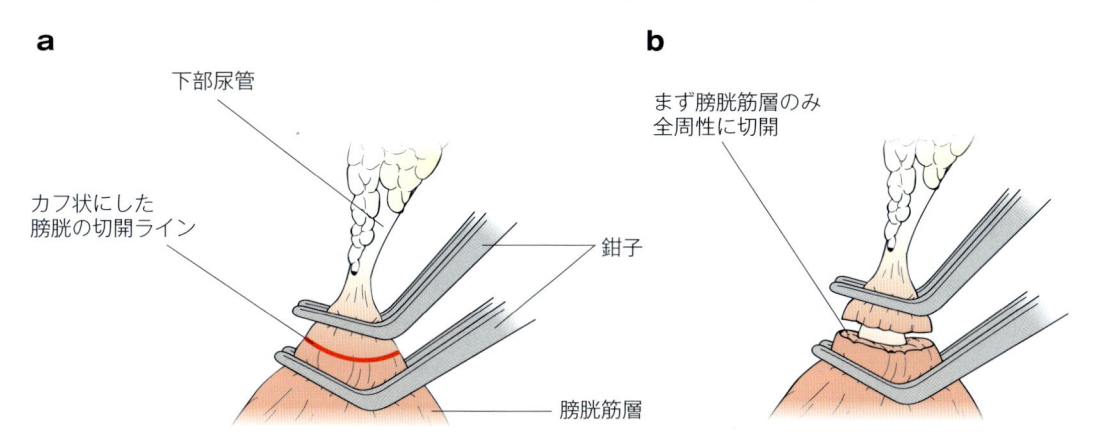

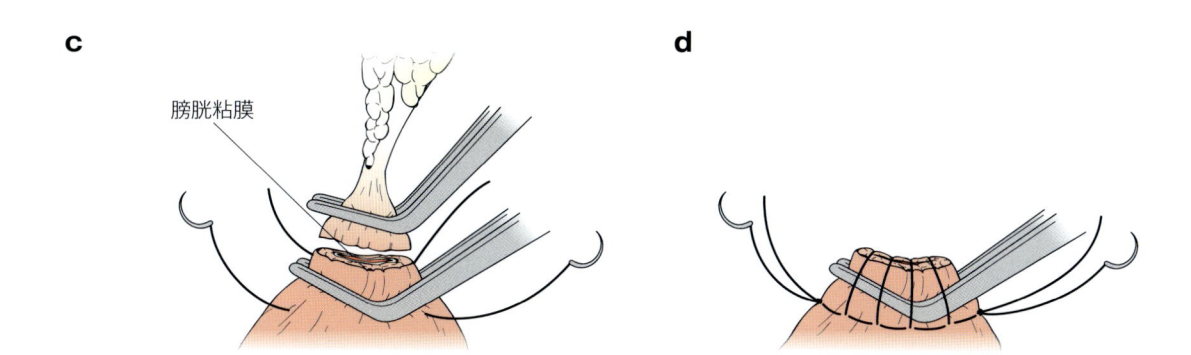

閉創

術野の止血を十分行い，生理食塩水で洗浄する。腎全摘除術の場合原則ドレーンは留置していない。腎尿管全摘術の場合は膀胱縫合部付近に1本閉鎖式ドレーンを留置している。

筋層の閉創は1号吸収糸（ポリゾーブなど）で経後腹膜的到達法の場合2層（腹横筋＋内腹斜筋と外腹斜筋）縫合し，経腹的到達法の場合腹膜ごと腹直筋の前・後鞘を結節縫合している。そして皮下を3-0吸収糸（バイクリルなど）で縫合し，さらに真皮を4-0吸収糸（バイオシンなど）で埋没縫合して皮膚は接着剤を塗布して閉鎖している。

術後の管理

術翌朝には水分摂取可とし，様子をみて昼から食事を開始する。歩行も午後から開始して，トイレ歩行が可能であれば腎全摘除術では膀胱留置カテーテルを抜去する。

腎尿管全摘術では術中に膀胱縫合部からの漏れがなかった場合は術後4〜5日目に膀胱留置カテーテルを抜去し，翌日ドレーンからの排液が増加していなければドレーンも抜去する。術中漏れが確認された場合は膀胱造影を行い，漏れがないことを確認してから膀胱留置カテーテルを抜去するようにしている。

〈大前憲史〉

文献

1) Kondo T, et al: Possible role of template-based lymphadenectomy in reducing the risk of regional node recurrence after nephroureterectomy in patients with renal pelvic cancer. Jpn J Clin Oncol, 2014; 44(12): 1233-8.
2) Malaki M, et al: Congenital anomalies of the inferior vena cava. Clin Radiol, 2012; 67: 165-71.
3) Valentine RJ, et al: Variations in the anatomic relationship of the left renal vein to the left renal artery at the aorta. Clin Anat, 1990; 3: 249-55.

> 腎全摘除術

腹腔鏡手術・後腹膜鏡手術

　腹腔鏡手術の利点は，拡大視野での細かい組織の同定が可能であり，血管を注意深く処理することで余計な出血を回避できることにある．ただし，血管の拍動，主に動脈を用手的に確認できないため，剥離層を間違えると目的の血管にたどり着くことが難しい．経験した術者であれば，通常と景色が異なっていたり，カメラの挿入角度の違いなどで早く剥離層の誤りに気づく．

　本項では腎癌に対する腹腔鏡下根治的腎摘除術に関して記載するが，本書の主旨通り腎門部のアプローチ方法と血管処理に特化して解説する．

● 後腹膜アプローチ

● 腎門部アプローチ

　まず外側円錐筋膜を切離して腸腰筋を同定し，それに沿って腎頸部に向かって剥離を進める．

　左腎摘除術では，初心者で時折間違えるが，腹部大動脈の裏に剥離層を展開しないことが大切である（図1a）．そのためには，しっかりと剥離面にテンションをかけて容易に剥離できる層を同定することである．

　右腎摘除術では，下大静脈の裏面に迷い込まないことに注意が必要である（図1b）．血管の脇を剥離する際は血管に垂直に鉗子を広げるように心がける（図1b）．

● 腎頸部処理

　腎動脈剥離にはメリーランド鉗子を使用する．原則血管の走行と垂直に鉗子を広げて剥離する（図2）．ただし，鉗子の動きはポートの位置で制限されるため，現実的には直角方向に鉗子を広げるような剥離をする場面がある．動脈壁を明確に露出することによって動脈周囲組織の剥離と切離を最少回数で行うことができる．

　周囲組織を切離の際は，切離部位の入口と出口を明確にしてから切離する（図3）．

　超音波駆動装置を使用する際は，アクティブブレードの面が画面でしっかり確認できる向き（アクティブブレードが直接血管に当たらない向き）で，血管の組織から十分離して使用する（図4）．

　腎静脈には腰静脈が分岐していることがある（特に左側）ため，十分注意して剥離・切離する（図5）．腎動脈と腎静脈を露出した術野（左腎）を図6に示す．右側は腎静脈が下大静脈前面を走行し，その背側に腎動脈を認める（右腎

図1 腎門部へのアプローチにおける剥離層
a：左腎摘除術。腹部大動脈の裏（矢印）に剥離層を展開しないように注意する。
b：右腎摘除術

大動脈の上の脂肪
腎臓側の脂肪との境界

下大静脈

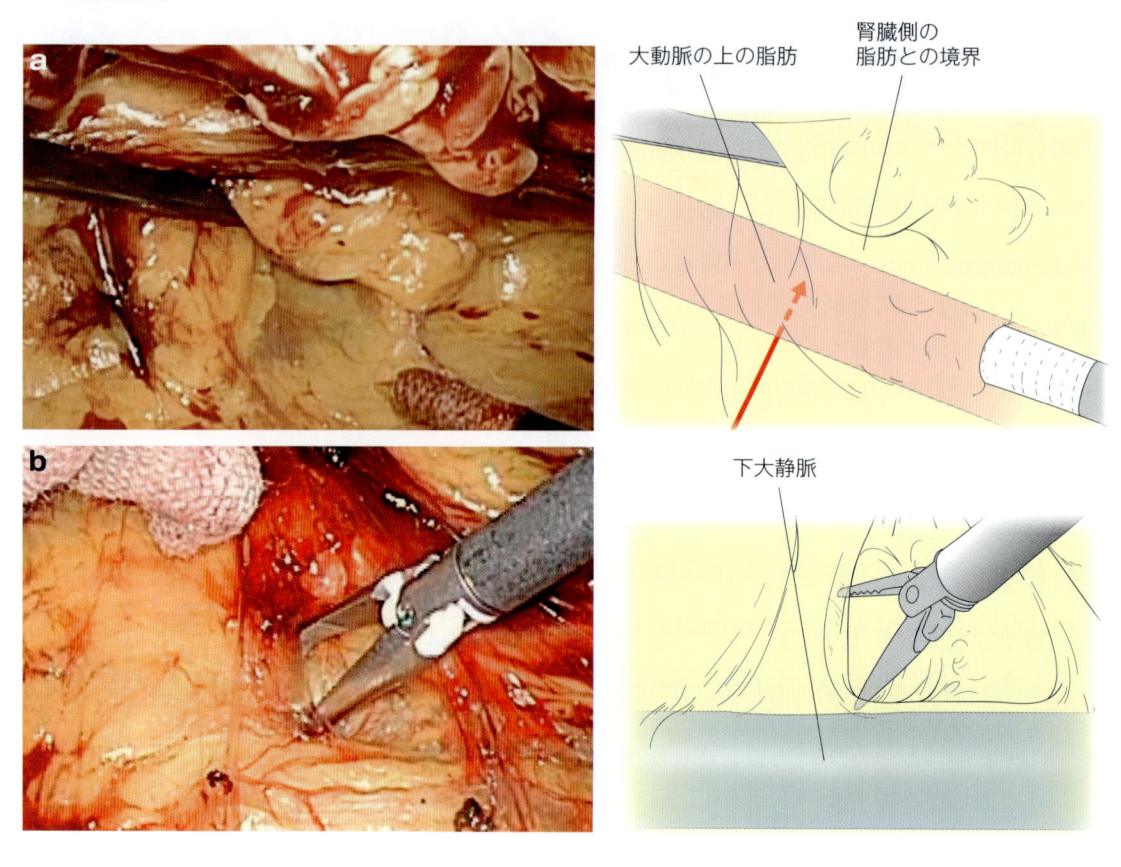

図2 腎動脈の剥離

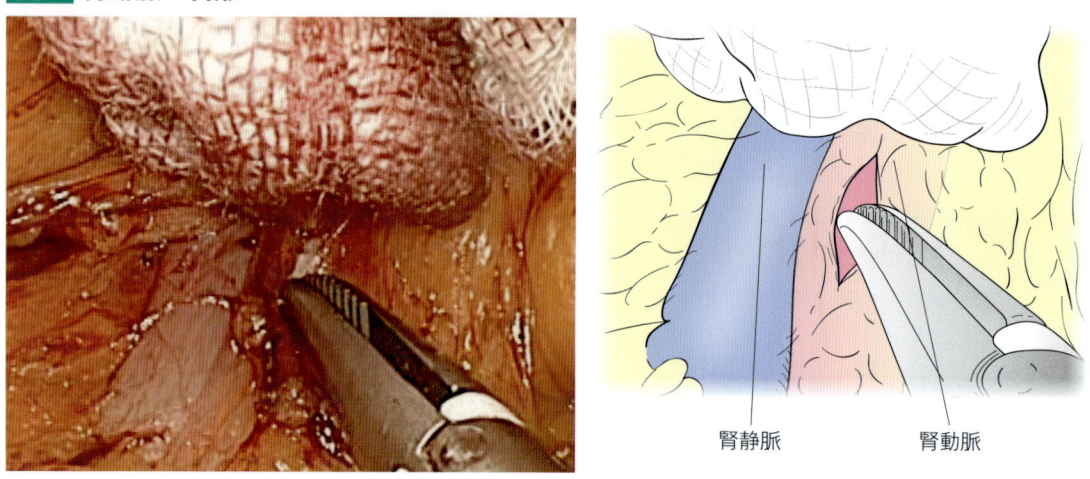

腎静脈　　腎動脈

腎全摘除術―腹腔鏡手術・後腹膜鏡手術

図3 血管周囲組織の剥離

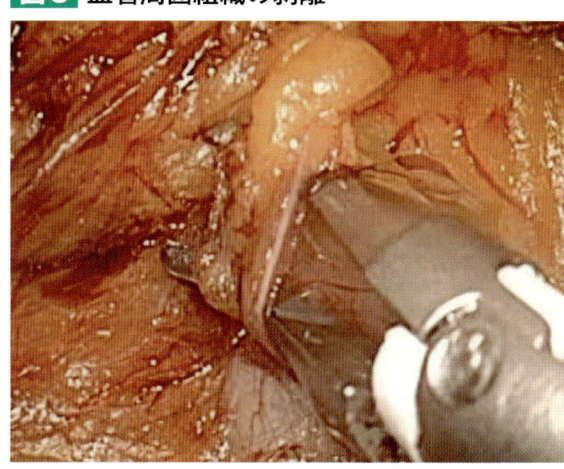

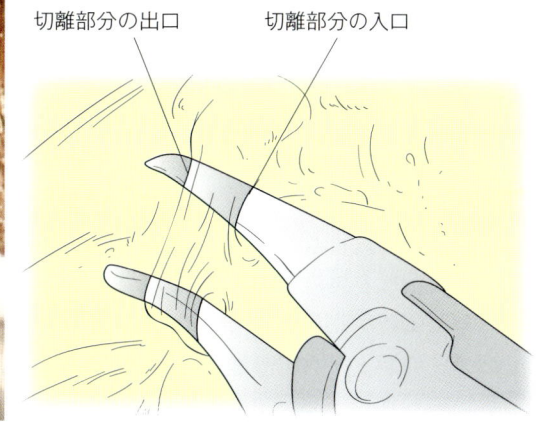

切離部分の出口　切離部分の入口

図4 超音波駆動装置使用の注意点
アクティブブレード側が血管の反対側になる向きで使用する。

アクティブブレード　動脈

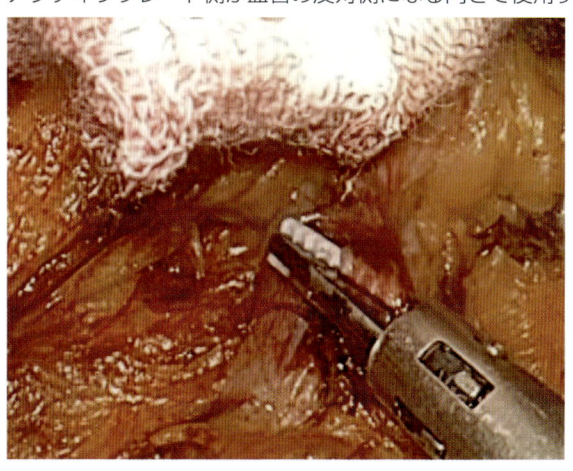

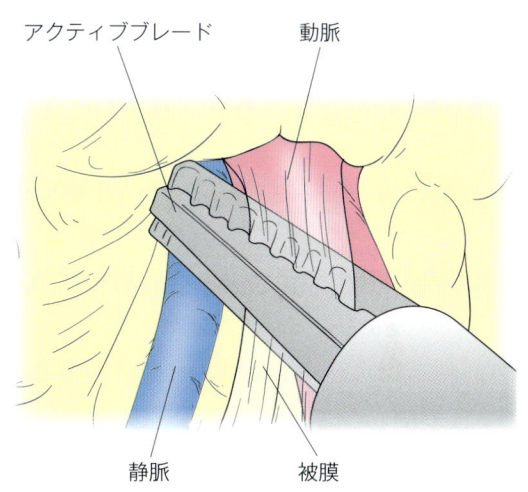

静脈　被膜

図5 腎静脈への腰静脈の分枝

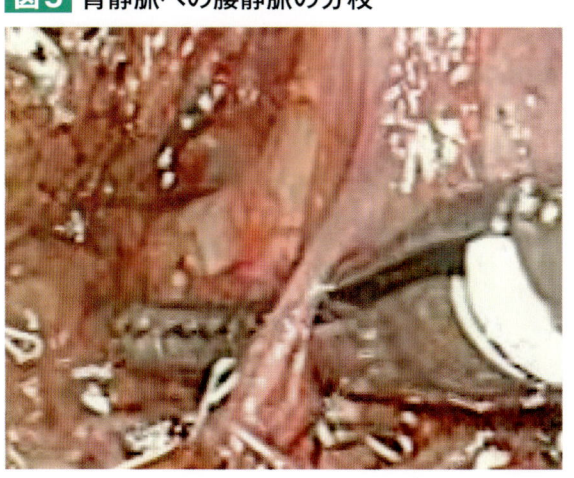

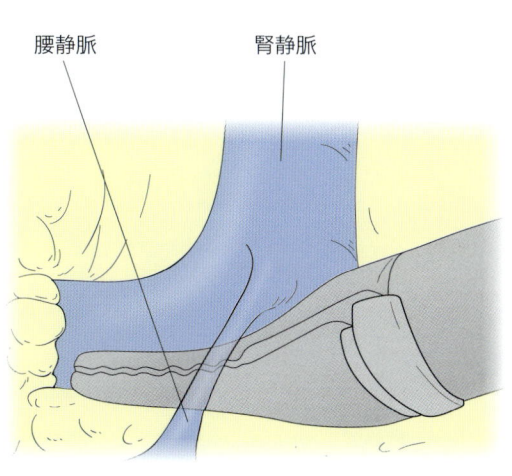

腰静脈　腎静脈

(図6b)。

　動脈を剥離したら，エンドGIA™トライステープル™にて切離する（図7a）。その際に，先端が動脈壁を越えているか，しっかり確認する。透析患者らの，動脈硬化病変が強い症例はしっかりとstaple縫合できない場合がある。著者らも，切離後に出血する症例を経験している。術前に画像で確認するのみでなく，切離前に鉗子にて石灰化の程度を確認して切離部位を決定することをお勧めする。また根部付近で切離するとリカバリーできないことがあるので，可及的末梢で処理する（動脈硬化が強い場合）。

　腎動脈を処理すると，すでに腎静脈周囲も剥離が済んでることが多い。腎静脈剥離で注意することは，静脈壁は比較的脆弱であると認識することである。経験上，右腎静脈は左腎静脈と比較してより脆弱であると思われる。

　静脈壁直上での剥離は，壁を突き刺さないように丁寧に行うべきである。また，腰静脈が分岐している症例も多く，大雑把に剥離・切離をしていると，腰静脈を無意識に損傷し，無駄な出血をきたすことがあるので注意が必要である。

　腎静脈もエンドGIA™トライステープル™にて切離する。ステープラが静脈をしっかりと把持しているかを確認することはもちろんであるが，右腎静脈処理の際は，先端が下大静脈壁を把持していないか十分注意して確認することが必要である（図7b）。

経腹的アプローチ

腎門部アプローチ方法

　左右ともに，臓側腹膜と外側円錐筋膜を切開して腸管を授動する。その剥

図6 剥離した腎動静脈
a：左腎動静脈，**b**：右腎動静脈

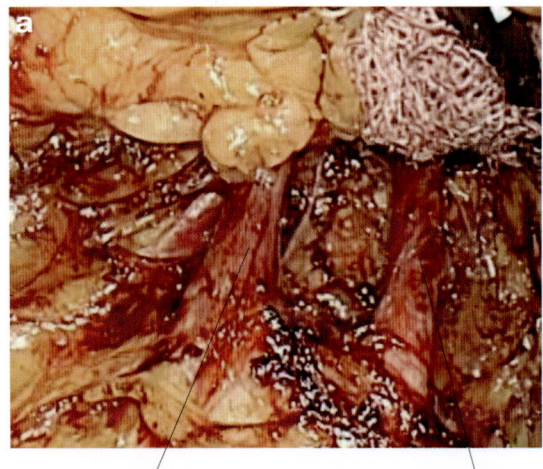

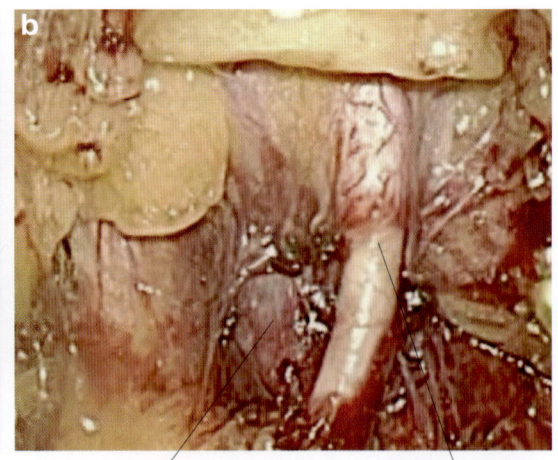

離層は，通常は容易に確保できる．

性腺静脈を同定したら，Gerota筋膜を切開して尿管と性腺静脈の間で腸腰筋を同定する（図8）．慣れない術者の場合は，腸腰筋内を剥離してしまい良好な視野を確保できない場合があるので注意する．その後は腸腰筋に沿って頭側に剥離を進めると腎頸部に到達する．

直接腎門部にアプローチする方法もあるが，教育的にはメルクマールがはっきりとしている腸腰筋を露出させる方法が安全であると考える．

腎動脈は通常腎静脈の背側に存在する（図2）．腎動脈の位置によって腎静脈の頭側からアプローチする場合がある．

図7 エンドGIA™ トライステープル™による切離
a：腎動脈の切離，b：腎静脈の切離

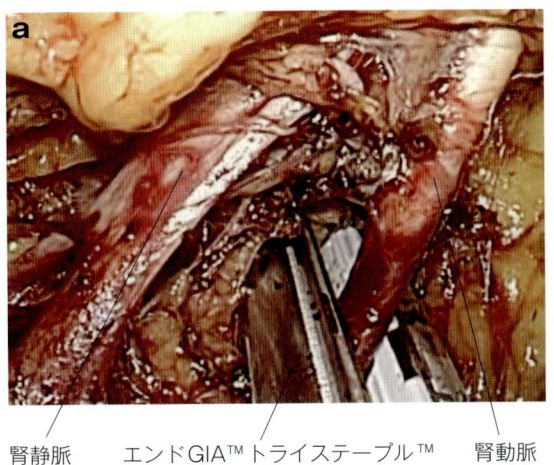

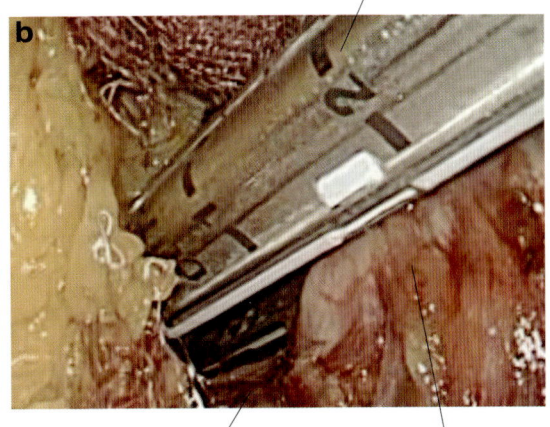

腎静脈　エンドGIA™ トライステープル™　腎動脈　　下大静脈　腎静脈

図8 腸腰筋の同定

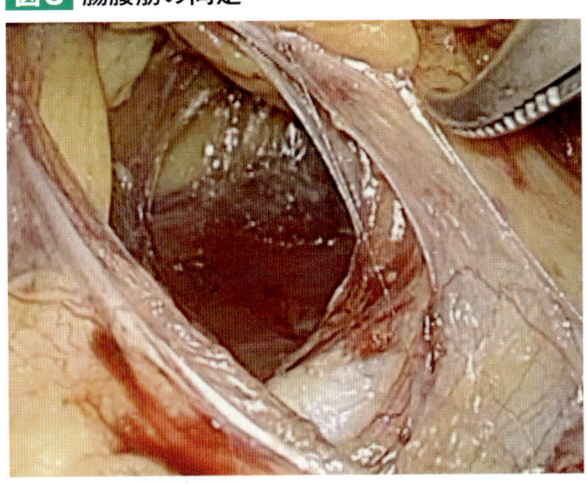

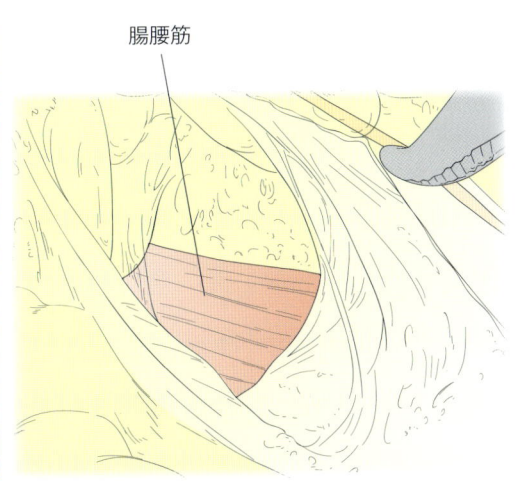

腸腰筋

図9 腎動静脈剥離後の術野

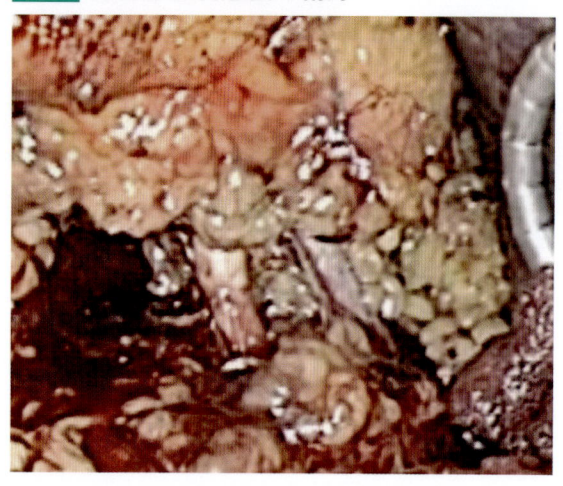

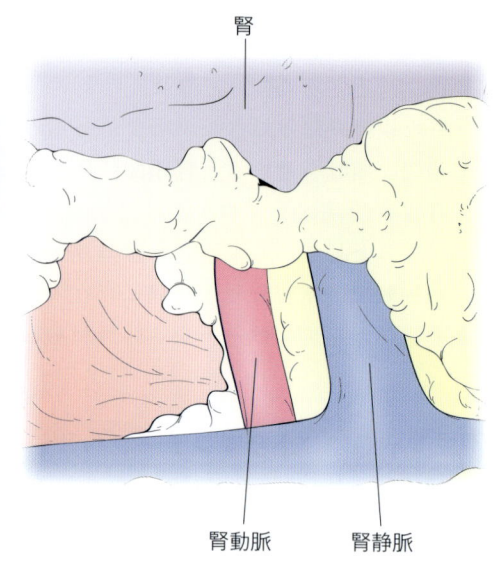

腎
腎動脈　腎静脈

● **腎頸部剥離**

　腎動脈剥離にはメリーランド鉗子を使用する。後腹膜アプローチで説明したとおり，原則として血管の走行と垂直に鉗子を広げて剥離する。腎動脈剥離後の術野を図9に示す。

　腎動脈，腎静脈の順にエンドGIA™トライステープル™にて切離する。前述したように，ステープラの先端がしっかりと血管をまたいでいることを確認する。特に右腎静脈の場合は，下大静脈の一部を把持していないか十分注意する。

（高木敏男）

腎部分切除術

開腹手術

　腎部分切除術は小径腎癌に対する標準術式である。ロボット支援下手術により腹腔鏡手術の適応が拡大されているが，腫瘍径の大きいかつ腎頸部に接するような長い阻血時間が予測されるような手術は，冷阻血下開腹手術で行われることが多い。
　本項では，開腹腎部分切除術の腎頸部の処理と腫瘍切離／切除床縫合について記載する。

腎頸部処理

　後腹膜腔を展開し，外側円錐筋膜を切離して腎周囲を剥離する。内側は性腺静脈と尿管の間で腸腰筋を露出して，頭側に剥離を進めて腎門部に到達する（図1）。
　腎静脈頭側で副腎と腎の間を丁寧に剥離して，ここでも腸腰筋を露出する。すると，腎頸部を腎動脈・腎静脈ごと把持できるようになる（図2）。通常はこれを一括して鉗子にてクランプするため，腎動静脈の剥離は行わない。

図1　腎門部へのアプローチ（内側）
性腺静脈と尿管の間で腸腰筋を露出し，頭側に剥離を進める。

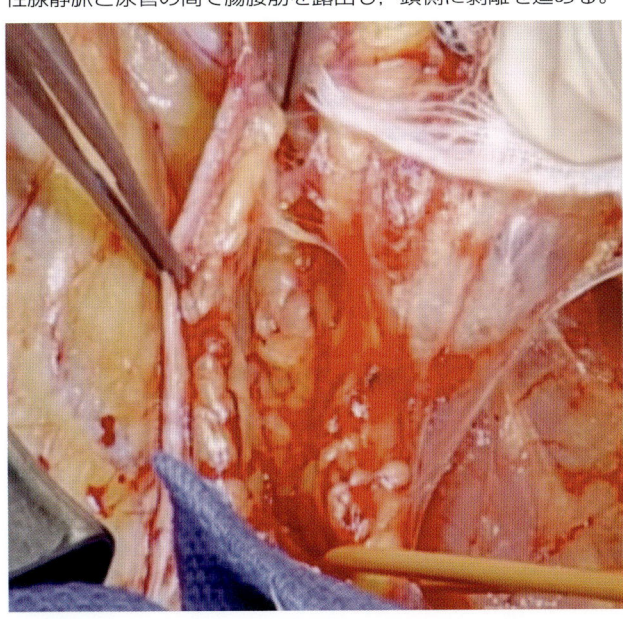

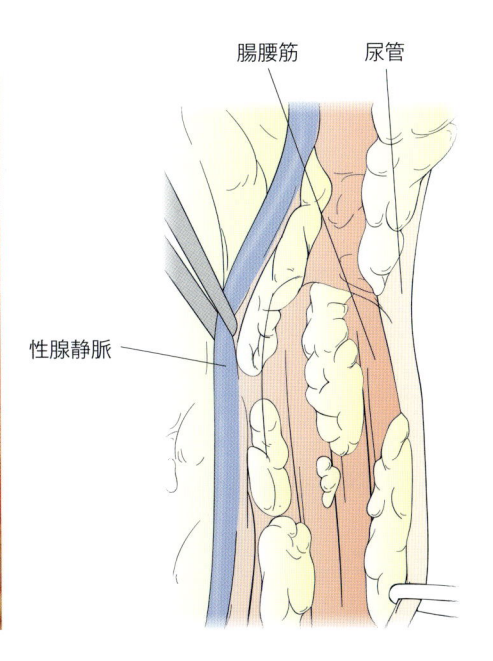

腫瘍が腎門部に存在する場合は，動静脈を剥離して別々に把持する必要がある。通常腎静脈が動脈の腹側に存在するため，腎静脈をまず把持する。静脈壁は脆弱なため，愛護的な剥離を要する。腎動脈は余計な剥離作業を増やさないために動脈壁をまず露出させ，その周囲を切離する。クランプの際は，①腎動脈，②腎静脈の順に行う。腫瘍切除時出血が多いときは，クランプした動脈以外に腎に流入する動脈が存在することが予測されるため，うっ血を解除するため腎静脈をun-clampする。腫瘍切除が終わり止血確認をしたら，①腎静脈，②腎動脈の順にクランプを解除する。

図2 腎頸部の把持

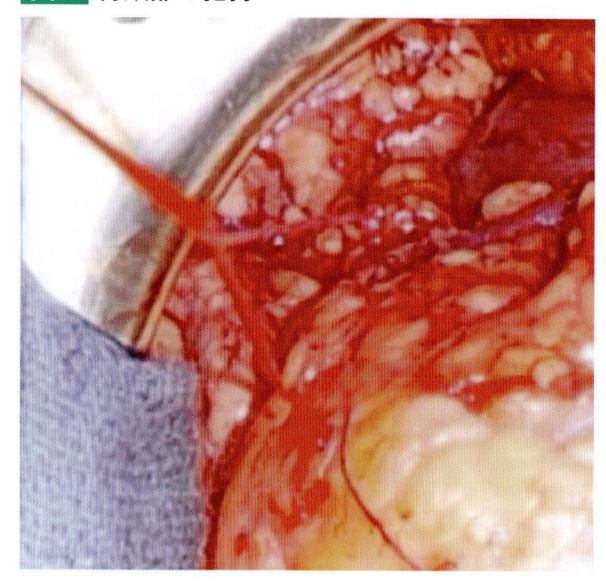

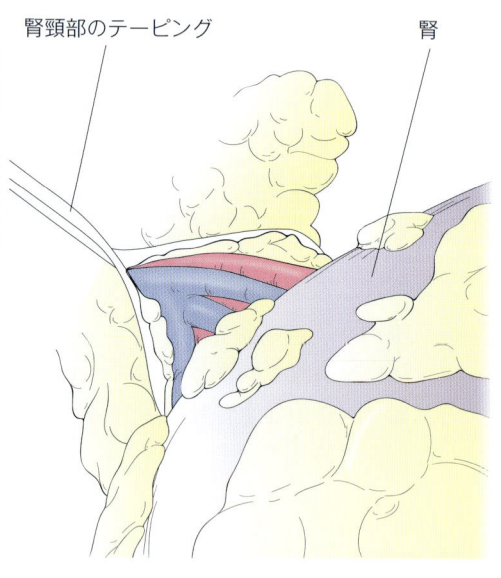

腎部分切除術―開腹手術

腫瘍切除

腫瘍の辺縁を露出する（図3）。男性で内臓脂肪が多い症例は，腎周囲脂肪を剥離する際に難儀する。その際は，比較的容易に剥離できる部位で腎被膜を露出し，そこを入り口として電気メスにて被膜と脂肪の間を切離する。

鈍的剥離を行おうとすると被膜が剥離されることが懸念される。腫瘍を同定し，その辺縁を超音波にて確認し，予定切離線を電気メスにてマーキングする（図3）。

腎頸部をフォガティー鉗子にて一括クランプし，5分間氷冷する（図4）。メッツェンバウムにて鈍的，鋭的に腫瘍周囲を剥離して腫瘍を摘出する（図5）。

開放された腎盂・腎杯は吸収糸（4-0マクソン）にて連続縫合閉鎖する。腫

図3 腫瘍辺縁の露出と予定切離線のマーキング

切離線のマーキング
腫瘍
電気メス

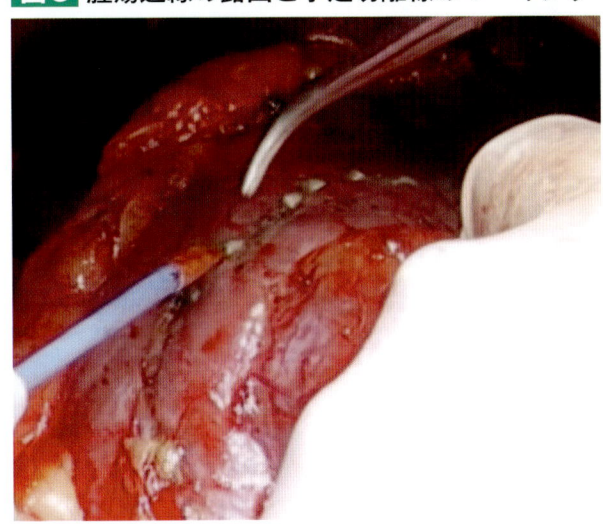

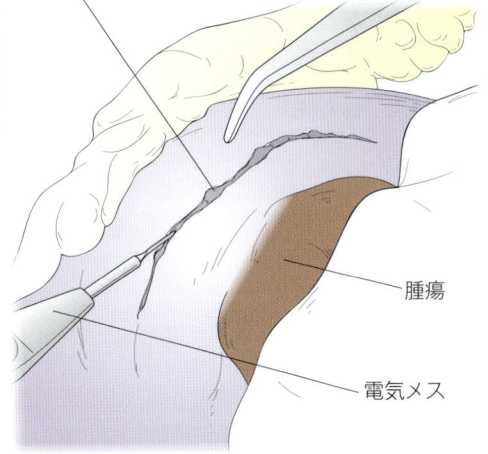

図4 腎の冷却

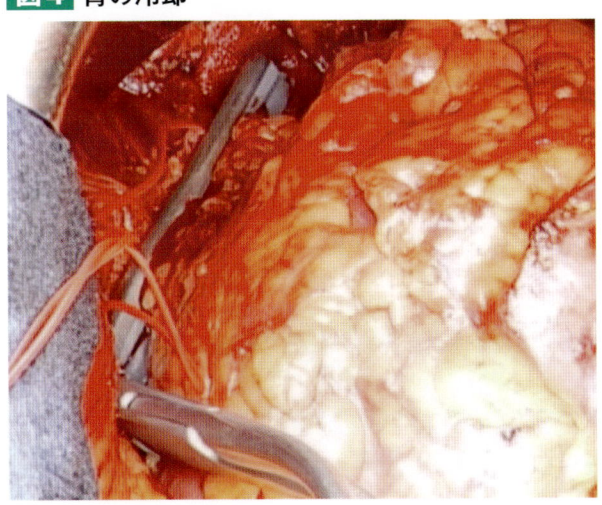

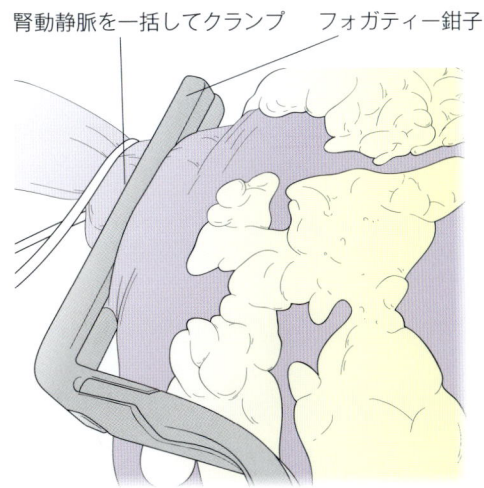

腎動静脈を一括してクランプ　フォガティー鉗子

瘍が腎門部にあり，腎静脈ないし腎動脈を損傷した場合は，非吸収糸（4-0プロリン）にて縫合閉鎖する。

腎洞部の出血部位は，吸収糸（4-0マクソン）にて結節縫合し止血する（図6）。出血部位を選択的に縫合止血するが，腹腔鏡手術時に行うようなinner sutureはしていない。

腎実質の静脈性出血はソフト凝固にて止血する（図7）。腎頸部をun-clampし動脈性出血のないことを確認してタコシール®を切離床に貼付して圧迫し（図8），腎頸部をun-clampする。腎実質縫合を避けることで，正常腎実質の可能な限りの温存と仮性動脈瘤などの出血合併症の減少を期待している

図5 腫瘍の切除

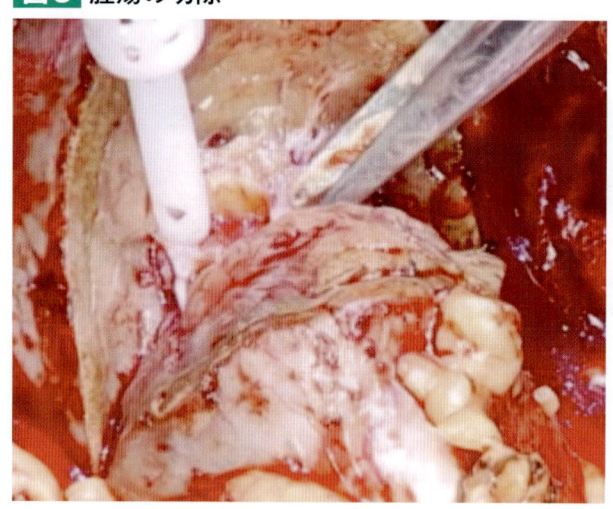

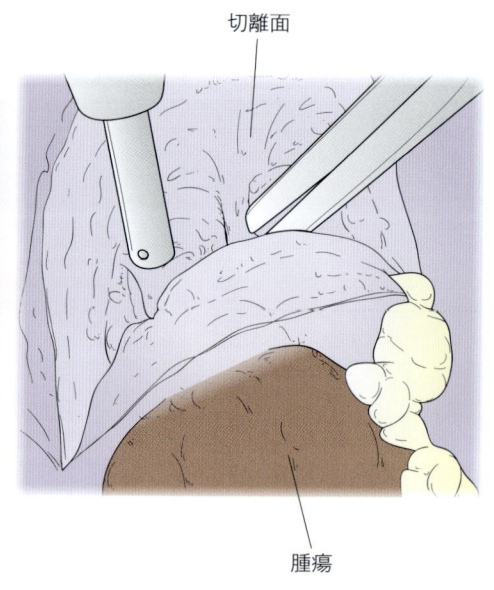

切離面

腫瘍

図6 開放した腎盂の修復
腎洞部の出血部位は結節縫合で止血する。

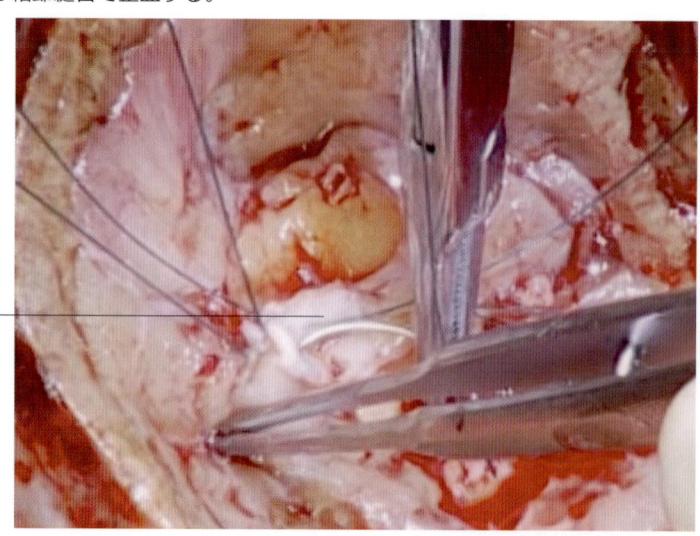

開放した腎盂

腎部分切除術―開腹手術

図7 腎実質の止血
腎実質の静脈性出血はソフト凝固で止血する。

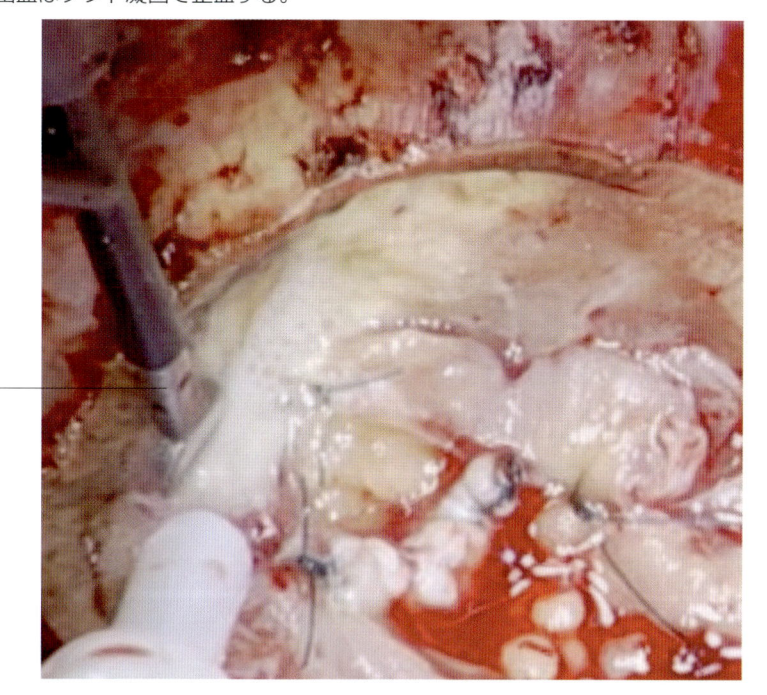

ソフト凝固器具

図8 タコシール®の貼付

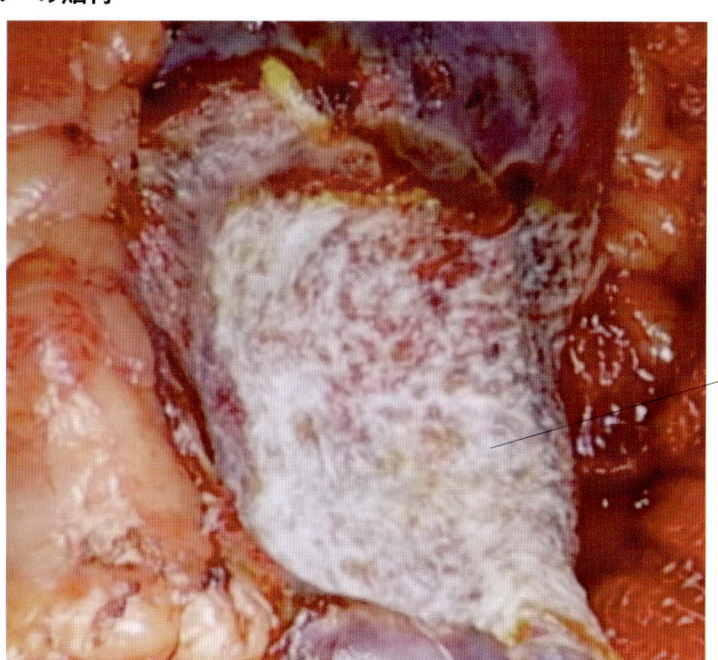

貼付された
タコシール®

が，その効果は今後議論されるべき点であると考えている。症例に応じては腎実質を1号ないし2-0ポリゾーブ糸にて結節縫合閉鎖（サージセル®を充填）を行っている（図9）。

（高木敏男）

図9 腫瘍切除創の縫合
サージセル®を充填して結節縫合で創を閉鎖。

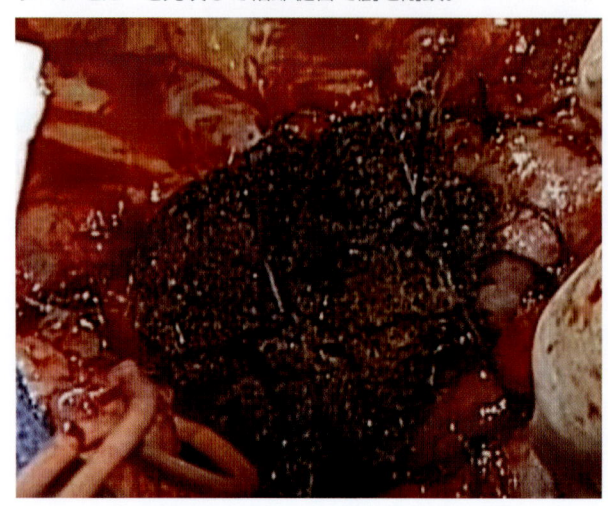

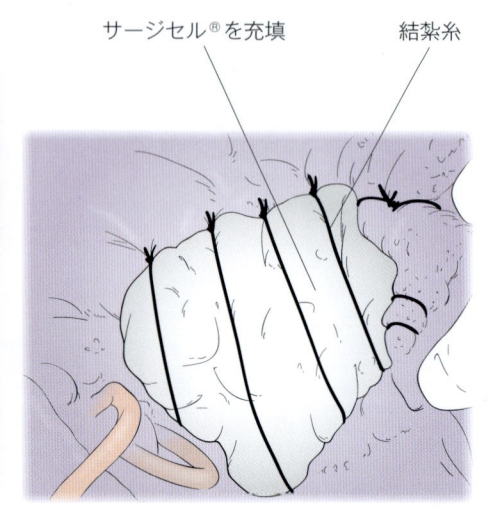

腎部分切除術

腹腔鏡手術・後腹膜鏡手術

　小径腎癌に対する標準的治療は，ガイドライン上では開腹腎部分切除術（open partial nephrectomy；OPN）であることが示されて以来[1]，腎部分切除の症例が徐々に増えてきている[2]。

　腹腔鏡下腎部分切除術（laparoscopic partial nephrectomy；LPN）は低侵襲手術として開始され，当初は合併症率が高く経験の多い施設において選択される術式であるとされた[3]。しかし，経験数とともに合併症率は低下していくことも示されている[4]。近年はロボット支援手術がより普及し，純粋な腹腔鏡下腎部分切除は減っていくと思われる。しかし，ロボット支援手術も全国どこでもできる手術ではなく，またロボットの不具合なども生じる可能性もあり，腹腔鏡下腎部分切除にも精通しておくことは，重要である。

　本項では腹腔鏡下腎部分切除の手技のうち，血管外科に焦点を合わせて解説する。腎動静脈の解剖，剥離，クランプを中心に，手術手技について解説する。

ポート位置

●経腹腔アプローチ

　基本的なポート位置を図1に示す。

　カメラポートは腹直筋外縁，臍より2横指頭側としている。

　Open Hasson法でバルーン付き10mmトロカーを挿入する（①）。①と同じレベルで3横指頭側に12mmポート（術者右手），①よりも1横指外側，3横指尾側に12mmポートを留置する（術者左手）。

　11肋骨の先端部に5mmポート（助手用）を留置する。

　右側のときは肝挙上用の5mmポートを心窩部から留置している。

　Satinsky鉗子で腎門部クランプを行うときは，①より3横指内側，③より3横指尾側に12mmポートを留置し，ここを使っている。

　ブルドック鉗子で血管をクランプする場合は，このポートは不要である。

●経後腹膜アプローチ

　ポート位置を図2に示す。

　カメラポートは中腋窩線で第12肋骨と腸骨のほぼ中央に留置する。

　後腹膜拡張バルーンにより後腹膜腔を展開した後，バルーン付きBlunt tip 10mmポートを留置する（①）。

　12肋骨と脊柱起立筋の角に12mmポート（②），第1，2ポートを結ぶ線と，

図1 腹腔鏡下腎部分切除のポート位置

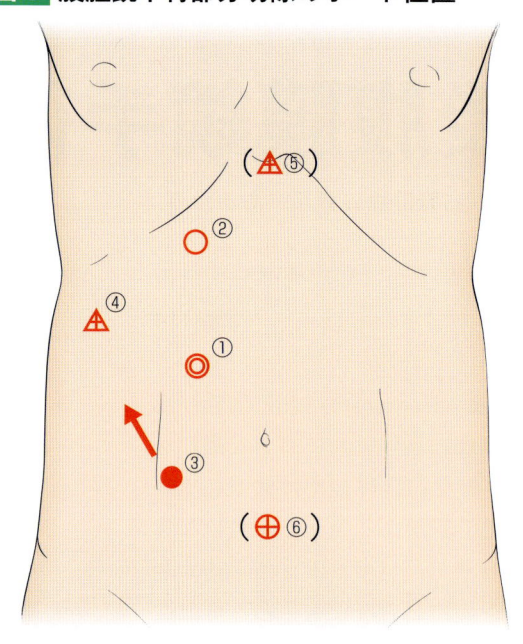

①第1ポート(カメラポート，10mm)：
　腹直筋外縁で，臍より2横指頭側
②第2ポート(術者右手，12mm)：
　①と同じレベルで3横指頭側
③第3ポート(術者左手，12mm)：
　①よりも1横指外側，3横指尾側。上極腫瘍ではやや頭外側に振る(→)
④第4ポート(助手ポート，5mm)：
　11肋骨の先端部
⑤第5ポート(肝挙上用，5mm，右のみ)：
　心窩部付近，右側のみ。なくてもよい
⑥第6ポート(Satinsky鉗子用，12mm)：
　①より3横指内側，③より3横指尾側。ブルドック鉗子でクランプするときは不要

図2 経後腹膜アプローチの際のポート位置

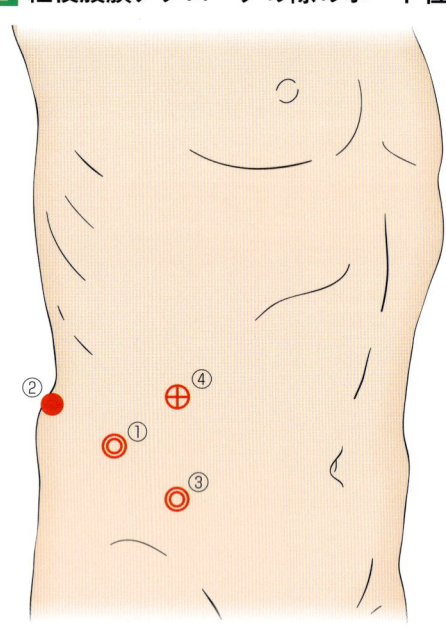

①第1ポート(カメラポート，10mm)：
　中腋窩線で第12肋骨と腸骨のほぼ中央
②第2ポート(術者左手，12mm)：
　12肋骨と脊柱起立筋の角
③第3ポート(カメラポート，12mm)：
　第1，2ポートを結ぶ線と，前腋窩線よりも1横指内側のラインの交差部位
④第4ポート(助手ポート，12mm)：
　第3ポートよりも3横指頭側

　前腋窩線よりも1横指内側のラインの交差部位に12mmポートを留置する(③)。
　助手用12mmポートを第3ポートよりも3横指頭側に留置する。

術野における腎動静脈の解剖

右側経腹腔的アプローチ

図3に示すように腎下極で性腺静脈と尿管の間を剥離し，腸腰筋を確認して腎を挙上して腎門部へ向かう。

右腎静脈がまず確認できる。通常右腎動脈は，右腎静脈の背側にあるため，すぐには確認できない(図3a)。右腎静脈の背側を剥離するようにしていくと，右腎動脈が確認できるようになる。

剥離鉗子で右腎静脈を頭側によけるようにして右腎動脈を剥離していくと，右腎動脈が確認される(図3b)。右腎動脈が腎静脈の頭側に位置していることもあり，右腎静脈の裏側からアプローチするよりも右腎静脈頭側で直接アプローチしたほうが剥離しやすいこともある。

左側経腹腔アプローチ

図4のように，腎下極で性腺静脈と尿管の間を剥離し，腸腰筋を確認して

図3 経腹アプローチ右腎門部の術中所見
a：右腎動脈は完全に右腎静脈の裏側に隠れている。
b：メリーランド鉗子で，腎静脈裏側で腎動脈を剥離する。

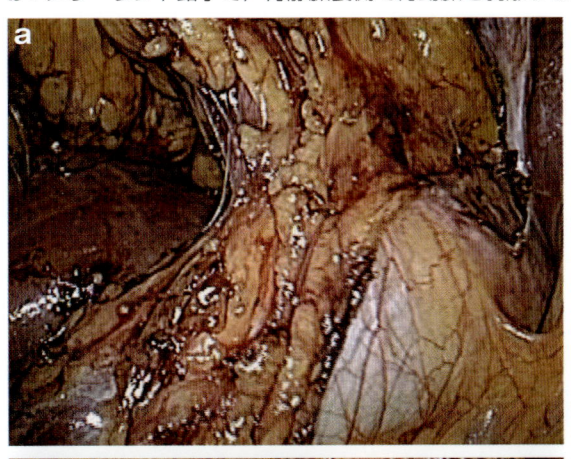

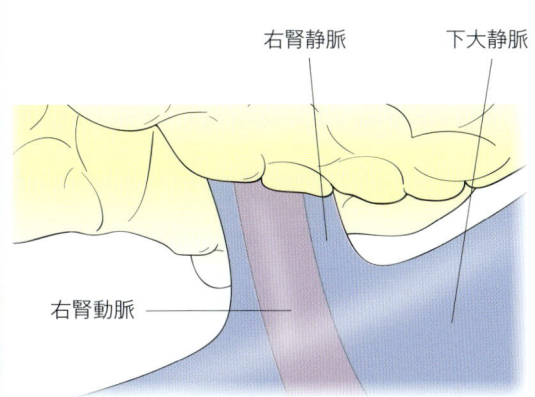

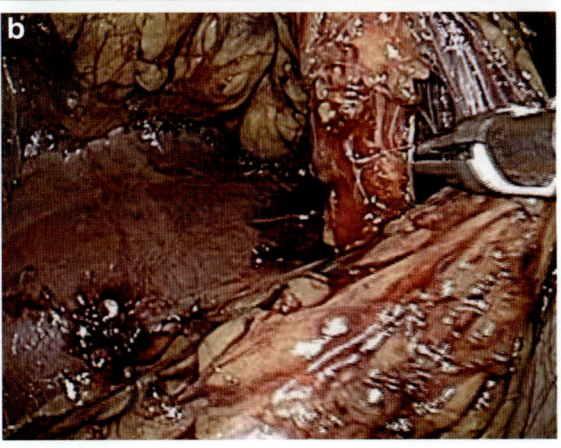

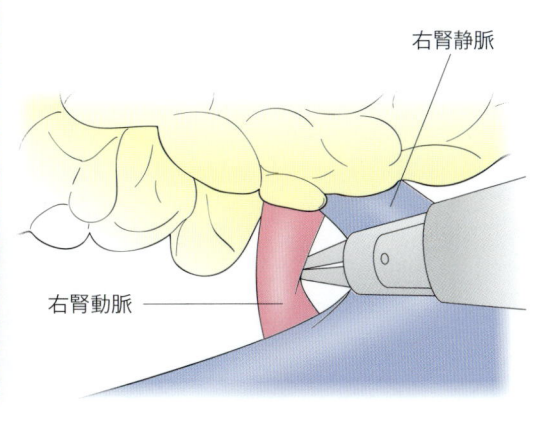

腎を挙上して腎門部へ向かう。性腺静脈を追いかけるように剥離していくと，ほぼ腎静脈が確認できるようになる。左腎静脈の裏側に左腎静脈が存在することが多く，周囲の脂肪を剥離しながら左腎静脈を同定する。

また図4bに示すように，この症例では腎静脈の分枝が腎動脈の尾側に存在していた。左側で細かい静脈の変位が多いことも注意すべき点である。

● 右側経後腹膜アプローチ

外側円錐筋膜を切開し，腸腰筋の筋膜を露出するように剥離し，腎を挙上すると下大静脈が見えてくる。下大静脈の壁を露出するように頭側へ進めば，ほぼ右腎動脈が走行している(図5a)。

右腎静脈は動脈の腹側にあるため，腎動脈をかなり末梢側に剥離しないと右腎静脈は見つからない(図5b)。また下大静脈からは細い枝が多く出ているため，損傷しないよう注意が必要である。ただし，静脈をクランプしないでよい場合が多いため，図3bのように右腎静脈まで剥離が必要な症例は多くはない。

図4 経腹アプローチ左腎門部の術中所見
a：左腎動脈は周囲脂肪の中に隠れている。
b：左腎動脈の尾側に左腎静脈の分枝があり，損傷しないよう剥離する必要がある。

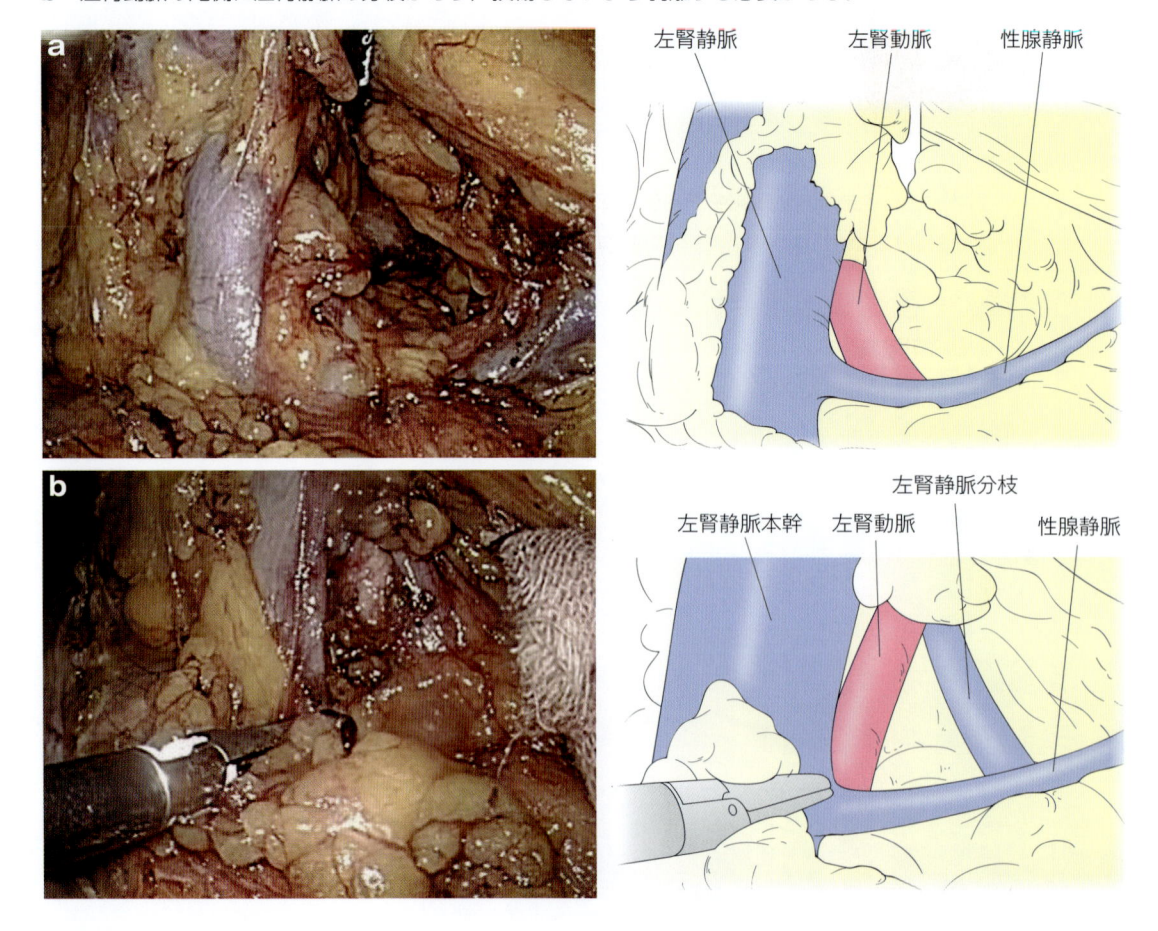

図5 経後腹膜アプローチ右腎門部の術中所見
a：下大静脈の手前に右腎動脈が存在．
b：腎動脈を少し末梢まで剥離し，背側の静脈を確認する．

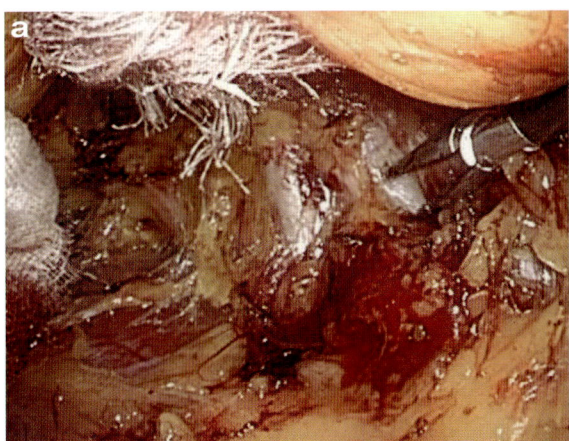

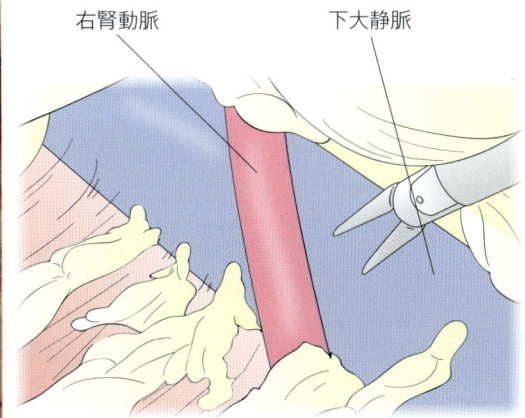

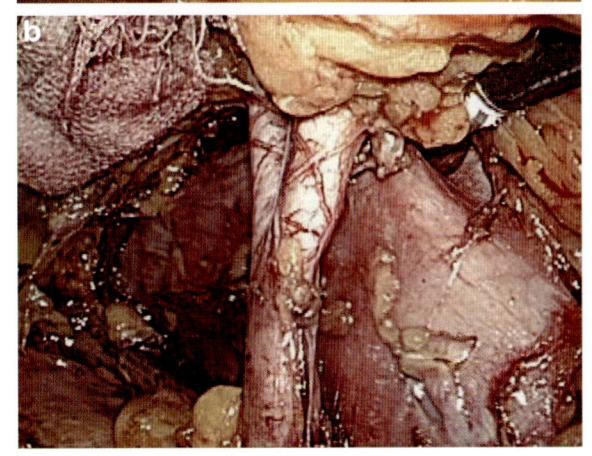

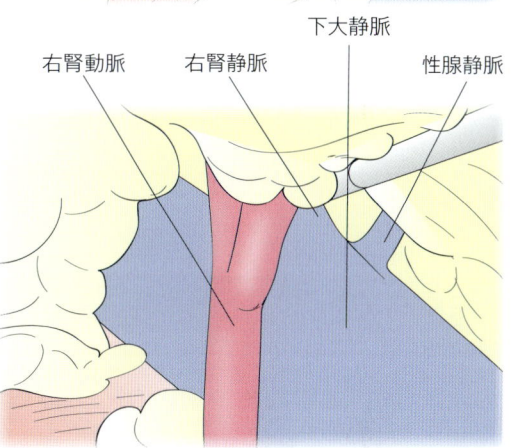

● 左側後腹膜アプローチ

　腎門部を見つけるポイントは，大動脈周囲脂肪と腎周囲脂肪の間を的確に同定し，腎を挙上して腎門部を展開することである（図6a）．
　拍動から腎動脈の位置を同定することができる．腎静脈は，腎動脈のやや奥側で尾側にあることが多い．また腰静脈が複雑に腎動脈に絡んでいることがあり，これをLigaSure™などで切離しないと腎動脈がうまく露出できないこともある．

腎門部剥離における注意すべきポイント

　血管の剥離の技術的な注意については，前述のとおりである．ここでは解剖学的な側面から，剥離時に注意すべきポイントを解説する．

● 右側経腹腔アプローチ

　右腎静脈は比較的容易に見つけることができる．右腎静脈をクランプする

図6 経後腹膜アプローチ左腎門部の術中所見
a：左腎動脈が一番手前にある。
b：腎門部の剥離が進むと，左腎静脈が確認できる。

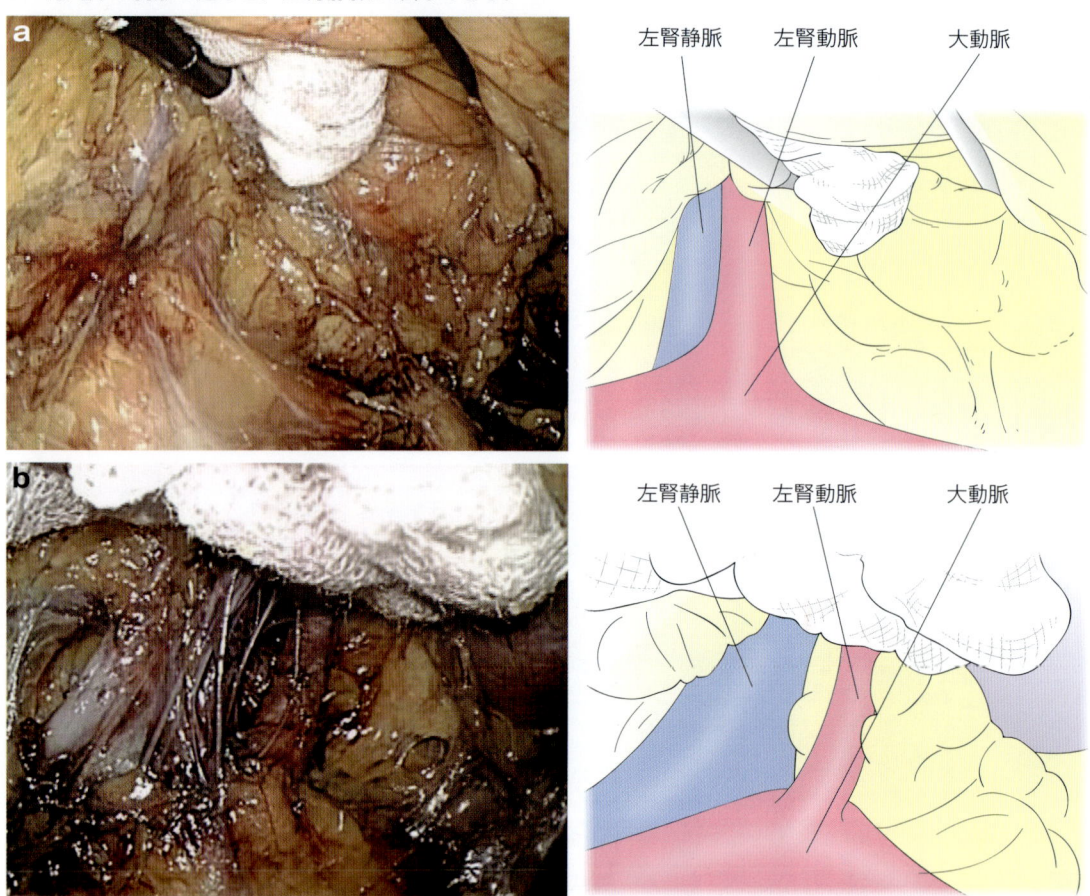

ときは，これを別に剥離しておく必要がある。そのとき，右腎静脈の下大静脈への流入部の頭側に，細い下副腎静脈が流入していることがあり（図7），これを損傷すると圧迫などが必要となり，手術がスムーズに進まなくなる。静脈の頭側を剥離するときは，注意が必要である。

また右腎動脈は，下大静脈を越えるぐらいで分岐していることがよくある。腎動脈をブルドック鉗子でクランプする場合は，分岐した動脈も含めてクランプしているかどうかを，しっかりと見極める必要がある。そのため腎動脈にテープをかけ，これを牽引すると腎動脈の剥離がしやすくなり，拾えていない分枝がないかどうか，確認しやすくなる（図8）。

また術前の3D-CTをよく参照しておくことが重要である。

● **左側経腹腔アプローチ**

腎門部へのアプローチが重要である。腎下極レベルで性腺静脈と尿管の間を展開し，この層で腎門部へと向かう（図9）。このとき，性腺静脈よりも内側で腎門部を剥離すると腰静脈を損傷する危険が出てくる。腰静脈の損傷を

図7 経腹腔アプローチの右腎静脈剥離に注意すべき右下副腎静脈

右腎静脈　　　右下副腎静脈

下大静脈

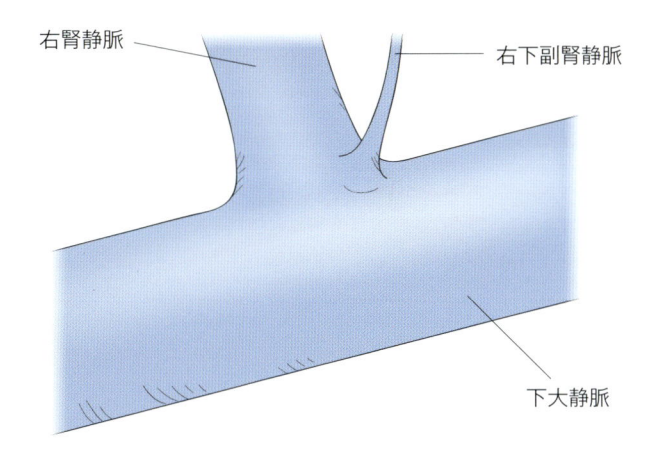

図8 腎動脈の分枝確認のポイント
腎動脈にテーピング，牽引すると剥離がしやすくなり，分枝の確認がしやすくなる。

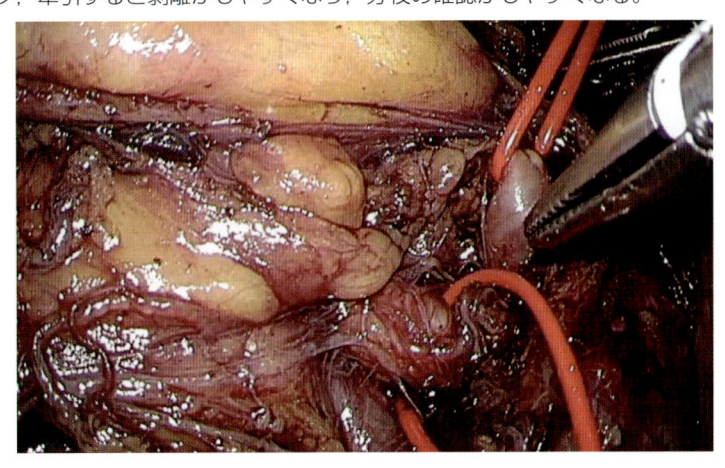

避けるためには，性腺静脈の外側で剥離を進めることが重要である。

●右側後腹膜アプローチ
　動脈の剥離は比較的問題ないことが多い。ただこの場合も，動脈が複数本あることがあるため，術前のCTをよく確認しておくことが重要である。
　下大静脈からいろいろな細い枝が出ていることがあるので，これを損傷しないようにする必要がある。特に図10に示すように，下大静脈背側で腎動脈脇にすぐに枝があったり，右腎静脈のすぐ頭側に下副腎静脈が流入するパターンはよく見られるため，この周囲の剥離では注意が必要である。

●左側後腹膜アプローチ
　このアプローチでは，腎動脈をまず見つけることがポイントとなる。大動脈周囲の脂肪と腎周囲脂肪の間を的確に見つけることがまず重要である（図11）。
　左手で腎周囲脂肪を効果的に挙上することでそのスペースを確保すること

図9 左側経腹腔アプローチの際の剥離ライン

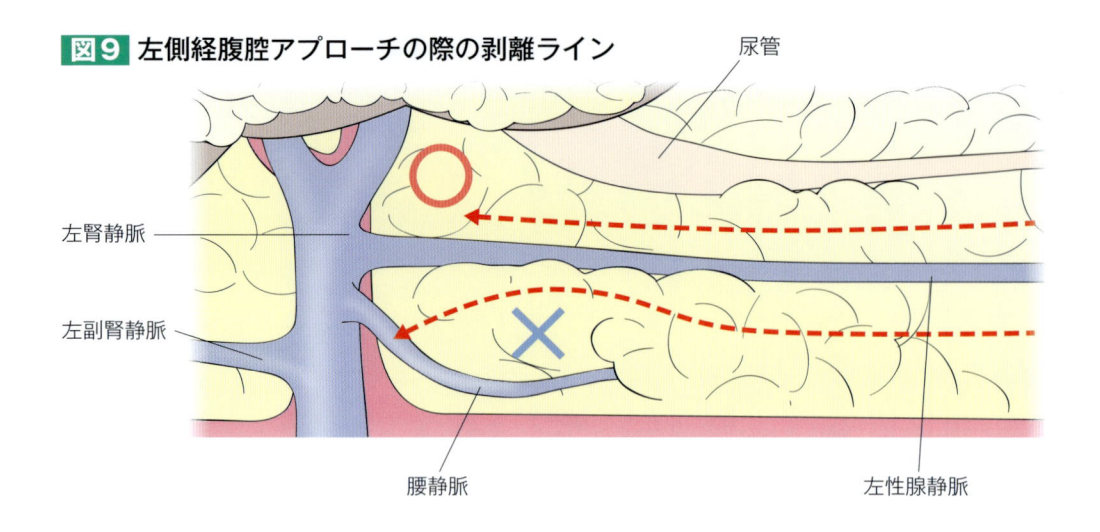

- 尿管
- 左腎静脈
- 左副腎静脈
- 腰静脈
- 左性腺静脈

図10 右後腹膜アプローチでよく見られる静脈分岐のバリエーション

a：下大静脈背側の腎動脈のそばで細い静脈（矢印）が流入

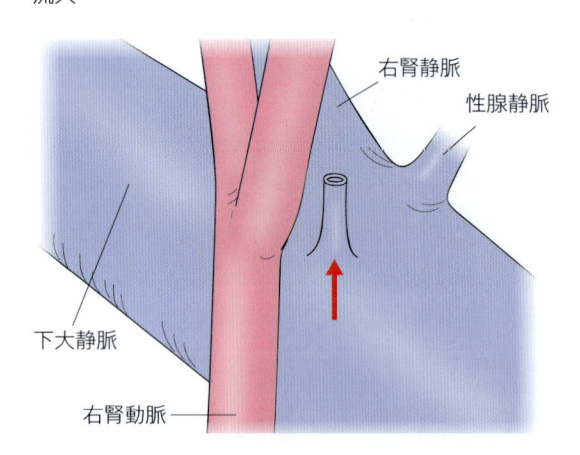

- 右腎静脈
- 性腺静脈
- 下大静脈
- 右腎動脈

b：右腎静脈の頭側に，すぐに下副腎静脈（矢印）が流入

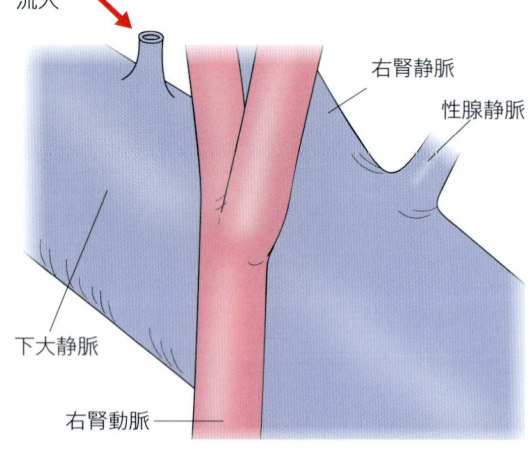

- 右腎静脈
- 性腺静脈
- 下大静脈
- 右腎動脈

図11 左後腹膜アプローチの際の展開場所

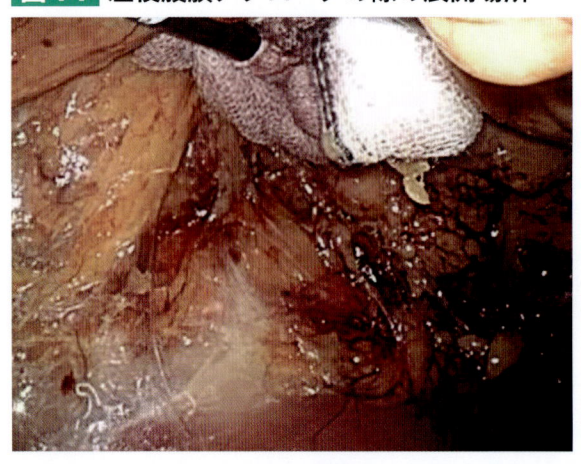

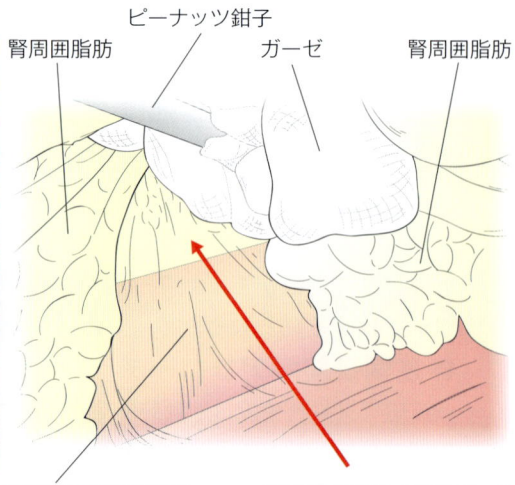

- ピーナッツ鉗子
- 腎周囲脂肪
- ガーゼ
- 腎周囲脂肪
- 大動脈周囲の脂肪組織
- 腎血管が出てくるスペース

が，腎血管へアプローチする最も重要なステップである。

また腎動脈周囲には腰静脈が複雑に絡んでいることが多く，これを切断しないと動脈が出てこないことがある。その場合は，腰静脈を剥離し，ベッセルシーリングシステムにより切離する。

腎門部クランプの方法

● 腎動静脈一括クランプ

腎動静脈を一括にクランプすると，動静脈を剥離する必要がなく楽である。その際に使うのはサテンスキー鉗子である。この鉗子をクランプに用いる場合は，尾側に12mmポートを1本追加し，そこから鉗子を挿入し，腎門部を一塊にしてクランプする(図12)。腎茎部の背側を十分剥離し，鉗子で腎血管をしっかりクランプできるような準備が大事である。

注意すべきなのは図13のような症例で，上極枝が残った状態でサテンスキー鉗子をかけてしまうと，静脈のoutflow blockが生じ腎うっ血をきたし，切除中の出血が大変多くなるため注意が必要である。このような症例では，上極枝を別にブルドック鉗子でクランプするほうが安全である。

また，腫瘍が背側にある場合は腎を手前に倒してくる必要があるが，サテンスキー鉗子をかけると腎が倒れなくなり腫瘍の切除ができなくなることがあるため，クランプ前に鉗子を入れた状態で腎が切除可能かどうかをよく確認する。経後腹膜アプローチではスペースや角度の問題でこの鉗子を使うのは難しい。

● ブルドッククランプの場合

この場合は，動脈を確実に剥離する必要がある。図8のようにテーピング

図12 サテンスキー鉗子を用いた腎門部の一括クランプ法
a：腎門部の裏側を頭側まで十分剥離しておく。
b：サテンスキー鉗子で腎門部を一塊にしてクランプする。

腸腰筋　　　右腎茎　　　　　　　　　　サテンスキー鉗子

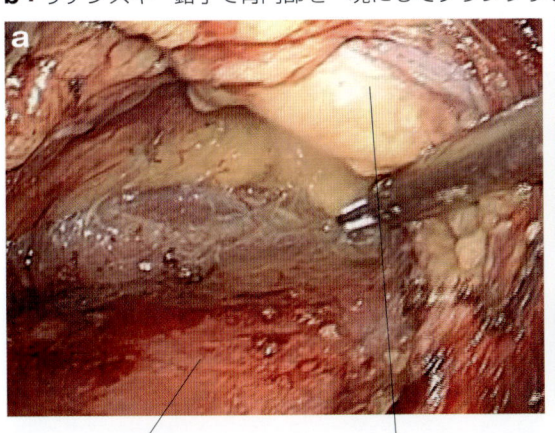

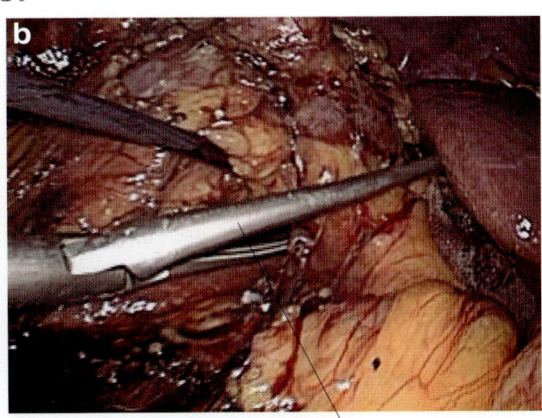

しておくと，これを牽引することで動脈がはっきりするため，ブルドック鉗子をかけやすい(図14)。通常は動脈のみのクランプで十分である。気腹を15mmHgに上げ，PEEPをoffにすることで静脈性出血を抑えることができる。

腎門部前面にあり太い静脈が損傷する可能性がある場合は静脈もクランプするが，通常の腹腔鏡下腎部分切除ではそのような腫瘍はあまり適応としていない。

もし腎動脈がうまくクランプしきれておらず切除中に動脈性出血が確認された場合は，少量であればそのまま手早く切除を継続する。しかし切除面が

図13 上極へ向かう細い枝がある場合のクランプ時の注意
上極枝(矢印)が残った状態でサテンスキー鉗子をかけると，静脈のoutflow blockが生じ，腎うっ血をきたす。

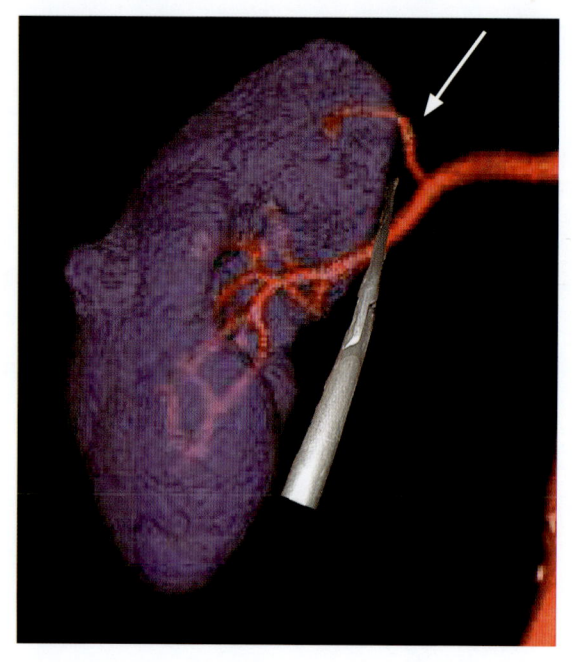

図14 ブルドック鉗子による動脈クランプ
a：動脈にかけたテープを牽引するとブルドック鉗子がかけやすくなる。
b：ブルドック鉗子をよく見ながらかける。

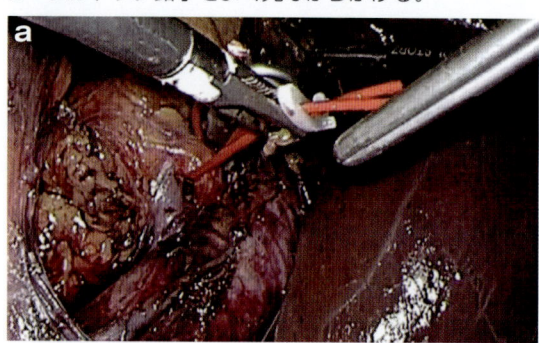

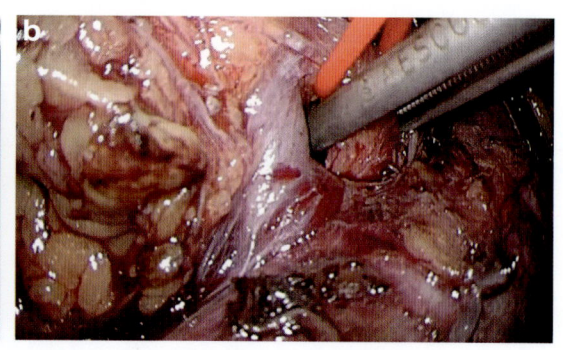

図15 動脈性出血時の対応：切除面の同定が難しい場合
ブルドック鉗子で十分な止血ができない場合，サテンスキー鉗子での腎門部一塊クランプを追加する（本症例はロボット支援手術の症例）。

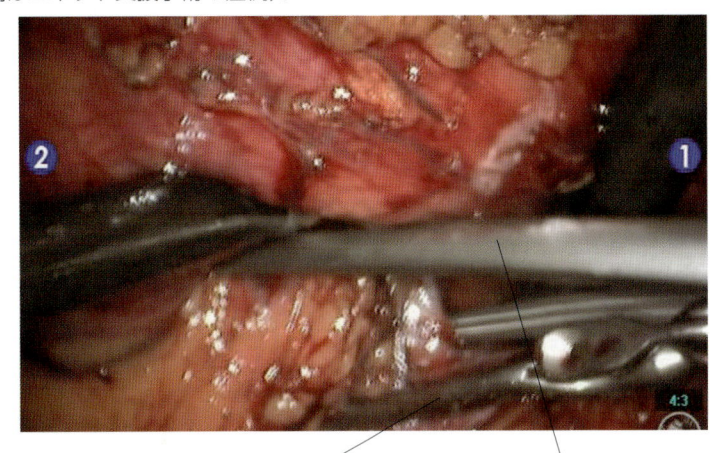

ブルドック鉗子　　サテンスキー鉗子

はっきりせず切除が難しい場合は，前述したサテンスキー鉗子を入れて腎茎部をクランプする（図15）。

　腹腔鏡下腎部分切除術における血管外科に関連した手技，すなわち解剖，剥離時の注意点，腎茎部のクランプについて解説した。今後はロボット支援腹腔鏡下腎部分切除術が選択される症例が増加すると思われるが，LPNの術式を取得しておくと応用が可能である。

（近藤恒徳）

文献

1) Novick AC, Campbell SC, Belldegrun A, et al: Guideline for Management of the Clinical Stage 1 Renal Mass. Linthicum, USA, American Urological Association Education and Research, 2009.
2) Sun M, Abdollah F, Bianchi M, et al: Treatment Management of Small Renal Masses in the 21st Century: A Paradigm Shift. Ann Surg Oncol, 2012; 9: 2380-7.
3) Ljungberg B, Bensalah K, Bex A, et al: Guidelines on renal cell carcinoma. Arnhem, the Netherlands, European Association of Urology, 2014.
4) Gill IS, Kamoi K, Aron M, et al: 800 Laparoscopic partial nephrectomies: a single surgeon series. J Urol, 2010; 183: 34-41.

腎部分切除術

ロボット手術

　2000年からIntuitive Surgical社の手術支援ロボットda Vinci はFDA（Food and Drug Administration：アメリカ食品医薬品局）の正式認可のもと腹腔鏡手術支援のためのロボットとして本格的にその使用が始められた。現在，さまざまな外科手術に使用されおり，急速にその応用範囲の広がりをみせ，それにつれて急速な症例数の増大が認められている[1〜3]。

　わが国では2009年11月に正式にda Vinci Sが国の認可を受け，2012年4月からはロボット支援下の前立腺全摘除術（robotic-assisted laparoscopic prostatectomy；RALP）が保険収載となり泌尿器科領域での使用が急増した。

　一方，腎細胞癌に対するロボット支援下腎部分切除術（robotic-assisted laparoscopic partial nephrectomy；RALPN）は，米国ではほぼ標準的手術手技[4,5]となっているが，わが国ではいまだ実施施設は多くはない。本項では現在わが国で行われているロボット支援下腎部分切除術の手技について血管処理に焦点をあてて著者らの経験を基に解説する。特にロボット支援下腎部分切除術における血管処理は動脈の剥離が最も重要な点であるため，この部分を詳述することとする。

● 体位，ポート設置

● 体位

　体位は基本的には腎摘出に用いる側臥位であるが，第4ポートの使用が容易となるように下半身を15°〜20°屈曲させ，上半身が水平となるようにしている（図1）。

● ポートの位置

　ポートの位置は術者により違っているが，著者らはいわゆる側方アプローチによる方法を行っている。通常は気腹針により気腹を行い，腹壁が伸展した状態でマーキングを行う。

　左腎癌の場合，ロボットの左アームは腹直筋外縁より外側（場所は患者の体型，大きさによるが腹直筋外縁から3〜5cm外側となることもある）で，肋骨弓近傍に置いている。この位置がポート作製の起点であり，体型によってこの場所では4th armも含めた設置が困難と判断されるときは，やや正中へポート位置をずらすと長軸方向の長さが確保できるようになり，ポート設置が容易となる。ここを起点として尾側4横指にカメラポート，さらに4横指に右手ロボットアーム，さらに4横指に第4アームのポートを設置してい

る。さらに助手ポートはロボットアーム用ポートから約5cm正中寄りにカメラポートを挟むように2カ所設置している(図1)。

　右の場合のみ肝臓の頭側展開を目的として剣状突起直下にポートを置き，把持鉗子により肝臓を頭側に向けて展開することが必要となる(図2)。

図1 体位とポートの位置（左側の場合）
L：ロボット左手，C：カメラ，R：ロボット右手，
4th arm：ロボット第4アーム，A1, A2：助手ポート

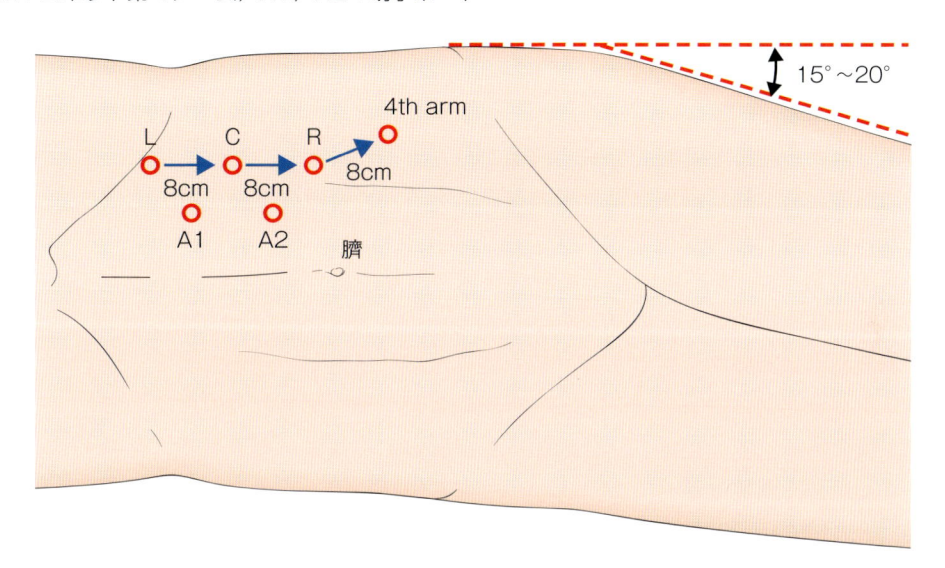

図2 体位とポートの位置（右側の場合）
R：ロボット右手，L：ロボット左手，C：カメラ，
4th arm：ロボット第4アーム，A1, A2：助手ポート

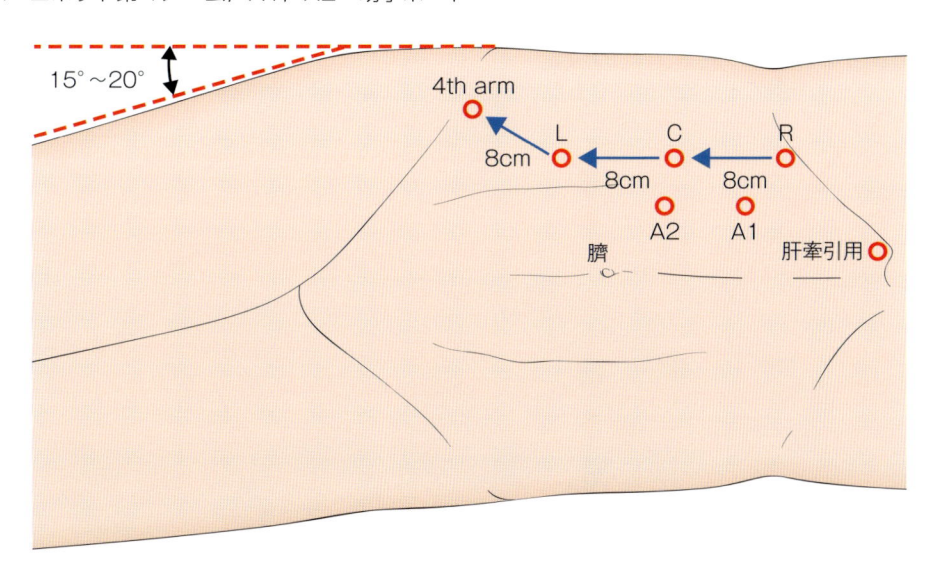

ターゲットの位置確認とpatient cartの進入方向

カメラポートからターゲットの方向を見てpatient cartの進入方向を決める(図3)。

手術の実際

結腸の剥離と腎門部の露出に関しては通常通りであるため割愛する。左右でやや違うが原則は大きな違いがないため，ここでは左側を例にとり解説する。

● 左側の手術手技

まず腎前面の結腸を剥離し腎臓の前面が見えるようにする。

腎門部の血管，特に動脈は腎静脈の後面にあるため腎臓の下極を持ち上げるようにして腎門部の血管が立体的に見えるようにすることが重要である。この目的に第4アームを用いると視野の展開が容易であり，安全に剥離できる(図4)。腎門部の同定のために性腺静脈をメルクマールにしてもよいが，最も安全なのは腸腰筋を同定し腎下極を持ち上げた状態での剥離である。第4ポートで腎門部に適当なテンションをかけながら腎門部血管の剥離をするのが重要である。多くの場合，腎動脈は腎静脈のすぐ背側，やや尾側に存在することが多く剥離も容易である。

● 血管処理の手技と注意点

血管の剥離に際して使用する鉗子は両手ともメリーランドにするか，右手メリーランド，左手有窓バイポーラ鉗子が安全であるが，慣れてくれば右手ハサミ，左手メリーランド鉗子でもよい。著者は状況に応じて両手メリーラ

図3 patient cartの進入方向の決定
カメラでターゲットを見て，その方向にできるだけ近い角度でpatient cartを入れていく。

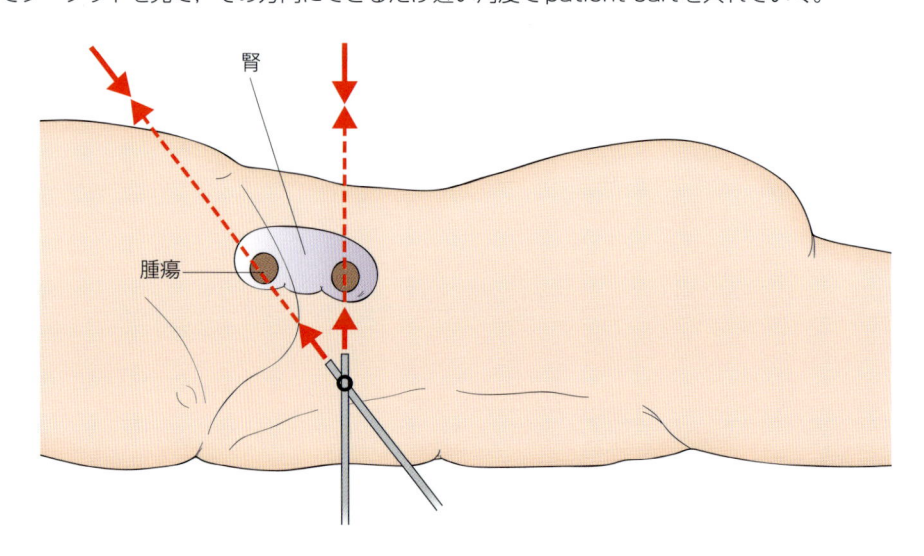

腎部分切除術―ロボット手術

図4 腎門部の血管処理のコツ
腎門部の動脈は腎静脈の後面にあるため，腎臓の下極を持ち上げ腎門部の血管が立体的に見えるようにすることが重要である。

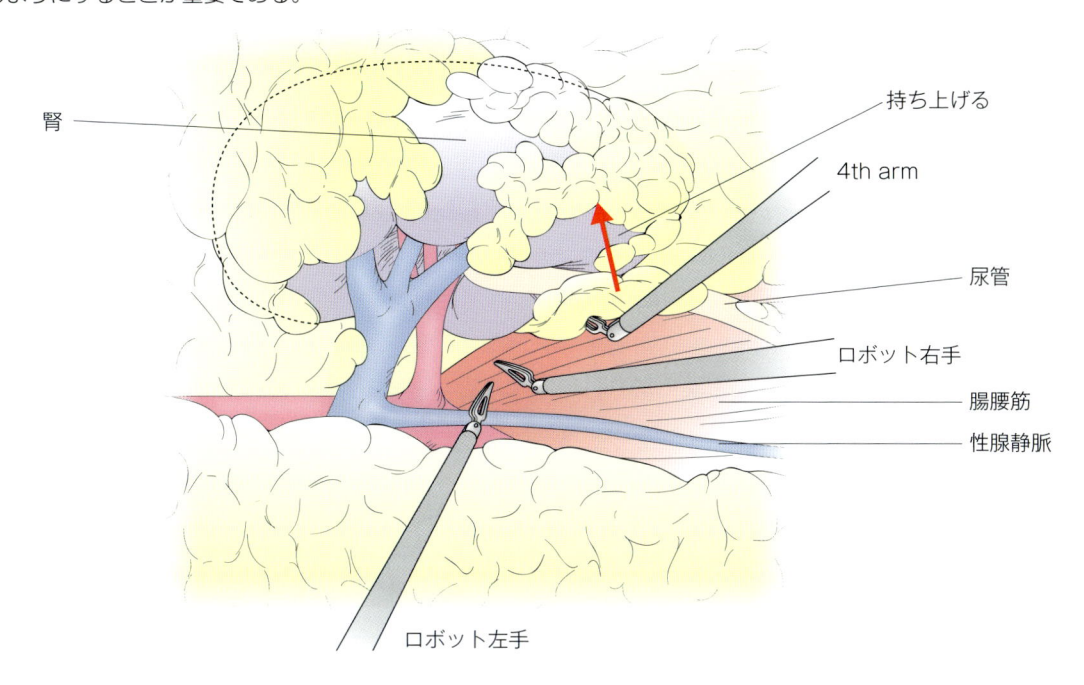

（図：腎，持ち上げる，4th arm，尿管，ロボット右手，腸腰筋，性腺静脈，ロボット左手）

ンドにすることもある。

　また血管の剥離を始める場合は，常に出血などの緊急用としてガーゼを体内に1〜2枚，ないしは圧迫用のスポンジ（セクレア™など）入れておくほうが安全である。これは出血などの緊急時にとりあえず圧迫するときに必要となるからである。また，予想外の大出血に備えて腹腔鏡用血管用鉗子ないしはGIA™ステープラーを手元に準備しておくことが必要である。万一，コントロールできない出血が起こった場合は，血管鉗子，GIA™ステープラーなどで腎門部を腎動脈・静脈を一括で遮断して出血をコントロールすることができる。

腎動脈の剥離

　腎動脈はだいたい長さ幅1cmにわたり剥離すれば十分である。血管鉗子をかける範囲が剥離できれば十分であり，通常は1cmの剥離で十分である。剥離に際してロボットアームの鉗子は圧力を感知できないためかなり慎重な剥離が必要となる。また動脈の壁を鉗子でつかむ操作はきわめて危険であるため，絶対にしてはいけない操作である（図5）。ロボット鉗子で動脈壁そのものや動脈をつかむと，圧力を感知できないためどうしても強く握りがちとなり動脈の離断や内膜離断が起こり重大な合併症をもたらす可能性が高くなる。

　動脈の剥離のポイントは，まず慎重に動脈周囲の脂肪などの組織を少しずつ剥離し，動脈壁が見えたら左手の鉗子で動脈壁の周囲の組織をつまみ，軽くテンションをかけながら右手で動脈の周囲を左右からそっと剥離し後面に

何もないことを確認することが肝要である。こうすることにより鉗子を通すときに，安全に鉗子を動脈の後面に回すことが可能となる（図6）。このときも不用意に鉗子を持ち上げるような操作を行うと動脈が離断されたりするため，動脈周囲をそっと剝離する感じにするべきである。剝離されたら，血管

図5 動脈を処理する際の注意点

a：外膜周囲のリンパ管などの組織をつまむように把持すると安全である。

b：血管壁そのものを把持するのは禁忌である。

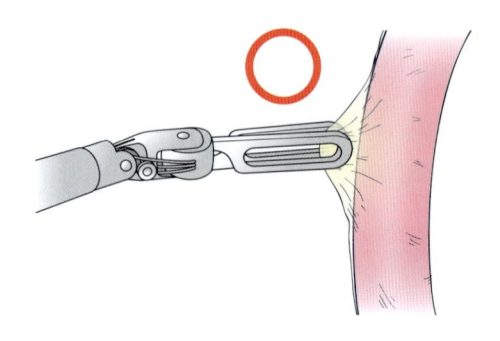

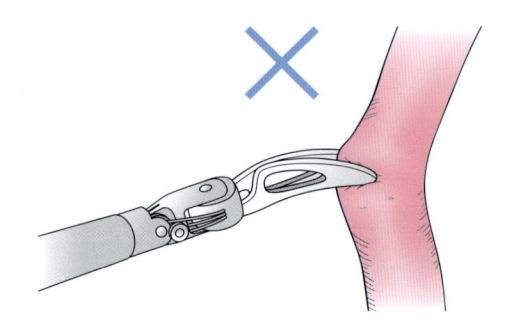

図6 動脈剝離のコツ（1）

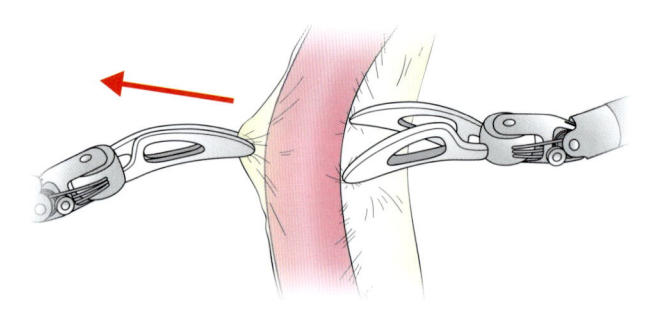

血管を左に牽引して右側半分を剝離

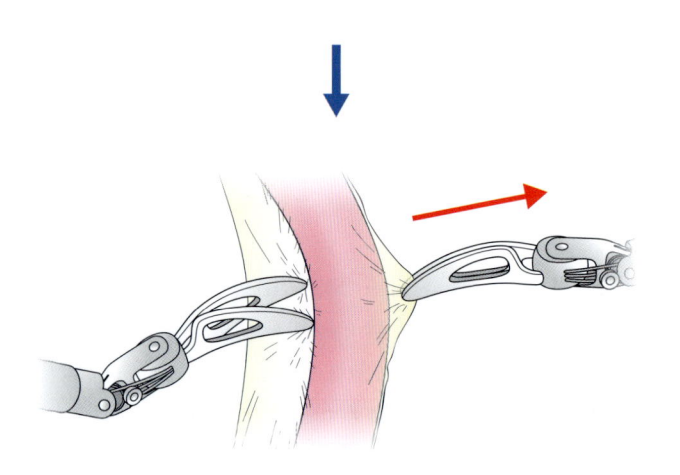

血管を右に牽引して左側半分を剝離

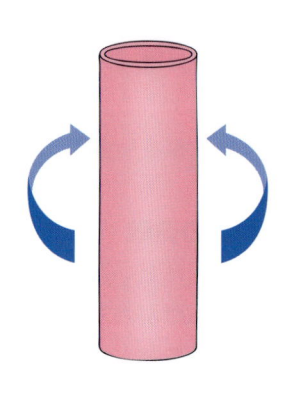

両側から剝離して裏側を見るイメージで

腎部分切除術—ロボット手術

テープをかけておく。

静脈の剝離

　静脈の剝離が必要になったときも同様の操作となるが，静脈は壁が薄く，ときには単なる膜構造との区別がつかず分かりにくいため動脈以上に剝離には注意が必要である．動脈の剝離中も，静脈を剝離しないと動脈が見えないことも少なくない．このような場合，静脈の剝離に際しては慎重な操作が求められる．著者は腎静脈の剝離の原則は動脈と同じで，静脈の両側を裏側半分が見える程度に剝離することにより腎静脈の後面全体が見通せるようになることから，その後，鉗子を静脈後面に通して血管テープなどをかけることで安全に行えると思っている（図6）．決して後面を直接観察することなく，盲目的に鉗子を静脈後面に入れないようにしなければいけない．また，静脈の剝離に際しては，静脈は動脈と違い非常に壁が脆く薄いことから，静脈の壁を鉗子で把持することは決してせず，軽く鉗子で静脈を片寄せるか，静脈周囲の結合織を鉗子で牽引して静脈を回転させるようにして後面を観察するようにしている（図7）．

　また動脈，静脈の分枝をシーリングデバイスやバイポーラー電極で処理するときは，極力本幹の分枝の付け根から少なくとも5mmは末梢で処理するようにしている．本幹に近すぎると本幹の壁が焼けたり，シーリングした部分が本幹の壁の一部となり，本幹にテンションがかかったときにシーリングが外れる可能性が大きく，思わぬ出血を惹起することがあり危険である（図8）．

　また，剝離している部分の手前にシーリングした部分が存在するときは，決して剝離している剝離鉗子を閉じてしまうことがないようにしないと，シーリングした部分を鉗子の根本でつまんでしまい出血を引き起こすことがあるため危険である（図9）．

図7　静脈剝離のコツ（2）
静脈壁を鉗子で把持することは決してせず，軽く鉗子で静脈を片寄せるか，静脈周囲の結合織を鉗子で牽引して静脈を回転させるようにして後面を観察する．

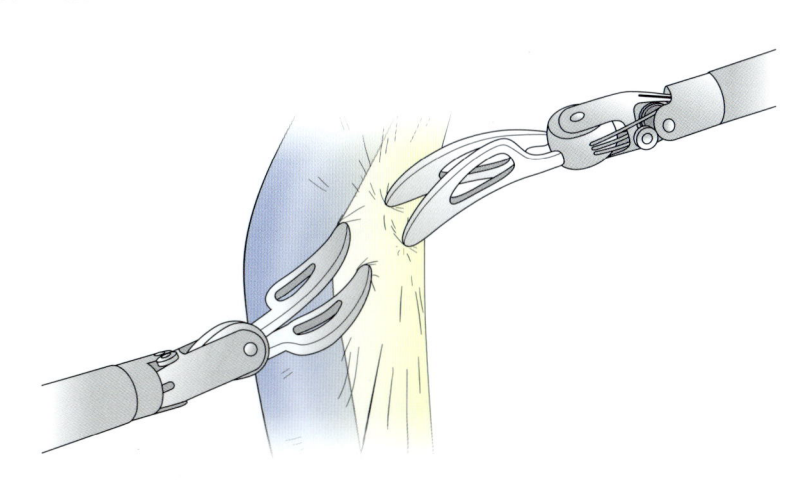

図8 シーリングの注意点

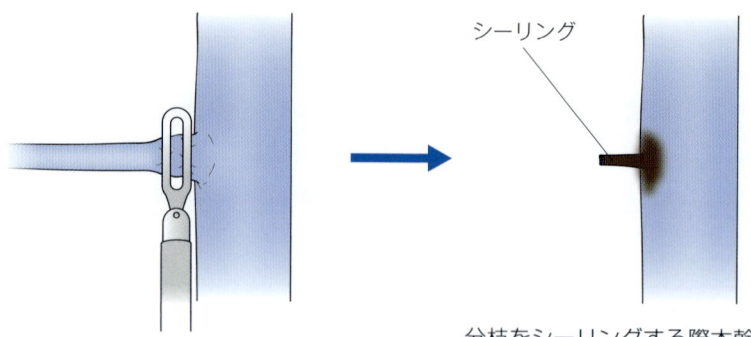

分枝をシーリングする際本幹に近すぎると壁の一部がシーリングされ，ときには壁の一部が焦げる。本幹が引っ張られるとシーリング部に力が加わり，外れる。

5mm以上

シーリング部は本幹から離れており，直接引っ張り力がかかることはない。

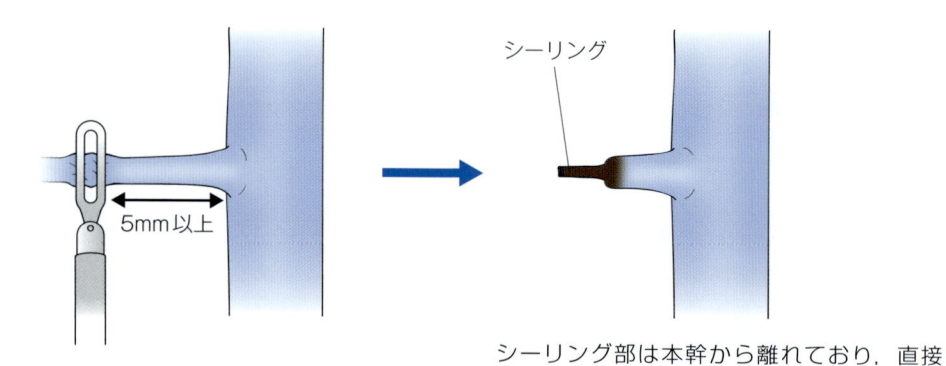

図9 シーリング後の注意点

シーリング部を越えて剥離するときは，鉗子を開いたまま抜き取るようにしないと，手前のシーリング部を知らずに挟み，引きちぎってしまい出血する。

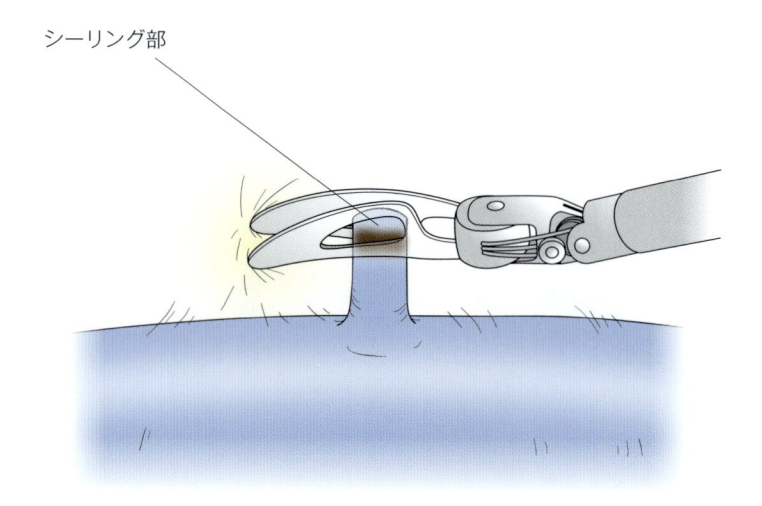

● 腫瘍切除の際の血管処置

まず，切除に先立ちいわゆる10ルールの確認を行っている（**表1**）。

腫瘍の切除に先立ち動脈の血管鉗子による遮断が必要となるが，このときは血管にかけた血管テープをロボットアームで12時方向に軽く引き上げ，血管鉗子をかける。血管鉗子をかけ血流が遮断されたのち切除を始めるが，腫瘍の形を確認しながらの切離となる。腫瘍を栄養する動脈が明確な場合は，栄養血管にあらかじめ血管クリップをかけておくようにしている。切離面に大きめの動脈が見えるときは，可能な限り切除後に動脈断端を凝固するようにしている。

実質の縫合は深層の縫合と浅層の縫合の2層縫合としている。現在，深層縫合後に血管鉗子を外す，いわゆるearly de-clampingを行っている。これにより大きな動脈出血の確認ができるのと大幅な阻血時間の短縮が可能となる[6]。

● 腎静脈本幹および分枝の損傷・出血への対応

損傷の程度，種類によるが，かなりの出血と思ってもあわてなくてよい。まずはガーゼなどでの圧迫にて出血をコントロールする。このとき注意すべきは，決していきなり出血部を鉗子でつまもうとしたり，ガーゼで過度に強く圧迫してはいけない。無理に出血しているところを鉗子でつまもうとすると，さらに血管の損傷を悪化させることになるからである。さらにガーゼで強く圧迫しすぎると，損傷部分をさらに裂いてしまったりして血管損傷を増悪させることとなる。静脈圧は低いので，軽く適度の圧での圧迫で十分である。さらに気腹圧を15mmHgないしは20mmHgぐらいまで上げると出血は

表1 RALPNの腫瘍切除時の注意点

- 縫合糸は体内に入っていますか？
- サージセルは作ってありますか？
- ニードルドライバーは認識されていますか？
- CO_2ガスボンベの残量は十分ですか？
- カメラをきれいにしましょう
- 麻酔科の先生，ボリュームは十分ですか？
- ブルドック鉗子の準備はOKですか？
- GIA，ラパロサテンスキーの準備はOKですか？
- （インジゴカルミンはOK？）
- 開腹のスタンバイはOKですか？
- 今からスタッフ交代，休憩はしないでください。
- 阻血時間，30分以内で行きましょう。
- ピープオフですか？
- 気腹圧は15mmHgになっていますか？

急激に減少する。小出血のほとんどはこの圧迫で止血される。もし止血されない場合でも，圧迫により出血は少なくなり出血点が確認しやすくなる。ここで最も簡単なのは，タコシール®などの止血用貼付剤を用いて止血することである。心配であれば2～3枚重ね張りしておけば，直径5mm程度の穴まではまず問題なく止血できる。なお，ある程度の大きさの穴が開いている場合，サージセル®などの止血綿の使用は控えるべきである。止血綿はもしちぎれて，万一血管内に入り込むこと塞栓となりきわめて危険である。シート状の止血用貼付剤をやや大き目に切って止血すべきである。

これでも止血できないようであれば縫合が必要となるが，ロボット手術の場合比較的縫合は容易であり，プロリンなどを用いて通常通り縫合する。また出血のコントロールが困難であればブルドック鉗子などの止血鉗子を用いることもある。

ロボット支援下腎部分切除術での要点は腎動脈，腎静脈の血管を安全に剥離することである。本項はこの点について詳述した。

（田邉一成）

文献

1) Patel VR, Thaly R, et al: Robotic radical Prostatectomy: Outcome of 500 cases. BJU Int, 2007; 99:1109.
2) Menon M, Shrivastava A, et al: Vattikuti Institute prostatectomy: contemporary technique and analysis of results. Eur Uro, 2007; 51: 648.
3) Rocco B, Matei DV, et al: Robotic vs. open prostatectomy in a laparoscopically naive center: a matched-pair analysis. BJU Int, 2009; 104: 991-5.
4) Khalifeh A, Autorino R, et al: Comparative outcomes and assessment of trifecta in 500 robotic and laparoscopic partial nephrectomy cases: a single surgeon experience. J Urol, 2013; 189(4): 1236-42.
5) Hung AJ, Cai J, et al: "Trifecta" in Partial Nephrectomy. J Urol, 2013; 189(1): 36-42.
6) Kondo T, et al: Early unclamping technique may reduce the risk of pseudoaneurysm formation detected by computed tomography angiography in the early postoperative period after robot-assisted laparoscopic partial nephrectomy. 32nd World Congress of Endourology and SWL. 2014, Taipei.

前立腺全摘除術と膀胱全摘除術

開腹手術

　骨盤内手術，特に前立腺全摘除術および膀胱全摘除術において重要な血管処理は，dorsal vein complex（DVC）の処理と側方血管茎の処理であろう。これらの解剖学的な理解は当然であるが，神経温存手技を行う際には，膜構造を含めた前立腺周囲のより詳細な解剖学的理解が必要不可欠である。

　従来，前立腺周囲の神経血管系は神経血管束（neurovascular bundle）とよばれ前立腺の5時，7時方向を走行しているとされていたが，最近ではより広範囲に網の目状に分布していると考えられている。その分布はlateral pelvic fascia と prostatic capsule とに間に形成される多層膜に分布しており，これら膜構造のどの層で剥離するかによって前立腺全摘除術の神経温存手技はinterfascial approach, intrafascial approach, extrafascial approachと分けて語られるようになった（**図1**）。また，これら骨盤神経叢の一部は尿禁制に欠かせない尿道括約筋や肛門挙筋にも分布していることが知られており，術後のquality of life（QOL）維持のためにも重要と考えられる。

　近年では後述の腹腔鏡下手術やロボット支援手術の普及により，内視鏡の拡大視野の下でより厳密に剥離層の設定が可能となってきている。本項ではまず骨盤内手術のうち，開腹手術である恥骨後式前立腺全摘除術と膀胱全摘術に関して，血管処理に重点をおいて概説する。

恥骨後式前立腺全摘除術

● 手術適応

　主にT1～T2の限局癌がよい適応となるが，一部のT3症例も広範切除およびリンパ節郭清を前提として適応としている。神経温存の適応は原則的に腫瘍非検出側で非触知癌としているが，Kattanのノモグラムにおいて片側ごとの被膜外浸潤予測を求め10%を超えない症例に関しては腫瘍検出側でも適応としている。また，MRIで腫瘍の局在が腹側に明らかな症例は部分温存の適応としている。

● 術前準備，手術体位

　直腸損傷のリスクは高くないが，前日は昼食後禁食としニフレック®による腸管処理を行っている。

体位は仰臥位で骨盤高位となるように恥骨部の位置で腰枕を挿入している。術野から18Frのフォーリーカテーテルを挿入する。また著者らは術野の展開にCodman社製のBookwalterリトラクタ™を好んで用いている（**図2**）。皮膚切開前にリトラクタを固定する支柱をベッドのフレームに設置しておく。

図1 前立腺周囲の膜構造と神経血管の走行（断面図）
神経温存の際の剥離層の違いを示す。

- lateral pelvic fascia
- 深陰茎背静脈の枝
- prostatic capsule
- 前立腺
- Denonvilliers筋膜
- 直腸
- ①intrafascial approach
- ②interfascial approach
- ③extrafascial approach
- endopelvic fascia
- いわゆるneurovascular bundle
- 直腸前脂肪

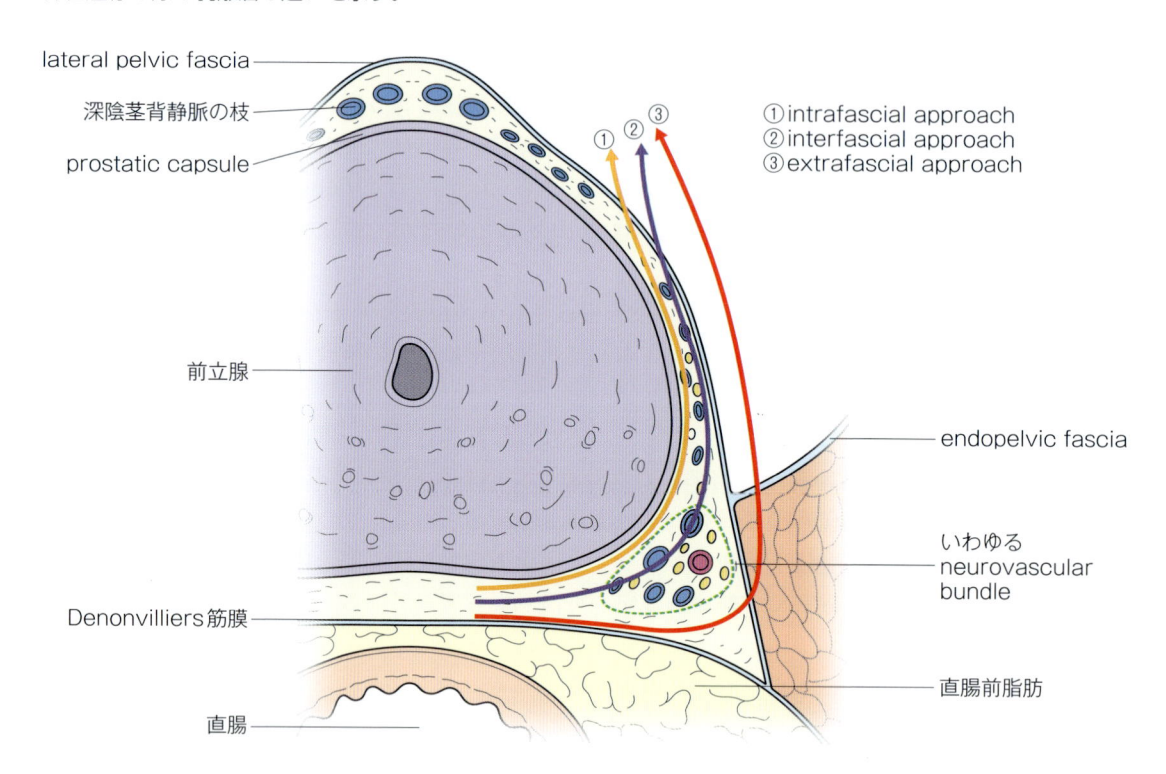

図2 Codman社製Bookwalterリトラクタシステム™

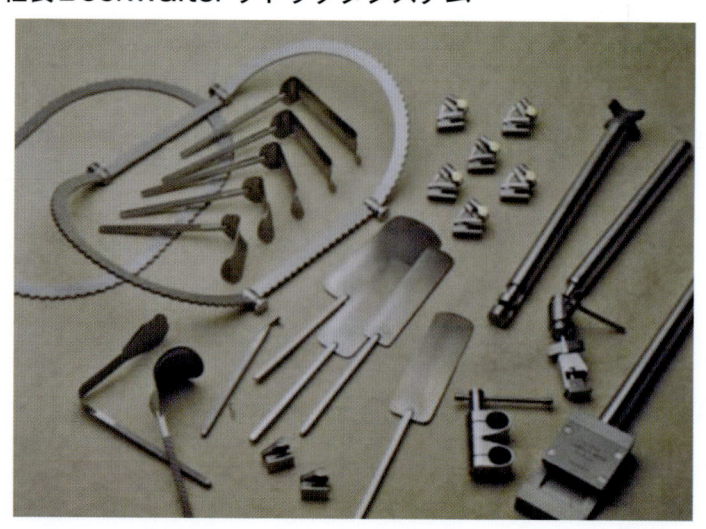

術式の概要（血管処理を中心に）

● 切開線
　下腹部に約15〜20cmの正中切開を置く。腹直筋を正中部，白線で切開し，横筋筋膜を露出する層で恥骨まで切開を延長する。その後，横筋筋膜を切開し膀胱前腔を展開する。

● 前立腺側方の展開
　前立腺側方でendopelvic fasciaを確認し，展開を頭側に延長すると精管の折り返しが確認できる。当科では精管を2-0絹糸にて結紮処理している。腹膜の損傷に留意しながら側方の展開を行った後，適応症例ではリンパ節郭清を行う。郭清終了後，endopelvic fasciaを切開して肛門挙筋をツッペル鉗子もしくはクーパー剪刀により前立腺から剥がすように外方に鈍的に剥離し，尿道周囲まで操作を進めておく（図3）。側方の処置をここまで行った後，対側も同様に手技を進める。

● DVCの処理
　ここで，この手術の最初の難関である血管処理を行う。DVCのバンチングである。両側尿道周囲の剥離が終了した時点で，バンチング鉗子を用いてlateral pelvic fasciaを集束し，1号バイクリル針を用いて遠位側を2針，近位側を2針結紮し，DVCを離断する（バンチング手技については「血管外科の基本手技—主要血管と手技：骨盤内の血管」の項を参照されたい）。

● 尿道の処置
　尿道前壁を離断した後，バルーンカテーテルを切断し，尿道側断端に1号絹糸を貫通結紮してこれを把持する。これは後に尿道膀胱吻合の際に尿道を確認するときに有用である。

● neurovascular bundle（NVB）の処置
　尿道後壁，尿道直腸筋を切離して直腸前面の層を展開する。神経温存手技を行う場合は，いわゆるneurovascular bundleの前立腺側で逆行性に剥離を進めていく。開腹手術での逆行性剥離では，前述の膜解剖を意識した剥離操作は困難である。

　神経温存を行わない場合は，側方のneurovascular bundleを直角鉗子ですくい，逆行性に順にシーリングデバイスで処理するか，もしくは2-0ないし3-0の吸収糸で結紮処理していく（図3）。側方血管茎を処理することで内腸骨動脈の分枝（前立腺への穿通枝，便宜上，前立腺動脈とする）を処理している訳であるが，個別の動脈を剥離して同定し処理していくというより，周囲組織と静脈系を同時に処理していく操作となる。これは膀胱全摘除術においても同様の手技となる。近年では手術器具の進歩により，鉗子ですくって結紮していく操作よりも，シーリングデバイスで一塊に処理する機会のほうが多いのではないかと推測される。しかしながら，こうした機器を使用しても出血する場面は多く，最終的に止血操作を要する場面では確実な結紮技術を要することに議論の余地はない。

図3 前立腺後面の剥離操作
尿道離断し尿道直腸筋を離断した後，逆行性に前立腺後面を剥離する。神経温存を行わない広範切除をする場合は，NVBを処理してその外側で切離してくる。神経温存を行う場合は，NVBを温存しその腹側でlateral pelvic fasciaの切開を頭側に向かって行い，剥離していく。

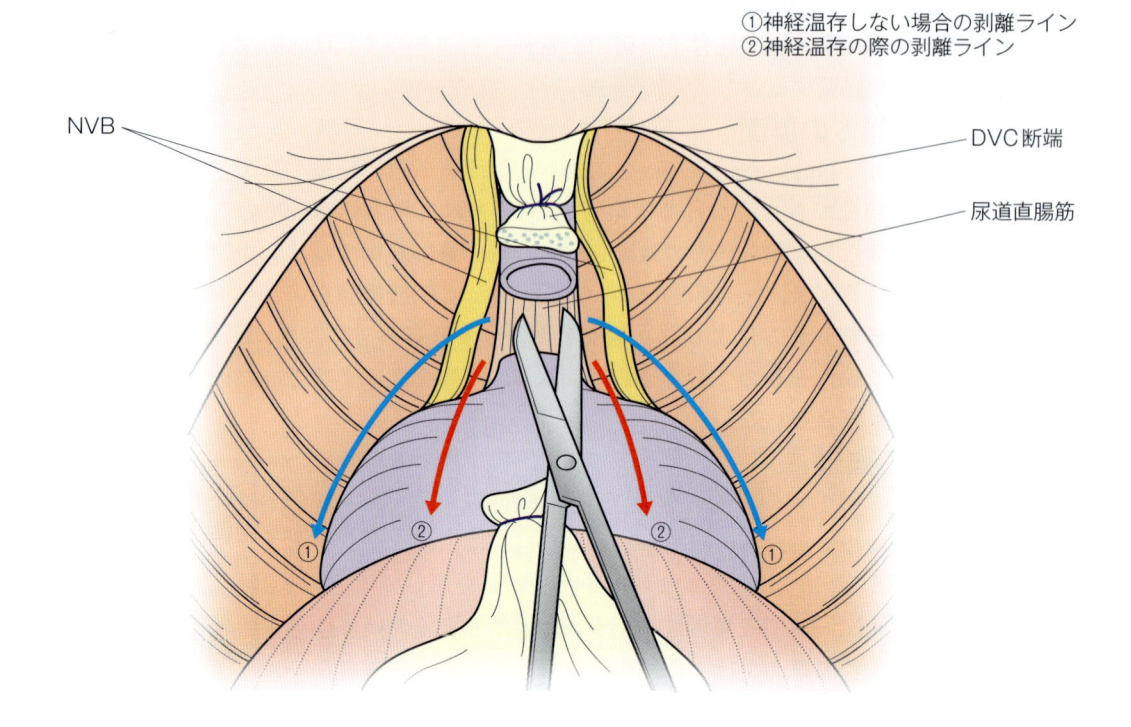

①神経温存しない場合の剥離ライン
②神経温存の際の剥離ライン

NVB
DVC断端
尿道直腸筋

● 精囊動脈の処理

しばらく同様に処理を進めるとDenonvilliers筋膜に覆われた精囊に行き当たる。これを切開し，精管膨大部，精囊の剥離を行う。精管は2-0絹糸で結紮処理もしくはシーリングデバイスで処理をする。精囊先端では精囊動脈の処理が必要で，適宜結紮もしくはシーリングデバイスで処理をする（図4）。

● 膀胱頸部の処理

膀胱頸部は，輪状筋の剥離を全周性に進め可及的に温存するようにつとめているが，前立腺基部に腫瘍がある場合はこの限りではない。膀胱頸部離断が終了し前立腺を摘除後，両側の尿管口を確認した後，必要に応じて頸部を適切な口径に3-0バイクリル針にて縫縮する。通常は膀胱頸部6時方向を縫縮している。その後，定型的には粘膜面の接合をよくするために膀胱粘膜の翻転を行っているが，これは後述する通り，腹腔鏡手術およびロボット支援手術では行わずになんら問題を生じていないため，必須の操作ではないのではないかと考えている。

図4 精嚢動脈の処理

精嚢の先端部には必ず太い精嚢動脈が存在するため，確実に結紮もしくはシーリングデバイスにより処理する．前立腺，膀胱頸部の境界を触知しながら膀胱頸部の切開を全周性に行う（矢印）．

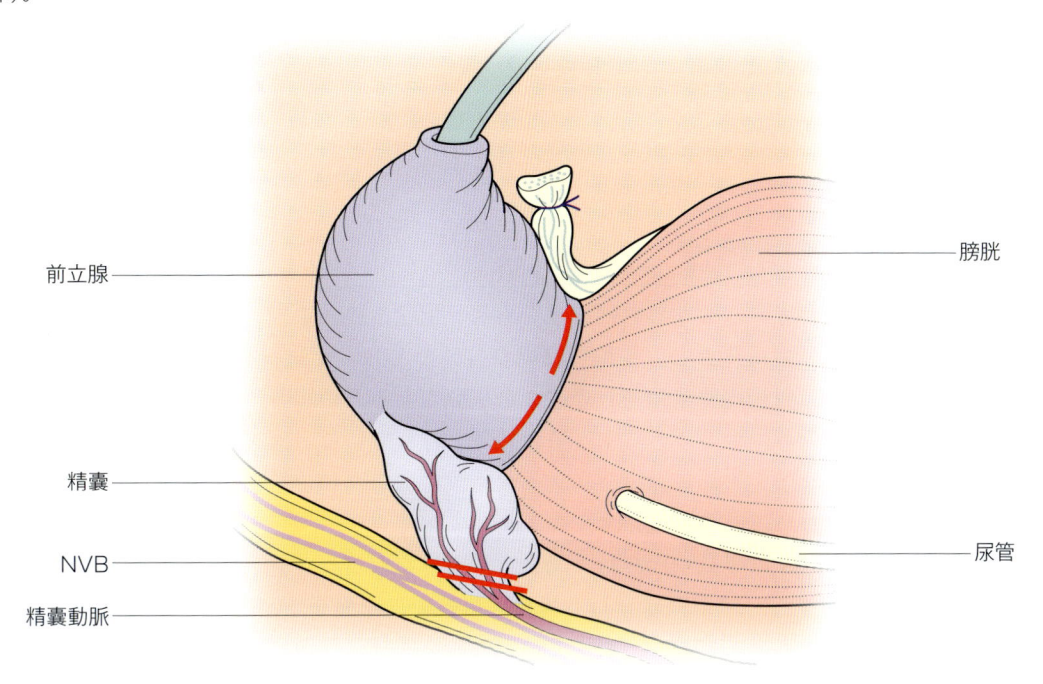

● 膀胱尿道吻合

膀胱尿道吻合は3-0 PDS®両端針により結節縫合にて施行している．尿道より開始し，1，3，5，7，9，11時に運針している．助手が会陰部を圧迫することにより運針がしやすくなる．結紮時にも可及的に結紮点が見えるように，術野を展開して見せるようにして確実に結紮できるように心がける．

● 閉創

縫合終了後に，生理食塩水100〜150mLにてリークテストを行い，明らかな漏出がないことを確認した後，両側の膀胱脇にドレーンを留置して層々に閉腹して終了する．

術後管理と合併症

術翌日より歩行，摂食を開始する．ドレーンは1日50mL以下をめどに，術後第2〜3病日に抜去する．術後第7病日に膀胱造影を行い，吻合部からのリークがないことを確認して尿道カテーテルを抜去している．排尿状態を確認して問題がなければ翌日退院可能である．

開腹膀胱全摘除術

手術適応

　浸潤性膀胱腫瘍や上皮内癌でBCG膀胱内注入療法抵抗性のものが対象となる。男性では前立腺，精囊を一塊として摘出する。女性では子宮合併切除となることが多い。尿道摘除は頸部に腫瘍が及ぶ場合適応となる。

術前準備，手術体位

　腸管を用いた尿路変向，すなわち回腸導管もしくは代用膀胱造設となる場合，術3日前より低残渣食とし，術前日は朝食後禁食としニフレック®による腸管処理を行う。尿管皮膚瘻や透析患者など尿路変向不要の場合，術前日昼食後以後の禁食とニフレック®による腸管処理を行っている。回腸導管もしくは尿管皮膚瘻を予定する場合は，ストーマ造設に適した部位をあらかじめ座位をとってもらい確認のうえ，マーキングしておく。

　手術は仰臥位もしくは尿道摘除を行う場合，砕石位を取る。骨盤高位となるよう腰枕を使用する。尿道摘除を行う場合，男性では陰囊を2-0絹糸にて両外側に牽引固定し展開しておく。女性では大陰唇を同様に外側に展開しておく。腟内はイソジン®で消毒後，イソジン®ガーゼを2枚挿入しておく。Bookwalterリトラクタ™を固定する支柱をベッドのフレームに設置しておく。

術式の概要（血管処理を中心に）

切開線

　臍上約3cmから下腹部正中切開を置く。原則，最初にリンパ節郭清を行うため，郭清終了までは後腹膜操作で行っている。そのため前立腺全摘除術と同様，腹直筋を正中部，白線で切開し横筋筋膜を露出する層で恥骨まで切開を延長し，その後，横筋筋膜を切開し膀胱前腔を展開する。

膀胱摘除に際する処置

　前立腺側方でendopelvic fasciaを確認し，展開を頭側に延長，精管を2-0絹糸にて結紮処理している。女性では子宮円索（円靱帯）が子宮から内鼠径輪に向かって走行しており，精管処理と同様に2-0絹糸で結紮処理する。

　その後，尿管を同定し，可及的に膀胱側まで剥離した後切離し，断端を迅速病理に提出する。尿管内には6Frの尿管ステントを留置し，ラピッドバイクリルで尿管に固定しておく。その後，リンパ節郭清を行う。詳細は別項に譲るが外腸骨節，内腸骨節，閉鎖節，総腸骨節，仙骨正中の郭清を行っている。その後，腹膜を切開して腹腔内から膀胱全摘を施行する。

● 男性の膀胱全摘除

腹膜の切開
　腹膜の切開は膀胱頂部頭側より開始する。腹膜反転部より3～4cmの位置で左右の腹膜切開を合流させ，この部分の腹膜を膀胱に付けて切除する。

膀胱後面の剥離と展開
　反転部付近の切開部から膀胱後面を剥離し，精嚢を露出する。Denonvilliers筋膜を確認した後これを切開し，前立腺尖部まで後面を剥離する（図5）。この後，両側に残った膀胱側方靱帯の切断処理を行う。従来，強彎および弱彎ケリー鉗子を骨盤側，膀胱側にそれぞれかけて切断，結紮を繰り返して処理を行っていたが，近年ではシーリングデバイスを用いるか，エンドGIA™を用いて一気に処理することも可能である（図6）。その後前立腺全摘術と同様，endopelvic fasciaの切開と，DVCのバンチング操作を行う。

前立腺血管茎の処置
　頭側から前立腺血管茎の処理を進めていくと（図7），最終的に尿道のみで骨盤壁とつながっている状態となる。代用膀胱造設など自然排尿型の尿路変向を行う場合はここで尿道を離断するが，その他の場合は原則として尿道摘除を行う。

図5 Denonvilliers筋膜の切開と剥離
膀胱，精嚢をしっかり挙上してDenonvilliers筋膜を切開する。粗な結合織を鈍的に前立腺尖部まで剥離しておく。

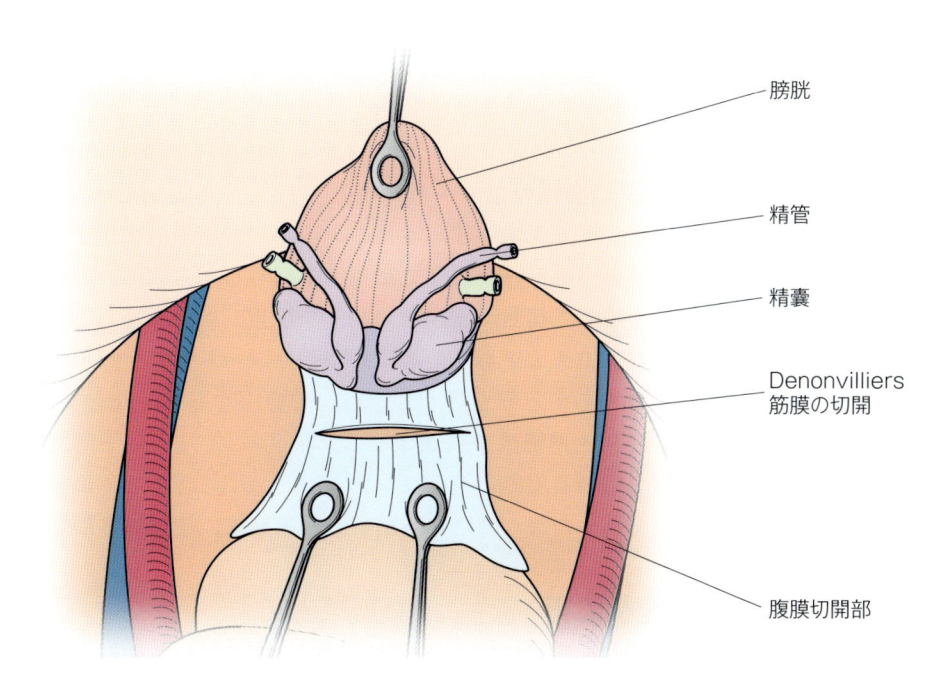

図6 膀胱側方靱帯の処理
膀胱側方の靱帯（血管茎）を術者の左手でしっかり把持しながら，シーリングデバイスもしくはエンドGIA™で処理する。

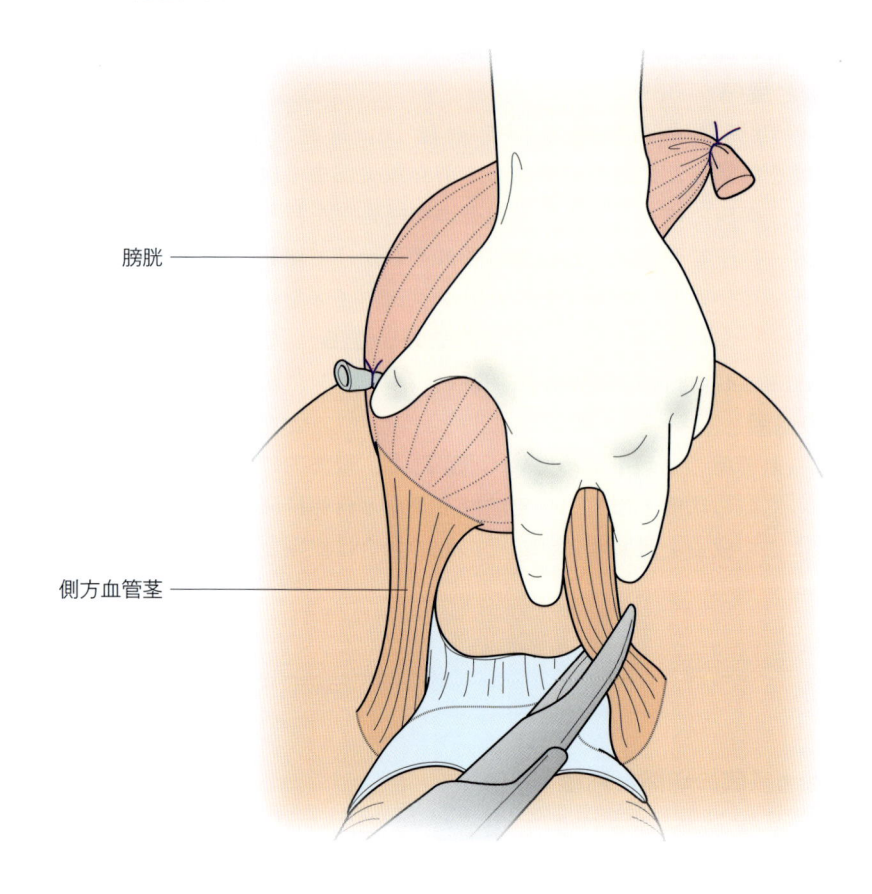

膀胱

側方血管茎

尿道の摘除

　尿道摘除は膀胱全摘操作の途中から並行して行う。会陰部正中に約4～5cmの縦切開を加え，皮下組織，球海綿体筋を切開して尿道海綿体を露出する。周囲の剥離を進め，綿テープなどで把持・牽引しながら尿道の剥離を末梢側に進め亀頭との境界で切断する。その後，中枢側へ剥離を進める。球部で両側方から会陰動脈の流入があるため結紮またはシーリングデバイスにより処理を行う。会陰からの剥離を終了したら，骨盤内から鉗子などを当て，これをガイドとして尿生殖隔膜を貫通させる。尿道の12，3，6，9時でそれぞれ貫通させ，残っている組織をシーリングデバイスで処理をして標本を摘出する。止血を十分行った後，会陰から筋層，皮下組織，皮膚の3層で閉創する。

● 女性の膀胱全摘除術

　女性の場合，子宮合併切除を行うことが多いが，卵巣は可及的に温存している。

図7 前立腺側方血管茎の処理
前立腺の側方血管茎はバイポーラもしくはシーリングデバイスで処理が可能である。神経温存を行う際は，可及的に前立腺の近傍で鉗子にて剥離して，クリップもしくは結紮により処理を行う。

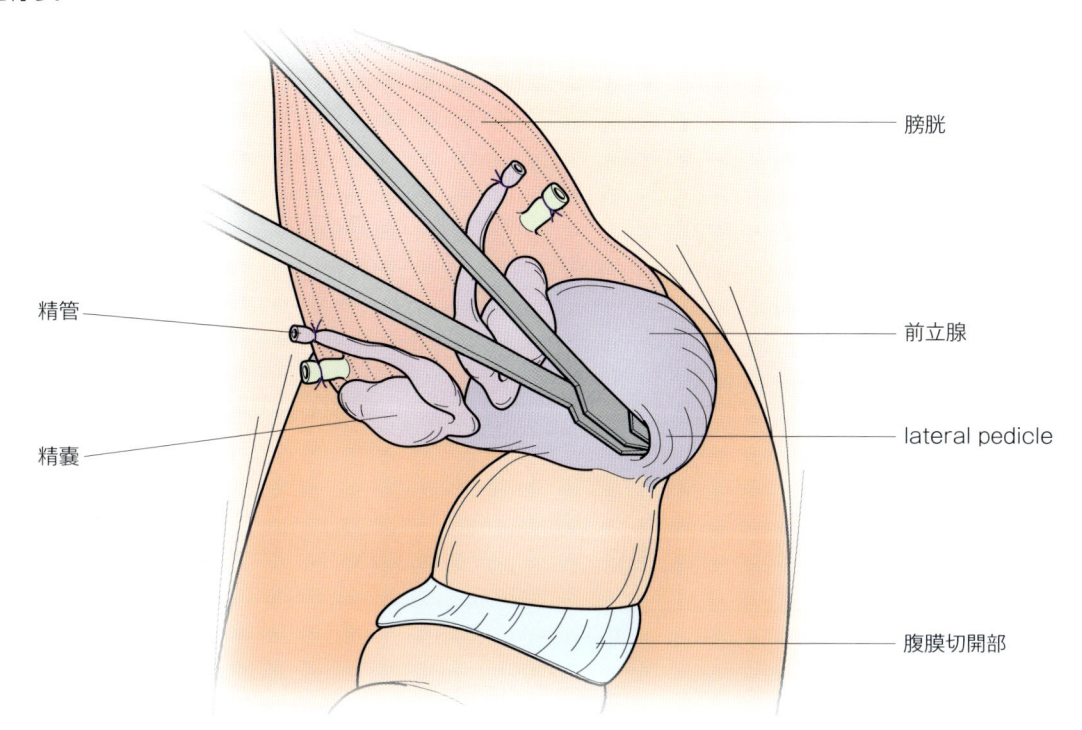

（図中ラベル：膀胱／前立腺／lateral pedicle／腹膜切開部／精管／精嚢）

腹膜の切開と子宮円索などの処置
腹膜の切開を延長して子宮広間膜につなげる。リンパ節郭清の時点で子宮円索を切断していることが多いが，処理していなければこの時点で切断する。固有卵巣索と卵管は一塊として結紮切離する（図8）。

腹膜切開線の延長
子宮をアリス鉗子などで上前方に牽引し後腟円蓋を確認する。この際，腟内に挿入したイソジン®ガーゼを助手が鉗子などで動かすことでその位置関係が把握しやすくなる。左右の腹膜切開線を後腟円蓋の位置で横断してつなげる（図9）。

基靱帯の処理
子宮，腟を温存する場合，直腸側腔を展開して基靱帯を含む血管茎を処理する必要があるが，子宮合併の場合は，後腟円蓋を切開した後腟壁と血管茎を含む基靱帯とを同時にシーリングデバイスで処理している（図10）。

尿道周囲の処理
ある程度処理を進めた後，尿道周囲の処理を行う。尿道前面の静脈叢を結紮切離した後，尿道後面に直角鉗子を通して腟前壁との間隙を作り，テープなどで把持しておく。両側腟壁の切開をこの尿道後面の位置で左右をつなげ，腟壁の切除を完了する（図11）。

図8 腹膜切開の延長と卵管・固有卵巣索の処理
腹膜の切開を子宮広間膜につなげてくる（矢印）。円靱帯，卵管・固有卵巣索は適宜シーリングデバイスもしくはエンドGIA™にて処理する。

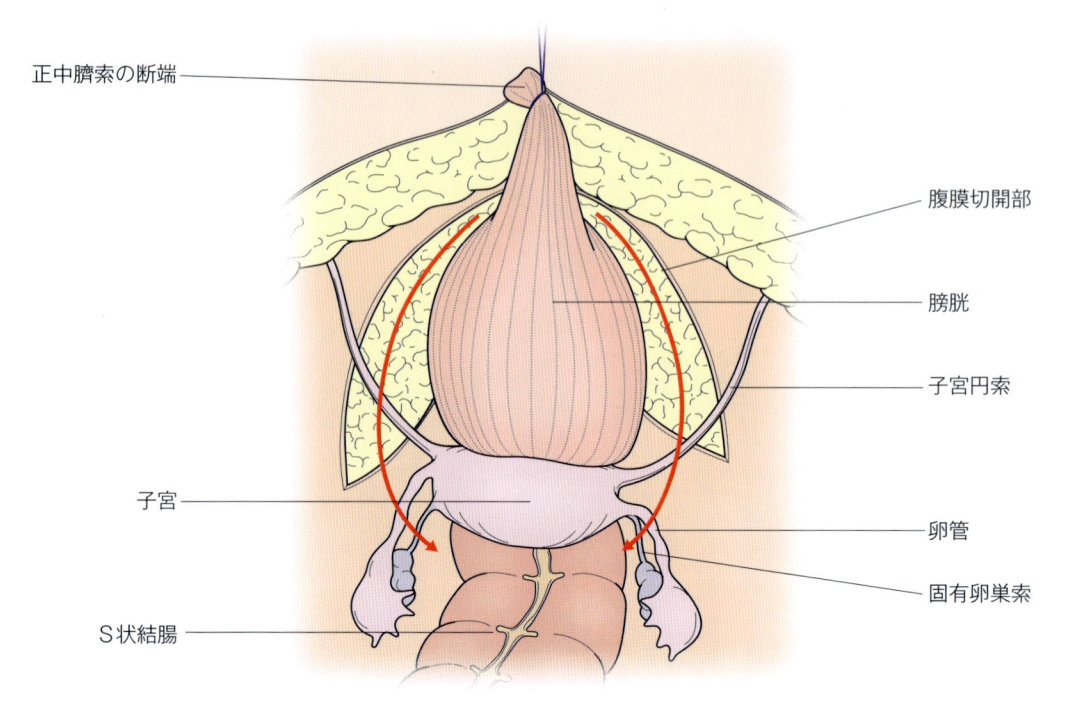

- 正中臍索の断端
- 腹膜切開部
- 膀胱
- 子宮円索
- 子宮
- 卵管
- 固有卵巣索
- S状結腸

図9 左右の腹膜切開線をつなぐ
子宮をアリス鉗子などでしっかり挙上して後腟円蓋を確認し，その部位で左右腹膜の切開線を横断してつなげる。

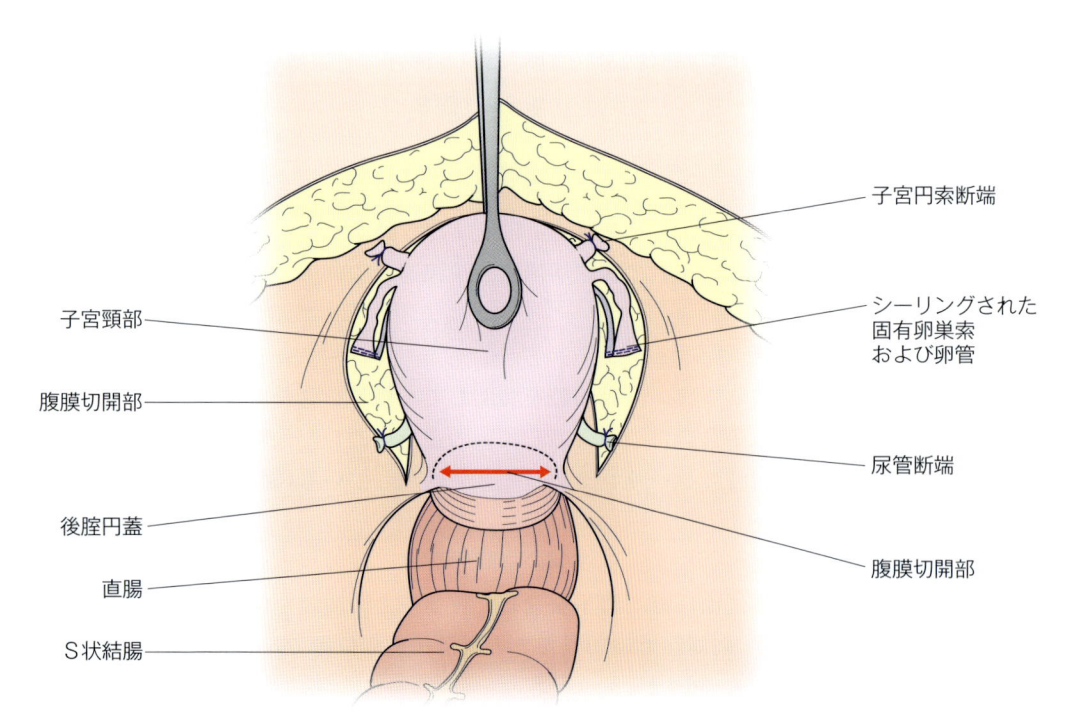

- 子宮頸部
- 子宮円索断端
- シーリングされた固有卵巣索および卵管
- 腹膜切開部
- 後腟円蓋
- 尿管断端
- 直腸
- 腹膜切開部
- S状結腸

前立腺全摘除術と膀胱全摘除術：開腹手術

図10 腟壁と基靱帯の処置
子宮を合併切除する場合，腟壁と基靱帯を一塊としてシーリングデバイスで処理をすることが可能である。

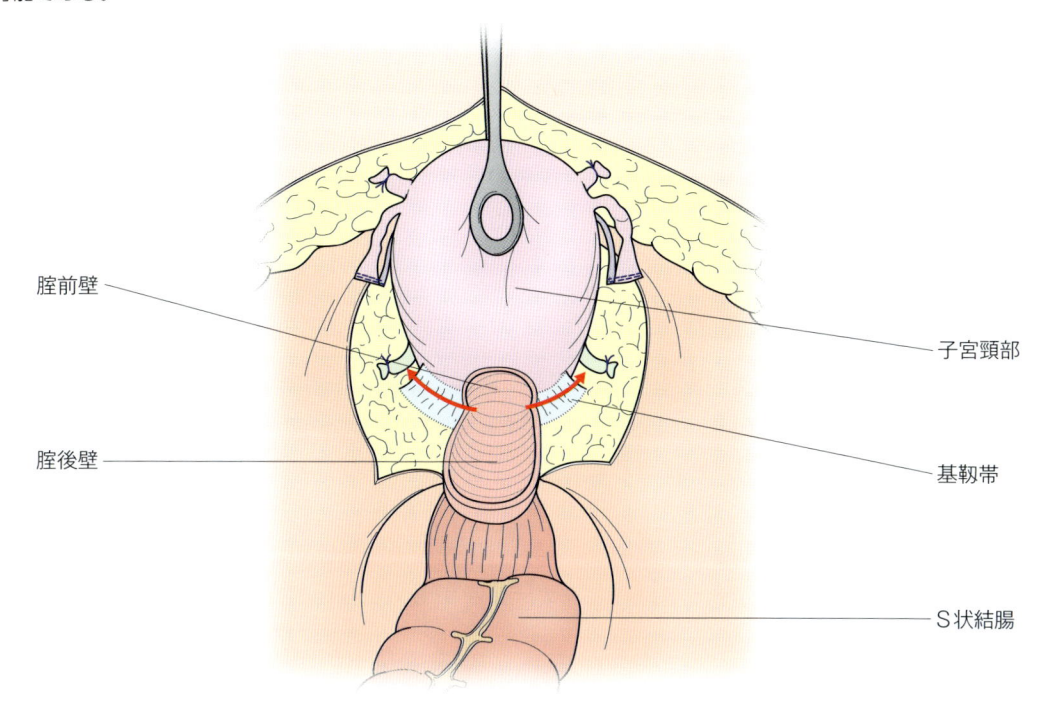

- 腟前壁
- 腟後壁
- 子宮頸部
- 基靱帯
- S状結腸

図11 腟壁の切除
尿道の後面と腟壁の間を剝離し，腟壁の左右切開線をつなげる。尿道摘除を施行しない場合は，尿道を離断して膀胱子宮を摘出する。腟壁の欠損部は大きくなるが腟壁の縫縮はさほど苦労しないことが多い。

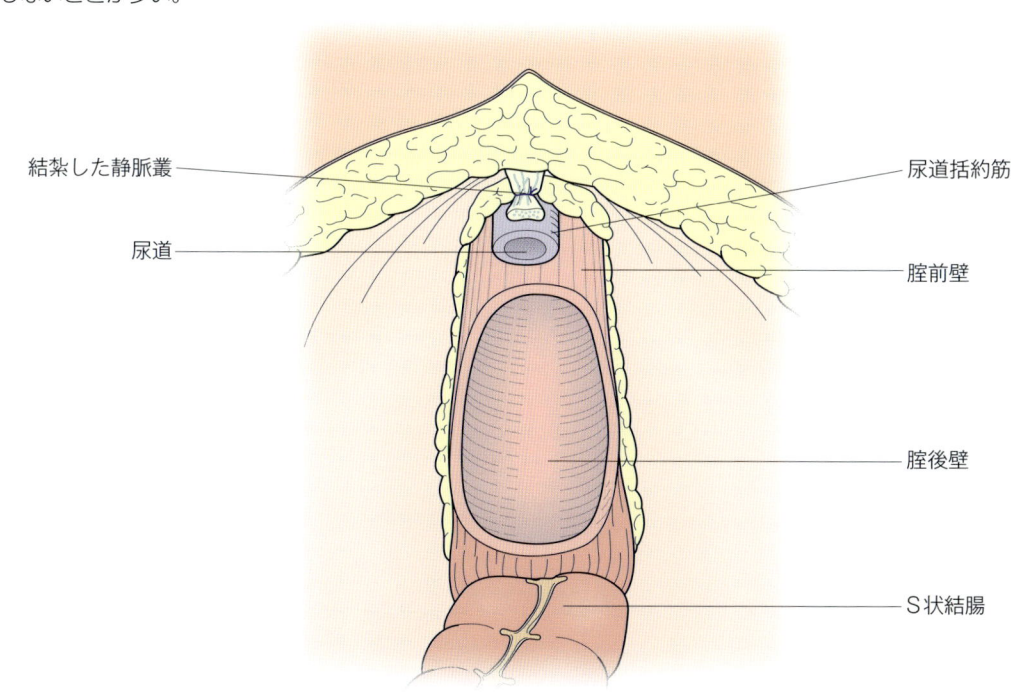

- 結紮した静脈叢
- 尿道
- 尿道括約筋
- 腟前壁
- 腟後壁
- S状結腸

代用膀胱による尿路変向で尿道を利用する場合は，この時点で尿道を離断して標本を摘出する。代用膀胱で尿道を利用しない場合は，会陰から尿道摘除を行う。その際骨盤内から静脈叢と尿道括約筋の間をある程度剥離しておくと会陰からつなげやすい。

　外尿道口周囲を切開した後，12時方向で静脈叢と尿道括約筋との間の層に到達する。シーリングデバイスを用いて尿道周囲を処理して標本を摘出する。尿道摘除の後は筋層，皮下組織，皮膚の3層で閉創して終了する。

　尿路変向の詳細は，適宜成書を参照されたい。

術後管理と合併症

　腸管を利用した尿路変向を行った場合，術後第4病日より飲水を開始し，流動食より開始している。尿管ステントは適宜，閉塞しないように2〜3日ごとフラッシュして流出を確認している。ドレーンは術後数日で，流出量に応じて抜去している。尿管ステントは術後第7，8病日に左右片側ずつ抜去している。代用膀胱を造設した場合，経口摂取後に腸管粘液が著明に増加するため，膀胱洗浄を行い，バルーンカテーテルが閉塞しないよう注意が必要である。

〈飯塚淳平〉

文献

1) Stolzenburg JU, Rabenalt R, et al: Intrafascial nerve-sparing endoscopic extraperitoneal radical prostatectomy. Urology, 2006; 67(1): 17-21.
2) Ganzer R, Blana A, et al: Topographical anatomy of periprostatic and capsular nerves: quantification and computerised planimetry. European Urology, 2008; 54(2): 353-60.
3) Eichelberg C, Erbersdobler A, et al: Nerve distribution along the prostatic capsule. European Urology, 2007; 51(1):105-10.
4) Tewari AK, Srivastava A, et al: Anatomical grades of nerve sparing: a risk-stratified approach to neural-hammock sparing during robot-assisted radical prostatectomy (RARP). BJU International, 2011; 108(6 Pt 2): 984-92.
5) 飯塚淳平：前立腺全摘除術後の合併症を防ぐためのポイント 神経を温存するための手術術式．臨床泌尿器科増刊号 前立腺の診療ナビゲーション，2014; 68(4): 144-50.

前立腺全摘除術と膀胱全摘除術

腹腔鏡・後腹膜腔鏡手術

　腹腔鏡下手術においても解剖学的に必要な知識は開腹手術と同様であり，手術において血管処理のうえでポイントとなるのはdorsal vein complex (DVC)の処理と側方血管茎の処理である．気腹により微小出血のコントロールは容易となり，良好な拡大視野での操作が可能である．また，拡大視野は詳細な解剖の認識にも非常に有用であり，特に神経温存手技においては剝離層の設定をより厳密に行うことができるようになる．

　本項では腹腔鏡手術における骨盤内手術のうえで，血管処理にポイントをおいて主に摘出までの操作を概説する．

腹腔鏡下前立腺全摘除術

● 手術適応

　適応は開腹手術と同様，T1〜T2の局所限局癌である．腹腔鏡下手術では拡大リンパ節郭清が困難であるため原則としてT3症例は適応外としている．

　当院では後腹膜臓器である前立腺をより生理的に摘出し尿路再建する目的で後腹膜アプローチにより施行しているが，腹部手術，特に下腹部の手術既往がある場合は慎重な検討が必要である．骨盤内の手術既往としては鼠径ヘルニアの術後，虫垂炎術後というのが最も多い．鼠径ヘルニアであってもメッシュプラグであればなんら問題ないが，PHS（プロリンヘルニアシステム）やクーゲルパッチといった膀胱前腔の層に展開するタイプの人工物が使用されていると骨盤腔の展開が困難であったり，ときに膀胱壁と癒着していることもあり後腹膜アプローチでは困難となる．そのため適宜，経腹アプローチに切り替えるなどの対応が必要である．また，虫垂炎術後の場合，後述するバルーンダイレーターでの後腹膜腔を展開する操作の際に腹膜損傷の危険があり注意を要する．神経温存術の適応も開腹手術に準ずるが，拡大視野により詳細な剝離層の設定が可能である．腫瘍検出側ではinterfascial layerで，非検出側ではintrafascial layerでの展開を心がけている．

● 術前準備，手術体位

　術前準備は開腹手術に準ずる．腹腔鏡下手術では後腹膜アプローチを基本としているが，腸管処理は開腹手術と同様に行っている．

体位は開脚位としポート造設後は軽度頭低位としている。開腹術と異なり腰枕は挿入していない。術野から18Frのフォーリーカテーテルを挿入する。

術式の概要（血管処理を中心に）

ポートの設置

　原則5ポートで行っている。後腹膜アプローチを原則としているが，経腹アプローチの場合，全体のポートを1〜2横指ずつ頭側に偏位して造設している。主に臍を中心として前立腺を目標に扇型に近い配置で施行される。

　トロカーは主にカメラ用と12mmと5mmが使用され5カ所に造設する（図1）。各ポートは，①臍下約1横指左側に12mm，②恥骨上2横指右側に12mm，③左上前腸骨棘前方に12mm，④右上前腸骨棘前方に5mm，⑤ ④ポートと①ポートの中点に12mm，をそれぞれ留置する。まず第1ポートの造設は皮膚切開を置いた後，腹直筋前鞘を正中から外側に切開し，S字鉤で腹直筋を外方に分け，腹直筋後鞘に示指を沿わせて骨盤腔まで到達する。ここでPDB™バルーンダイレーターを用いて膀胱前腔を拡張する。その後，第2〜5ポートを造設する。

　気腹圧はおおむね7〜12 mmHgで施行している。内視鏡はオリンパス社製の軟性鏡を用いている。術者は右手に吸引・送水とスパチュラ型の電気メスが一体となったopti4™（Covidien社）を用い，左手には有窓バイポーラ鉗子を用いている。助手は右手に有窓把持鉗子を持ち左手にopti4™を持つことが多い。

図1 後腹膜アプローチでの腹腔鏡下前立腺全摘除術におけるポート設定

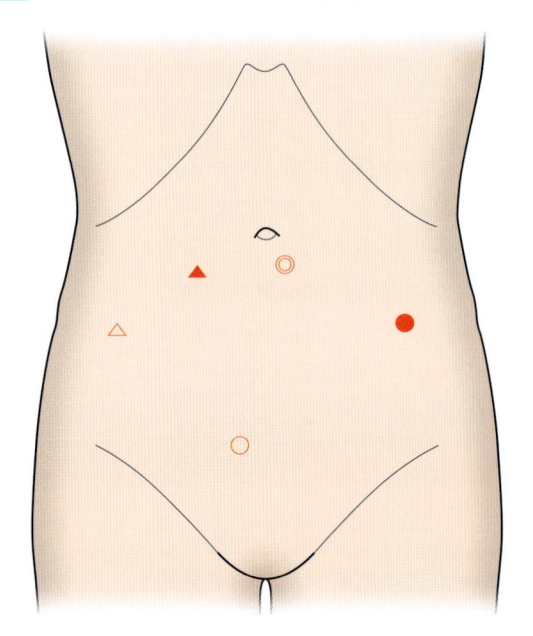

◎：Endopath Xcel，12mm（camera port）
○：VersaportV2，12mm
△：pediport，5mm
▲：VersaportV2，12mm
●：VersaportV2，12mm

● 前立腺周囲の展開

　前立腺周囲の展開から開始し，endopelvic fasciaの表面を出すように側方の展開を行う。十分展開した後，内骨盤筋膜を鈍的に切開する。肛門括約筋筋膜を温存する層で尿道脇まで鈍的剥離を進めるが，剥離層が前立腺に近づきすぎるとneurovascular bundleや前立腺周囲の静脈が破綻して出血をきたすため注意が必要である（図2）。適切な層で展開できればlateral pelvic fasciaに包まれた前立腺側の血管を損傷せずに剥離可能である。特に尿道脇ではDVCおよびその両側に広がるように交通枝が発達していることがあり，慎重に展開する（図3）。

図2 左側endopelvic fasciaの展開
肛門挙筋筋膜を温存する層での剥離を行うが，前立腺側に近づきneurovascular bundleの静脈系を損傷しやすくなる。

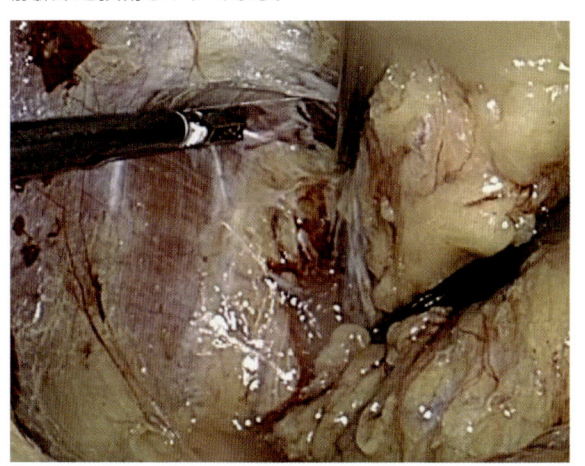

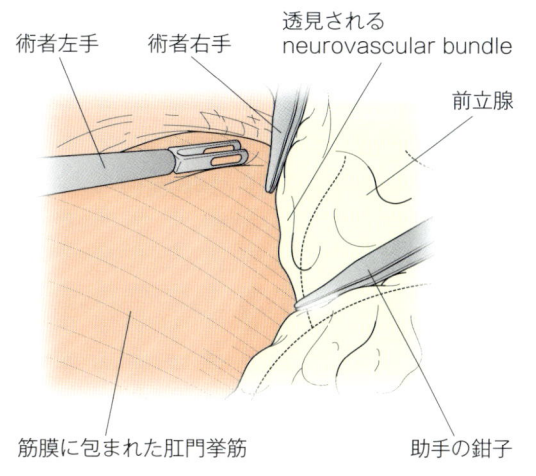

図3 尿道近傍の展開
尿道近傍まで展開を進めると，DVCから外側に太い内陰部静脈との交通枝を認めることがある。損傷すると出血が多くなるため注意が必要である。

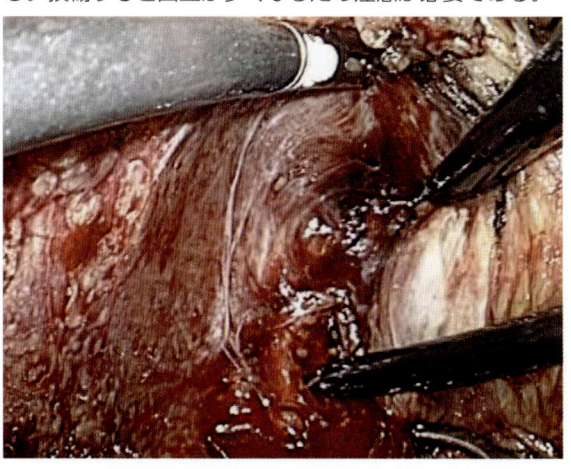

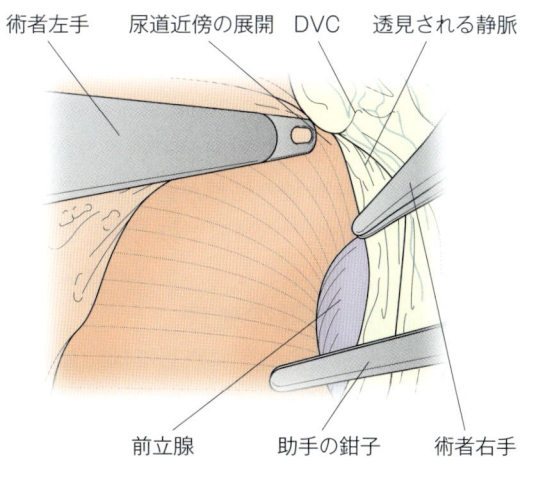

● DVCの処理

両側を同様に処理した後，DVCのバンチングを行う。その処理は，末梢側のみを2-0バイクリル弱彎針により運針した後に結紮をしている。バンチング手技については「主要血管と手技―骨盤内の血管」の項を参照されたい。腹腔鏡手術では順行性に前立腺を剥離するため，この段階では結紮のみを施行しておき，尿道離断前にDVCを切開する。最近ではこの処理にエンドGIA™ staplerを用いている。

● 膀胱前立腺部の展開

膀胱前立腺部の切開はopti4™を用いてモノポーラで正中から切開していく。前立腺基部の表面に沿い，可及的に側方から尿道を絞り込むように剥離を進めると膀胱頸部が温存できる。ある程度尿道が露出できた段階で前壁を切開してバルーンカテーテルを引き抜く。助手が前立腺部尿道にピーナッツ鉗子を挿入して上前方に前立腺を持ち上げると，膀胱内に貯留した尿が術野に流出せずに良好な視野を保つことができる。膀胱後壁の粘膜を切離した後，これを把持して上方頭側に持ちあげ，膀胱三角部の面を意識しながら後壁の離断を進めると，必要以上に膀胱にも前立腺にも近づきすぎずに適切な層で離断することが可能である。

● 神経温存手技と非温存手技

膀胱と前立腺を離断した後，精嚢と精管膨大部を剥離し把持した後，前立腺背側のDenonvilliers筋膜を切開して，前立腺左右のpedicleを尖部に向かって処理する。前立腺癌のリスク分類やノモグラムに基づき，神経温存手技を適宜施行する。神経温存術を行う場合，このDenonvilliers筋膜の扱いにより展開する層を調整する。つまり，intrafascial approachでの展開を行う場合，Denonvilliers筋膜を切開せずに前立腺後面から剥がすように操作を行い，前立腺表面を露出しながら側方に展開していくと，目指すintrafascial layerが展開しやすくなる。後外側からモノポーラーシザース鉗子で組織を分けて前立腺被膜表面を露出する層まで剥離し，後面からの層とつなげる（**図4**）。

一方，非神経温存もしくはinterfascial approachで側方処理を行う場合，Denonvilliers筋膜を切開し，展開していく。実際は，Denonvilliers筋膜は前葉，後葉といった単純な2層構造ではなく，多層膜を構成していると認識されており，Denonvilliers筋膜を切開した後で層を調整することも可能である。intrafascial layerでの剥離は，目的とする剥離層に到達するとその後はほぼ出血なく尖部まで展開が可能であるが，途中1～2本前立腺に流入するいわゆる前立腺動脈の処理が必要となる。一方，interfascial layerでの剥離では静脈系が走行する層間での剥離となるため，前立腺被膜表面には粗造な組織が付着した状態となり，また剥離面からのoozingが多くなる（**図5**）。

● 側方血管茎の処理

側方血管茎の処理に際しては，神経温存術の場合，著者らの施設では吸収性クリップ（Lapro-Clip™, Covidien社）を用いている。この吸収性クリップはpolyglyconate と polyglycolic acidの2層構造となっておりそれぞれ6カ

図4 前立腺被膜の処理

Denonvilliers筋膜と前立腺後面との層を展開した後，後外側からもモノポーラシザースなどを用いて前立腺被膜の層まで展開を行う。乳白色の滑らかな前立腺被膜の層が目的のintrafascial layerとなる（**a**）。後面からの剥離層を適宜クリップで処理してつなげる（**b**）。intrafascial layerでは出血なく剥離を進めていくことが可能であるが，途中，前立腺動脈を認めるためクリップで処理していく（**c**）。

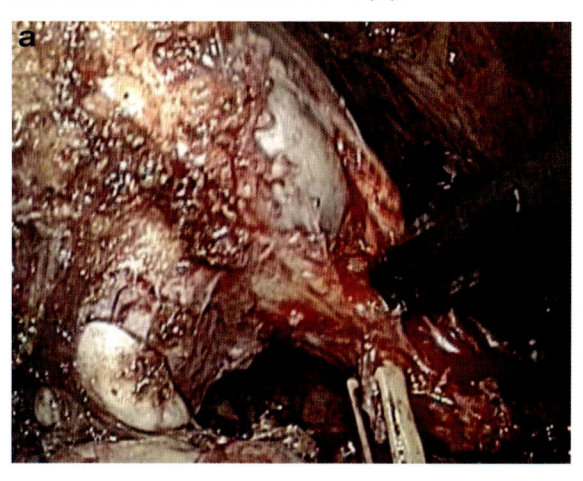

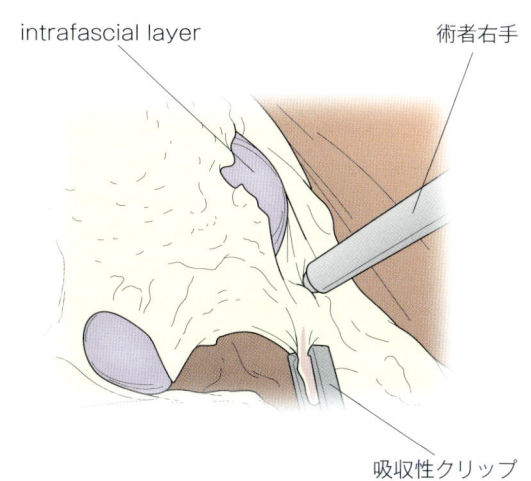

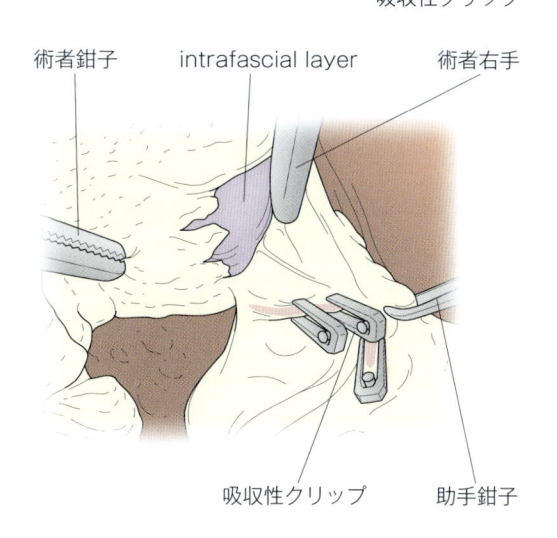

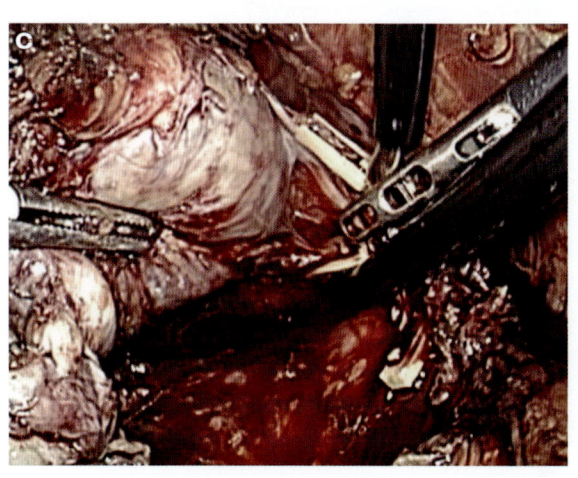

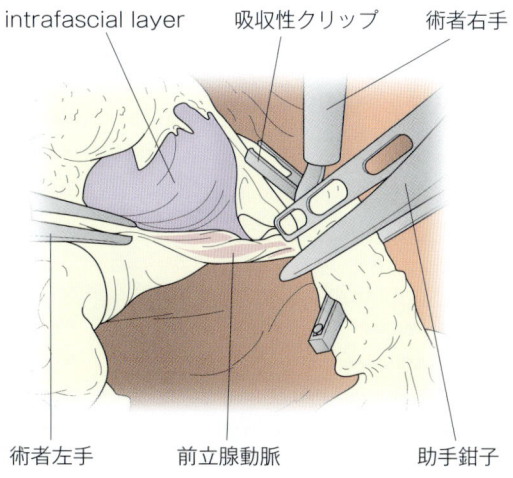

月，3カ月で分解吸収される。

● 尿道の離断と前立腺の摘出

側方処理を終了した後，あらかじめ結紮処理をしたDVCを切開する（図6）。この操作は電気メスを用いて行っているが，尿道を切開，離断する際にはモノポーラーシザース鉗子によりcold cutする。前立腺を臓器摘出用の回収袋（Endocatch gold™, Covidien社）に収容する。後壁補強および，離断された尿道断端と膀胱とを3-0モノフィラメント吸収糸（3-0 PDS®，もしくは3-0 V-Loc™）で連続縫合した後，6mmのプリーツドレーンを挿入し，前立腺を体外に摘出して終了となる。

図5 interfascial layerでの展開

interfascial layerでの展開では，前立腺被膜に一部組織を付着させながら剥離を進めていくため，前立腺の表面は粗造となり，剥離面では出血を認めやすくなる。

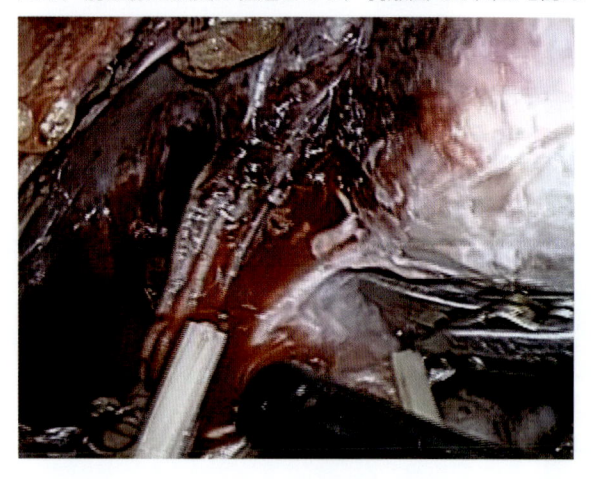

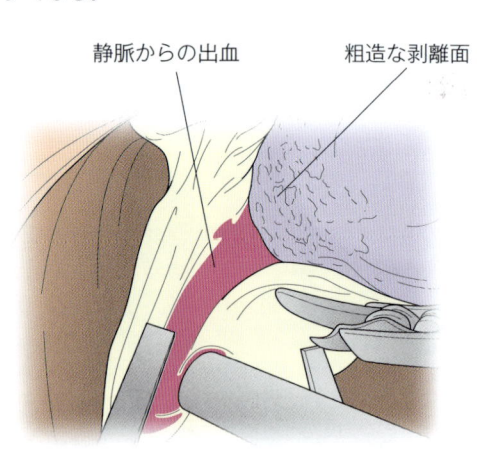

図6 DVCの処置

bunchingされたDVCをモノポーラで切開していく。尿道括約筋および尿道粘膜はcold cutが望ましい。結紮糸から距離を取りすぎると前立腺に切り込むことがあるため注意が必要である。

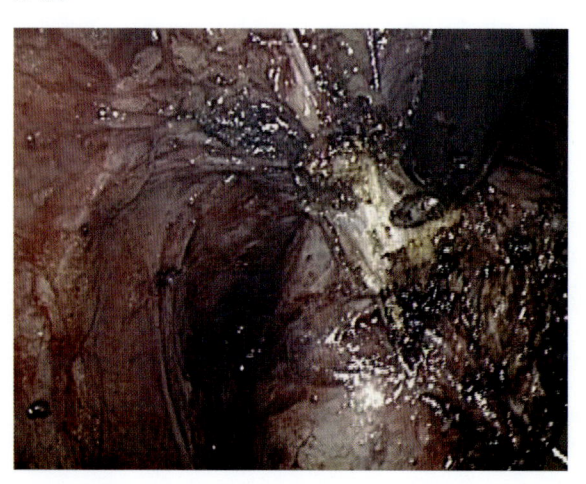

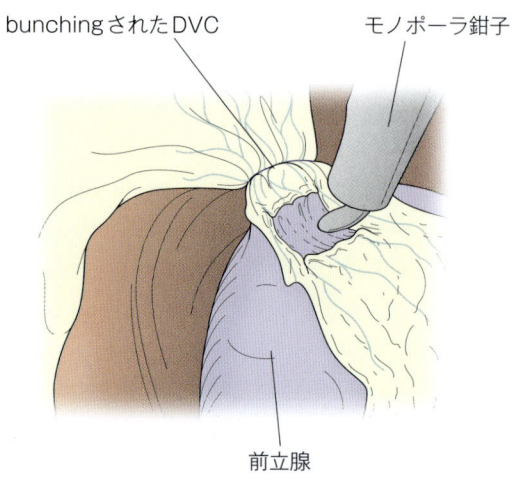

術後経過と合併症

術翌日より歩行，経口摂取を開始している。ドレーンは術後第2～3病日に抜去している。術後第5病日に膀胱尿道造影を行い，吻合部リークがないことを確認してバルーンカテーテルを抜去している。

腹腔鏡下膀胱全摘除術

手術適応

開腹手術での適応と同様，浸潤性膀胱腫瘍や上皮内癌でBCG膀胱内注入療法抵抗性のものが対象となる。リンパ節郭清の質を担保するため，著者らは膀胱摘出までを腹腔鏡下に行い，リンパ郭清および尿路変向は臍下に小切開を加えて行っている。経腹アプローチで施行するため，腹部手術の既往がある場合は注意が必要である。しかしながら，胆嚢摘除などの比較的軽微な上腹部手術であればポート造設の際に注意を要するものの，手術そのものが施行困難である症例は非常にまれである。

術前準備，手術体位

体位

術前準備は開腹手術に準じて行う。体位は尿道摘除を行う場合，砕石位を取り，開腹術と同様男性であれば陰嚢を，女性であれば大陰唇を展開しておく。尿道摘除を行わない場合は開脚位を取る。いずれにしてもポートを造設後，頭低位を取る。

術前準備

術野から18Frフォーリーカテーテルを挿入する。カテーテルにirrigatorを装着して灌流できるようにしておくとよい。女性の場合，腟内も消毒しイソジン®ガーゼを挿入しておく。

術式の概要

ポートの設置

前立腺全摘除術と同様に5ポートで施行する。ポート設定は前立腺全摘除術と比較して，全体に頭側に移動した形となる（図7）。①臍横に左側に12mm，②恥骨と臍のほぼ中間で，わずかに右側に12mm，③左上前腸骨棘前方に12mm，④右上前腸骨棘前方に5mm，⑤ ④ポートと①ポートの中点に12mm，をそれぞれ留置する。①および②ポートは下腹部正中切開を延長した際に，切開ライン上に乗るように頭尾側に切開を置いておく。その他のポートは皮膚割線に沿って切開する。また，回腸導管を予定している場合は

図7 腹腔鏡下膀胱全摘術のポート設定

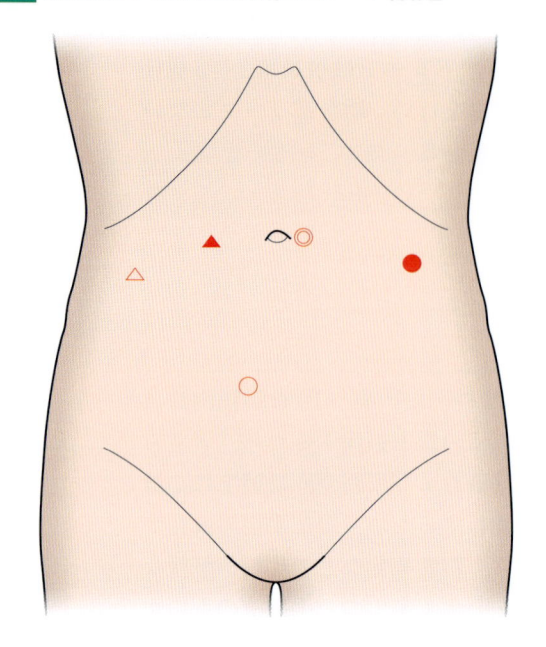

◎：Applied kii access system, 12mm（camera port）
○：VersaportV2, 12mm
△：VersaportV2, 12mm
▲：VersaportV2, 12mm
●：VersaportV2, 12mm

⑤ポートがストーマ造設部位に当たるように設定しておくと有効に活用することが可能である。

● 気腹

　経腹アプローチの場合，著者らはまずベレス針を穿刺してwater drop法により腹腔内に到達していることを確認した後，15 mmHgまで一時的に気腹圧を上げた状態でポートを一気に造設している。習熟すると非常に簡便にポート造設が可能であり，特に肥満体型の患者の場合にメリットが大きい。

● 男性の腹腔鏡下膀胱全摘除術

● 尿管の剥離

　ポート造設後，まず尿管の剥離から行う。総腸骨動脈交叉部近傍で腹膜を切開して尿管を剥離，確保する。尿管を直接把持しないように注意が必要（**図8**）であるが，ベッセル・ループなどで助手に把持・牽引させると展開が容易である。尿管の剥離を膀胱近傍まで可及的に進めておく。対側も同様に剥離しておく。

● 精嚢・精管の剥離

　男性ではこの時点で左右の腹膜切開腺を横断し，精嚢・精管を剥離する。助手が腹膜断端を頭側下方に展開しcounter tractionを良好にかけると容易に精嚢の剥離が可能である。助手に剥離した精嚢・精管を把持させ，上前方に牽引するとDenonvilliers筋膜が確認できるので，これを切開し前立腺背側を尖部まで剥離しておく。このとき両側方まで十分に剥離を進めておくと，後の側方血管茎の処理の際，手技が容易となる。

図8 尿管を操作する際の注意点
尿管は周囲の組織を把持するか，テープなどで把持し，直接把持しないように心がける。

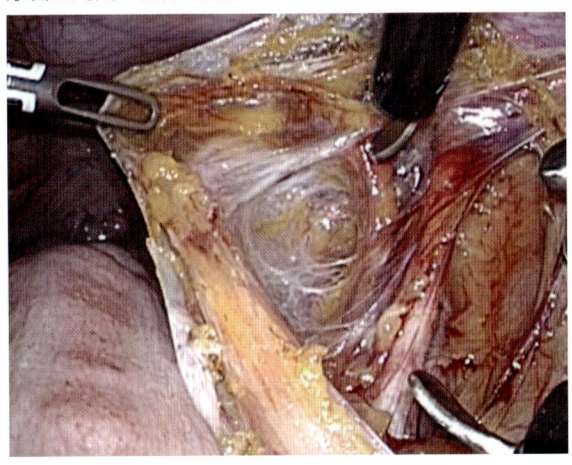

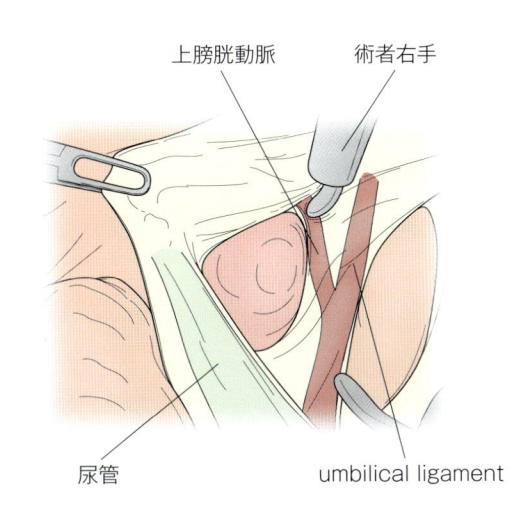

● retzius腔の展開

次にumbilical ligamentの外側で腹膜を切開しretzius腔を展開する。膀胱腹側前面を剥離しすぎると膀胱が術野に垂れ下がってくるため，この時点では正中部は剥離しないでおくとよい。腹膜切開をumbilical ligamentに沿って外側に延長し，精管をバイポーラもしくはシーリングデバイスで処理する。可及的にumbilical ligamentを追い，内腸骨動脈起始部近傍まで剥離しておく。この視野で前立腺側方の展開まで進め，endopelvic fosciaを腹腔鏡下前立腺全摘除術と同様に鈍的に剥離して尿道脇まで展開しておく。両側同様の処置をした後，尿管を可及的に膀胱側で離断する。著者らはHem-o-lok®クリップを膀胱側に1つ，尿管側に2つかけて切離し，尿管側の2つのクリップ間でさらに切離して末梢側を尿管断端として術中迅速病理に提出している。この状態で精嚢，精管を上前方に把持すると膀胱から前立腺にかけて側方血管茎を，まさにwing状に張ることができる。

● 側方血管茎の処理

umbilical ligamentを処理した後，エンドGIA™ステープラーを用いて側方血管茎を一気に離断している（図9）。この際，膀胱側の尿管断端を確認することと，ステープラーの先端が直腸を挟まないように角度に注意をする。尿管の離断が終了していない場合は，助手が尿管を上方に把持しておく。前立腺側方血管茎が一部残るため，バイポーラもしくはシーリングデバイスにより処理をする（図10）。対側も同様に処理した後，あえて残しておいた膀胱腹側前面の剥離を行うと，尿道とDVCのみで骨盤と繋がっている状態となる。DVCは腹腔鏡と同様，2-0バイクリル弱彎針による結紮もしくはエンドGIA™ステープラーにより処理している。その際，尿道を挟まないようにバルーンカテーテルの可動性を確認することが肝要である。

図9 側方血管茎の処置
側方血管茎はエンドGIA™で一塊として処理可能である。尿管の処理は先に行ってもよいが，後で行う場合は鉗子で保持して巻き込まないようにする。

エンドGIA™ ステープラー
膀胱
助手によって挙上された尿管
側方血管茎を一塊としてエンドGIA™で処理

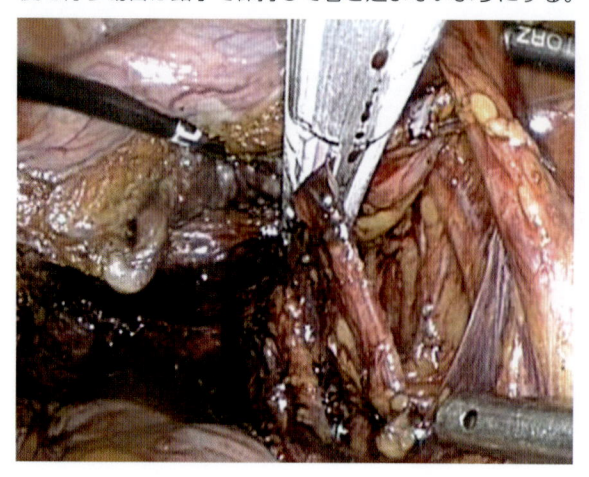

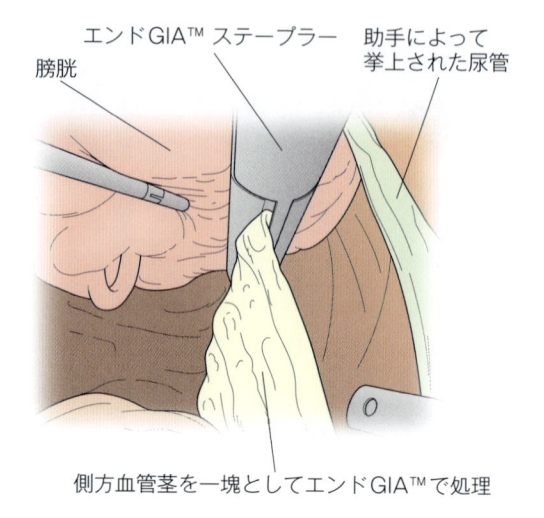

図10 前立腺部の処理
前立腺部はシーリングデバイスもしくはバイポーラでの処理を行う。

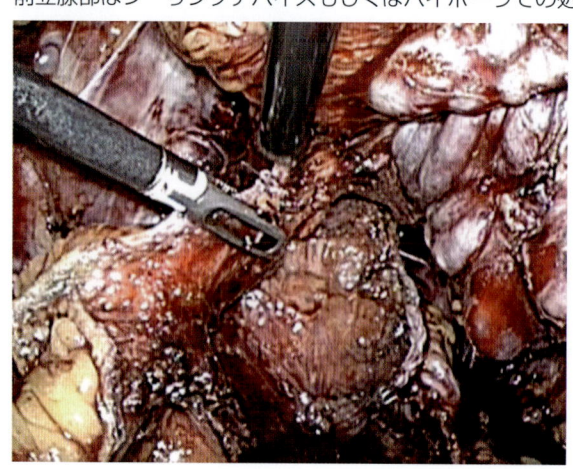

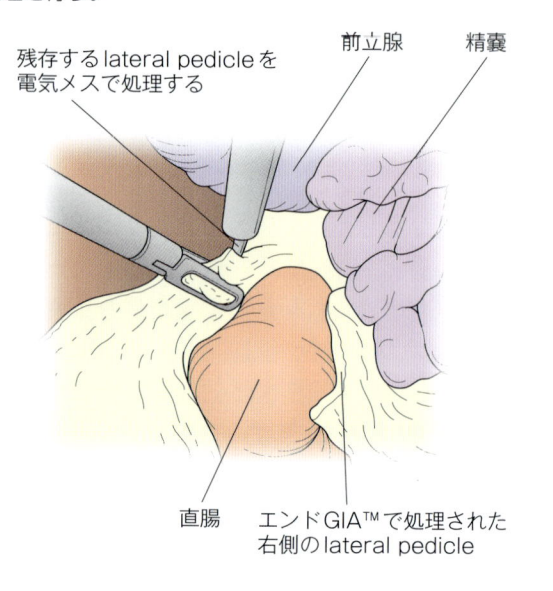

残存するlateral pedicleを電気メスで処理する
前立腺
精嚢
直腸
エンドGIA™で処理された右側のlateral pedicle

● **尿道の処置**

　DVCを離断した後，尿道摘除を行わない場合は，尿道を離断し開腹操作に移行する（図11）。尿道摘除を行う場合は，側方血管茎の処理を始めた時点で会陰部の操作を同時に開始する。尿道周囲を骨盤内から可及的に剥離を進めておく。会陰部からの剥離層と骨盤内の剥離層が合流すると気腹が保てなくなるため，この時点で開腹操作に移行している。

図11 尿道の離断
DVC処理後，尿道摘除を行わない場合は尿道を離断する．できうる限り，尿が術野にこぼれないように注意する．

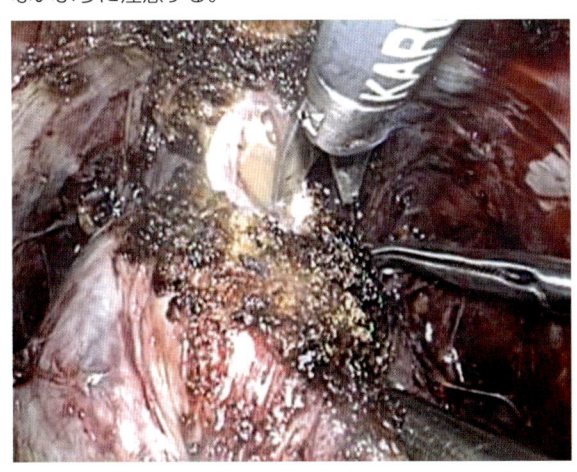

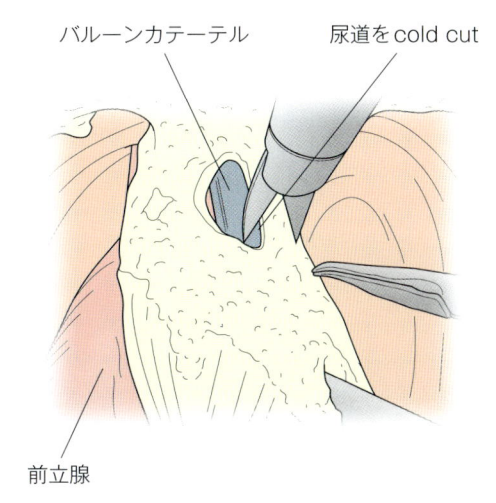

バルーンカテーテル　尿道をcold cut

前立腺

女性の腹腔鏡下膀胱全摘除術

● 尿管の剥離
　尿管の剥離から行うのは男性と同様である．女性の場合，子宮が骨盤内に落ち込んでいることが多いため，著者らはまず，子宮頂部に2-0バイクリル弱彎針を運針し，腹壁に固定するか（図12），腹壁から刺入したEndo Close™針でこのバイクリル糸を体外に出し，子宮を挙上するようにしている．この操作により子宮広間膜が張られる状態となり，卵管や円靱帯の処理および尿管剥離が格段に行いやすくなる．

● 子宮円索，卵管，固有卵巣索の処理
　尿管剥離を両側膀胱近傍まで進める（図13）と子宮動脈が尿管の前面をまたぐように走行しているため，これをメルクマールとしている．子宮広間膜に切開を置いて，子宮円索をシーリングデバイスで処理する（図14）．卵管周囲の広間膜を切開し，卵管と固有卵巣索を一塊としてエンドGIA™にて離断する（図15a，b）か，もしくはシーリングデバイスで処理する（図15c）．

● Retzius腔の展開
　その後，umbilical ligamentの外側で腹膜を切開し，retzius腔を展開する．腹膜切開をumbilical ligamentに沿って外側に延長し，そのまま子宮広間膜に切開を延長していく．男性と同様，膀胱腹側前面を剥離しすぎると膀胱が術野に垂れ下がってくるため，この時点では正中部は剥離しないでおく．可及的にumbilical ligamentを追い，内腸骨動脈起始部近傍まで剥離しておく．この視野で膀胱頸部側方の展開まで進め，endopelvic fasciaを確認しておく．

● 後腟円蓋部の展開
　膀胱側方の展開が終了した時点で尿管の処理を行う．男性と同様，Hem-o-lok®クリップを膀胱側に1つ，尿管側に2つかけて切離し，尿管側の2つ

図12 子宮の吊り上げ固定
子宮を吊り上げておくと，その後の操作が非常にやりやすくなる．2-0バイクリル針で腹壁に固定するか，Endo Close™などを用いて糸を体外に取り出し，吊り上げておく．

umbilical ligament
子宮と腹壁に運針した2-0バイクリルをヘモロックで固定
円靱帯　卵管　子宮　卵管
広間膜に包まれた円靱帯

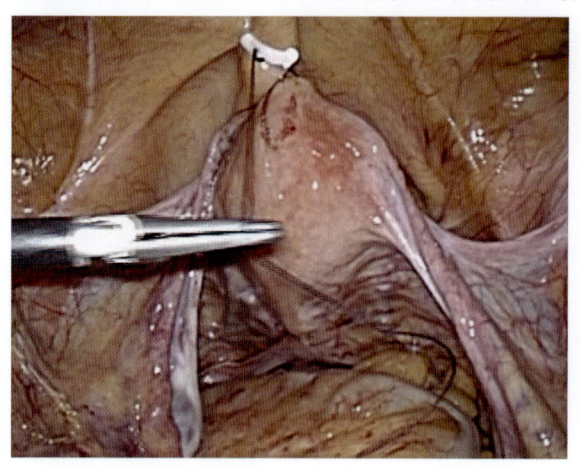

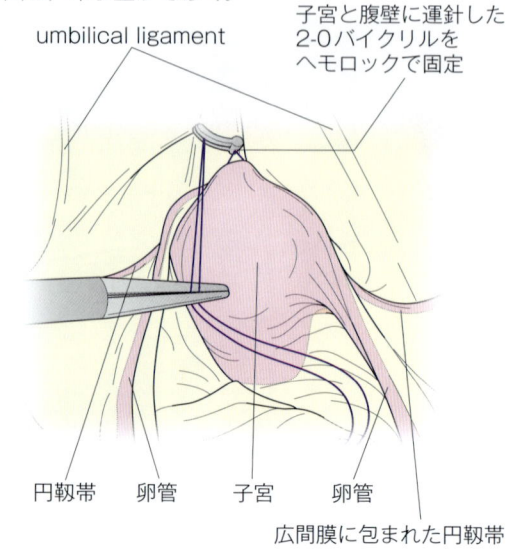

図13 尿管の剥離
尿管を確保し，テープなどで把持して剥離を進める．

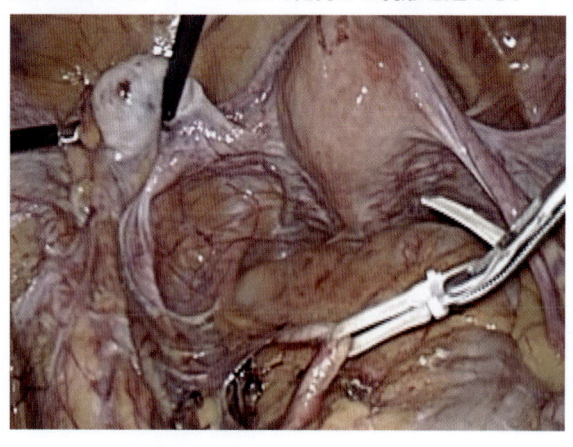

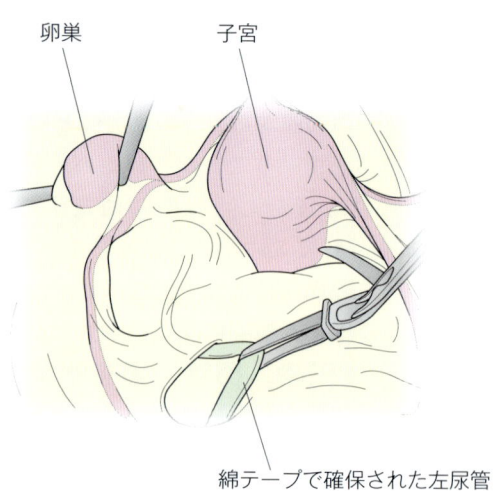

卵巣　子宮
綿テープで確保された左尿管

図14 円靱帯の処理
子宮広間膜を切開して円靱帯をシーリングデバイスで処理する．

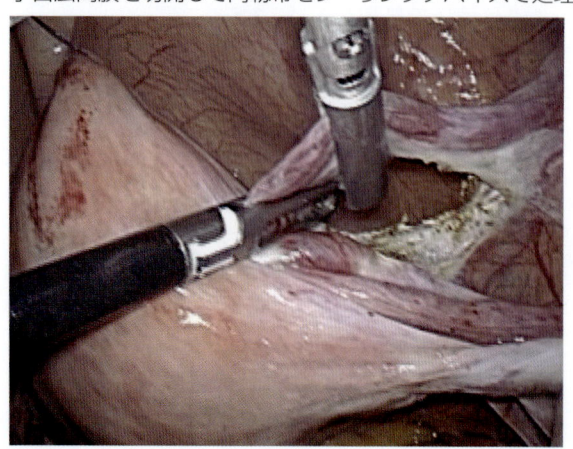

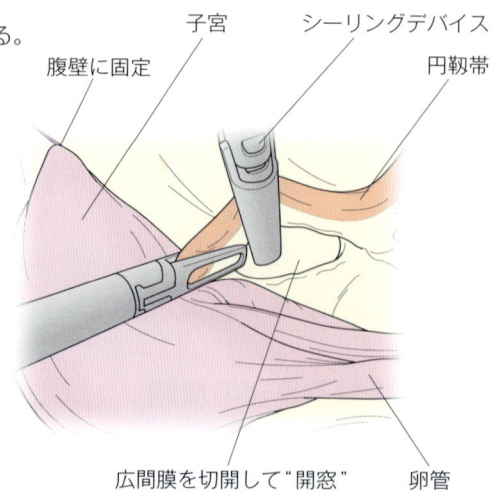

子宮　シーリングデバイス
腹壁に固定　円靱帯
広間膜を切開して"開窓"　卵管

前立腺全摘除術と膀胱全摘除術―腹腔鏡・後腹膜腔鏡手術

図15 卵管の処理
子宮広間膜の切開を広げ卵管をエンドGIA™を用いて処理すると子宮体部の固定がほぼ外れた状態となる(**a**, **b**)。卵管はシーリングデバイスでの処理も可能である(**c**)。

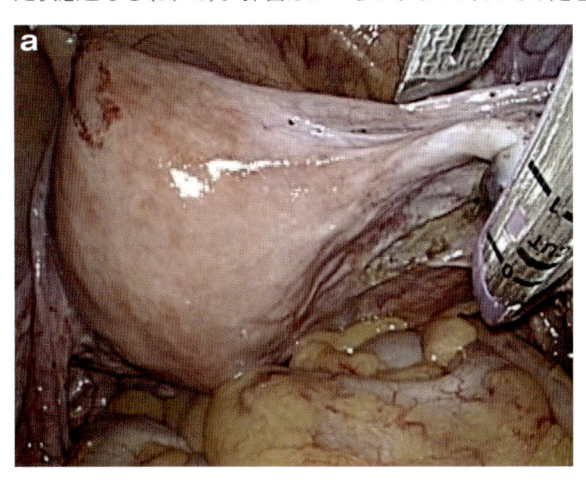

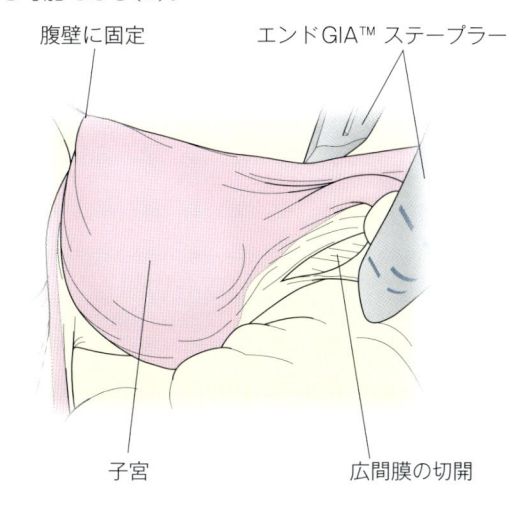

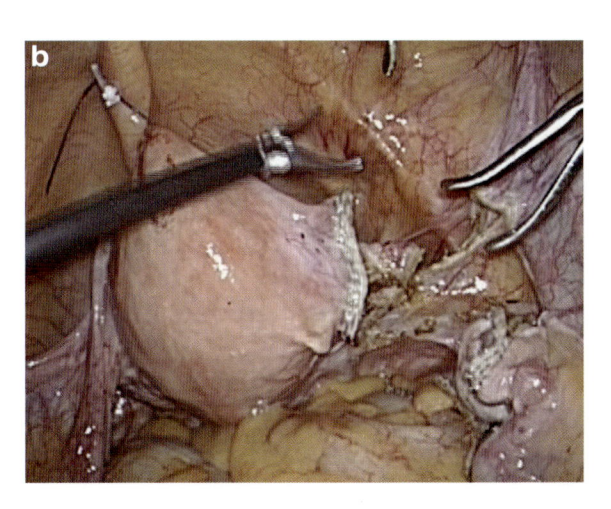

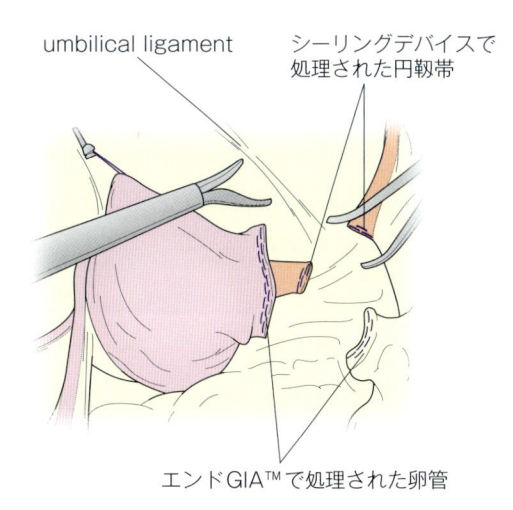

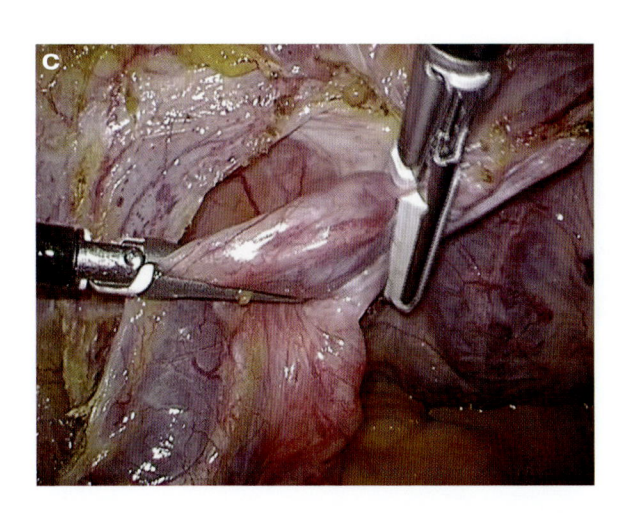

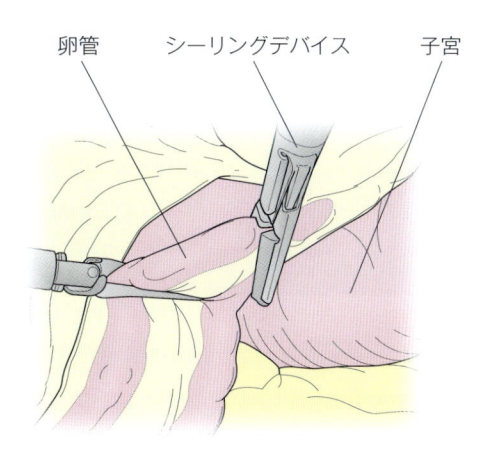

のクリップ間でさらに切離して，末梢側を尿管断端として術中迅速病理に提出する．その後，後腟円蓋を確認し，このレベルで腹膜の切開を横断してつなげる（図16a）．外陰部から腟内のガーゼをペアン鉗子などで動かし位置を確認した後，切開する（図16b）．腟に切開を加えると気腹圧を維持できなくなるため，50ml ガラスシリンジの内筒を腟内に挿入する．また，バルーンカテーテルを腟内に挿入してバルーンを10ml 程度膨らませると気腹を維持することが可能である．

図16 後腟円蓋部の腹膜を切開
後腟円蓋部の腹膜を切開し，腟壁を切開する（a）．bは腟内に挿入した助手の示指をガイドとして切開している．

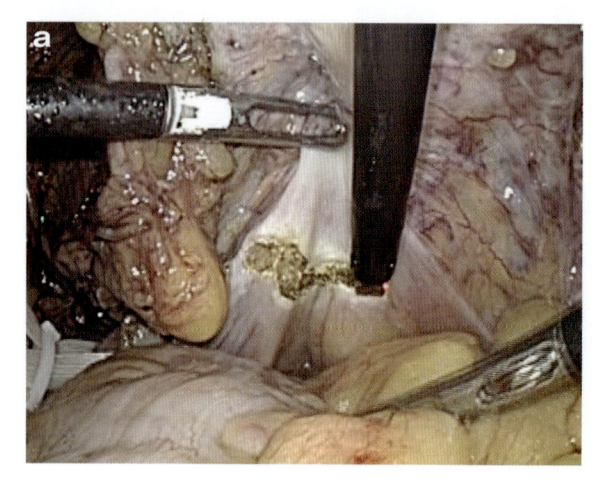

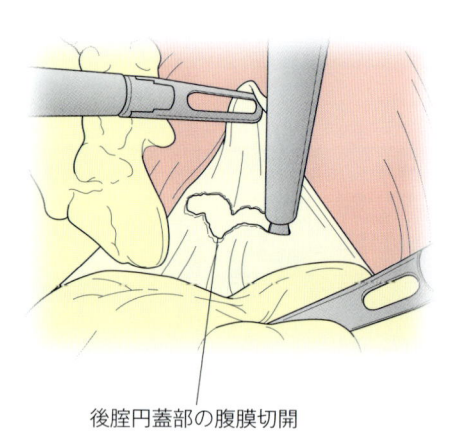

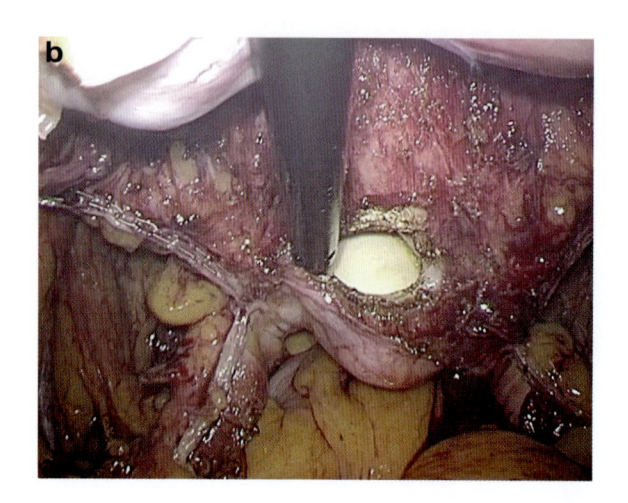

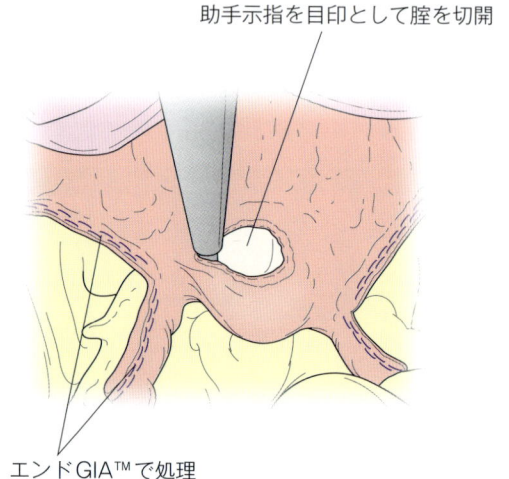

後腟円蓋部の腹膜切開

助手示指を目印として腟を切開

エンドGIA™で処理

● 腟壁と血管茎・基靭帯の処理

　開腹手術と同様，腟壁と膀胱の側方血管茎を，基靭帯を含めてシーリングデバイスで一塊に切離していくことが可能である（図17）。ある程度処理を進めた後，尿道周囲の処理を行う。尿道前面の静脈叢を2-0バイクリル弱彎針でbunchingした後，尿道後面を剥離して腟前壁との間隙を作り，この間隙に腟壁の切開線をつなげる（図18）。こうして尿道のみで骨盤壁と繋がっている状態となる。

図17 腟壁と血管茎・基靭帯の処理
腟側壁と基靭帯を一塊としてシーリングデバイスで処理が可能である。

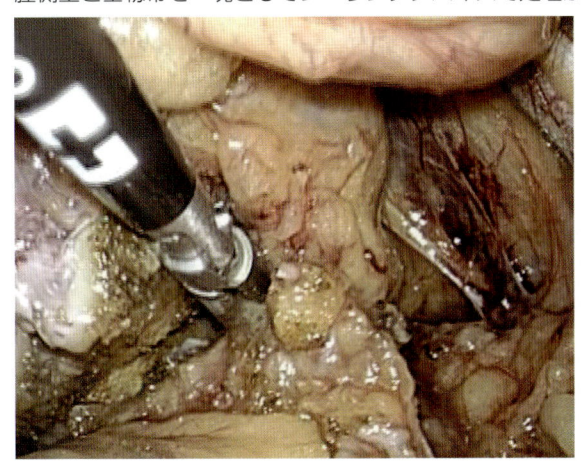

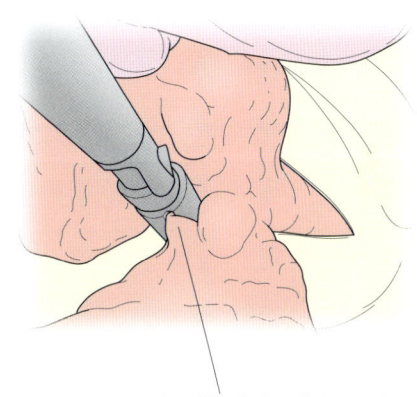

腟側壁と基靭帯を一塊として処理

図18 尿道と腟壁の展開
尿道と腟壁との間を剥離し，腟壁の切開を左右でつなげる。

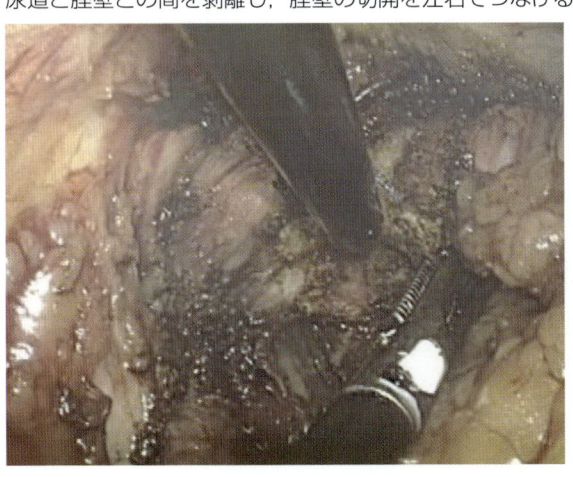

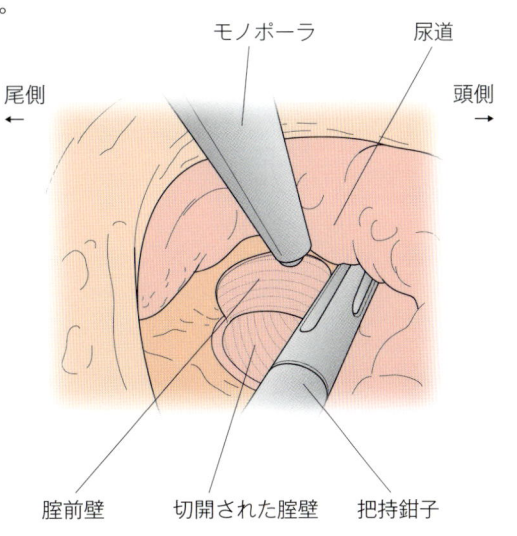

尾側　　モノポーラ　尿道　頭側
腟前壁　切開された腟壁　把持鉗子

● 尿道の処置

尿道摘除を行わない場合，ここで尿道を離断して開腹操作に移行している。尿道摘除を行う場合，会陰部操作を並行して進め，外陰部から尿道摘除の層を骨盤内の層とつなげる。この時点で気腹操作が不可能となるため開腹操作に移行する。

リンパ節郭清

郭清手技の詳細は別項に譲るが，郭清範囲は以下の通りである。外側縁は陰部大腿神経，内側は膀胱周囲脂肪との境界まで，背側は骨盤底部とし，末梢側は回旋枝の起始部から中枢側は総腸骨動脈のbifurcation頭側の大動脈周囲までとしている。仙骨正中の郭清も施行する。

尿路変向

本項での記載は割愛する。適宜成書を参照されたい。

（飯塚淳平）

文　献

1) Eichelberg C, Erbersdobler A, et al: Nerve distribution along the prostatic capsule. European Urology, 2007; 51(1): 105-10.
2) Ganzer R, Blana A, et al: Topographical anatomy of periprostatic and capsular nerves: quantification and computerised planimetry. European Urology, 2008; 54(2): 353-60.
3) Stolzenburg JU, Rabenalt R, et al: Intrafascial nerve-sparing endoscopic extraperitoneal radical prostatectomy. Urology, 2006; 67(1): 17-21.
4) Tewari AK, Srivastava A, et al: Anatomical grades of nerve sparing: a risk-stratified approach to neural-hammock sparing during robot-assisted radical prostatectomy (RARP). BJU International, 2011; 108(6 Pt 2): 984-92.
5) 飯塚淳平：前立腺全摘除術後の合併症を防ぐためのポイント，神経を温存するための手術術式．臨床泌尿器科増刊号-前立腺の診療ナビゲーション，2014; 68(4): 144-50.

前立腺全摘除術と膀胱全摘除術

ロボット支援前立腺全摘除術

　Intuitive Surgical社により開発された手術支援ロボットda Vinciは，2000年からFDA(Food and Drug Administration：アメリカ食品医薬品局)の正式認可のもと腹腔鏡手術支援のため本格的にその使用が始められた。現在，さまざまな外科手術に使用されており，急速にその応用範囲の広がりをみせ，それにつれて急速な症例数の増大が認められている[1〜3]。

　わが国では米国に遅れること10年後の2009年11月に正式にda Vinci Sが国の認可を受け，徐々にその導入が始められ，さらに2012年4月からはロボット支援前立腺全摘除術(robot-assisted laparoscopic radical prostatectomy；RALP)が保険収載となり，泌尿器科領域での使用が急速な広がりをみせている。保険収載に伴い，わが国でもすでに150台を超えるda Vinciが導入されているのは周知の事実である。

　このようななかで，da Vinci導入施設のほとんどで前立腺全摘除術は開腹ないしは腹腔鏡手術からRALPへ移行しつつある。当科でも2012年4月のda Vinci導入以降，腹腔鏡下前立腺摘除術からほぼ全例がRALPへ移行している。

　ロボット支援前立腺全摘除術はわが国でも，保険適用となって以来，ほぼ標準的手術手技[4]となっている。

　本項では，現在わが国で行われているロボット支援前立腺全摘除術における血管処理を著者らの手技を中心として解説する。なお，ロボット支援前立腺全摘除術における血管の取り扱いで最も問題となるのは拡大リンパ節郭清であるため，この部分について詳述する。

● 体位，ポート設置

● 体位
　患者はTrendelenburg体位による頭低位としている。

● ポート設置
　臍の頭側3cm前後のところの皮膚を牽引しながら気腹針を用いて腹腔穿刺し，気腹圧15mmHgで気腹を行う。恥骨上縁から約20cm頭側，正中線にブラントチップ12mmポートをカメラ用ポートとして留置する。カメラによる直視下に恥骨上縁から20cm，カメラポートの8cm両外側にロボットポートを留置する。左のロボットポートからさらに8cm外側，恥骨より20cmのところに4th arm用のロボットポートを留置する。また，同様に右のロボッ

トポートからさらに8cm外側，恥骨より20cmのところに助手用の12mmバルーン付きポートを留置する．また，右のロボットアームとカメラポートの中間，6cm頭側に助手用5mmポートを留置．すなわち，すべてのポートは恥骨上縁を中心とした直径20cmの円周状に配置される形としている（図1）．

ここで気腹圧を15mmHgから12mmHgに下げ，患者の頭低位を15°〜20°のTrendelenburg体位とし，ロボットをロールインし手術開始する．

手術の実際

ここでは手術手技の詳細は割愛し，血管処理を中心として記載した．

● 前立腺へのアプローチ

まず，前立腺の右側方臍索の外側で腹膜を切開して恥骨を確認し，正中まで剥離する．このとき視野に現れた右精管はバイポーラーメリーランド鉗子で十分に凝固した後，モノポーラー電気メスにて切断する．ここで視野を変えて左側方臍索の外側で腹膜を切開し，右からの剥離面とつながるように剥離する．このときも視野に現れた左精管はバイポーラーメリーランド鉗子で十分に凝固した後，モノポーラー電気メスにて切断する．

膀胱前面の部分を前立腺尖部に向かって剥離し，Retzius腔を開放する．この操作により前立腺の輪郭がはっきり認識できるようになる．

前立腺の外側で前立腺を固定している内骨盤筋膜を鈍的に前立腺の側面か

図1 ポートの位置

A：助手ポート，R：ロボット右手，C：カメラ，L：ロボット左手，
4th arm：ロボット第4アーム

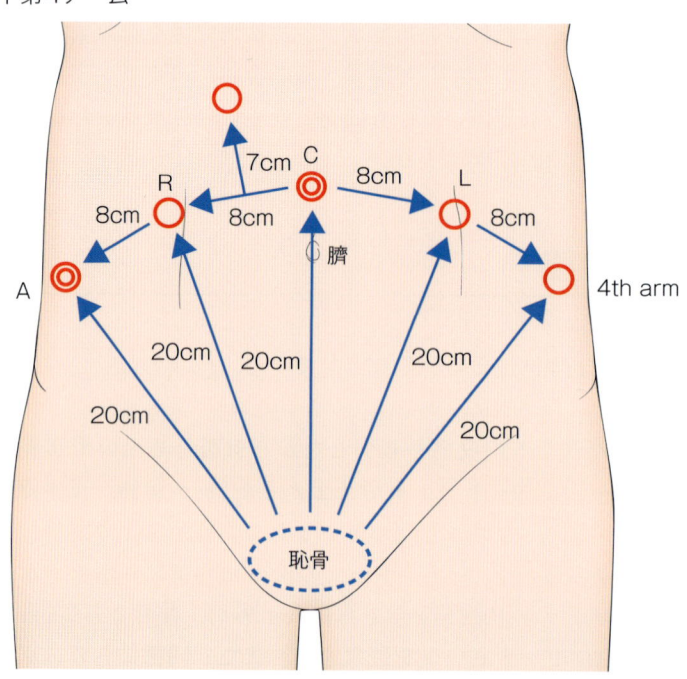

ら尿道にかけて剥離し，直腸前脂肪組織が視認できるところまで剥離する。ここで前立腺側方の静脈群がみられるが，この静脈群は損傷しないように注意する。特に神経温存の場合ここは剥離しないでおいてもよい。もし剥離中に静脈を損傷して出血するようであれば，バイポーラー電極による凝固により止血する。

　ここで，膀胱と前立腺の間を電気メスで切開し，前立腺を膀胱から切離する。剥離は側方を剥離していくとすぐに膀胱と前立腺の間にある脂肪層がはっきり認められるようになり，ここをメルクマールとして尿道に向かって剥離している。尿道を同定し，丁寧に剥離した後切開する。ここからバルーンカテーテルを引き出し4th armのプログラスプで把持し，恥骨上に持ち上げ牽引している。尿道周囲，腹側をさらに剥離を進めると，前立腺と直腸の間に精嚢腺と精管が見られるようになり，これを剥離，切断する。さらに前立腺を栄養する血管が前立腺の外側にあるが，これをバイポーラー電気メスを使いながら止血，切断している。神経温存する場合，特に精嚢腺基部では血管クリップによる動脈止血が望ましい。

　ここで前立腺を腹壁に向かって牽引すると前立腺後面が観察でき，さらに両方の血管リンパ管束，いわゆるlateral wingが観察できる。ここで前立腺後面のDenonvilliers筋膜を切開すると前立腺後面と直腸前脂肪織の境界が明瞭に視認できる。ここで両側のlateral wingを，直腸との境界を明瞭にしつつバイポーラー電気メスなどを用いて止血，切断している。多くの施設でこのwingの処理に際してはヘモロックのような止血用のクリップを用いて，血管，リンパ管を一体として挟み込み止血している。この部分の血管はいずれにしろ小さなもので，いずれの処理法によってもきちんと止血されていれば問題はない。

● 神経血管束を温存する場合

　神経血管束の温存を行う場合は，神経血管束(neurovascular bundle；NVB)を側方に軽く牽引しながら前立腺表面と剥離し，NVBから出る前立腺動脈を血管クリップで止血しながら剥離を進める。通常は片側で2〜3個の止血で済むことが多い。著者はこの血管クリップに吸収性の血管クリップ(COVIDIEN)を使用している。吸収性クリップのほうが術後の周囲の炎症が少ないと考えられ，周囲の神経束への影響を少なくできるのではないかと考えている。

　なお温存の剥離層については本項では詳細を述べないため，他書を参照されたい。

● DVCの処置

　両側で剥離，切断を前立腺尖部，尿道に向かって進めると，最終的には前立腺は尿道とDVC(dorsal vein complex)のみで骨盤壁につながった状態になる。

　ここで，助手ポートからGIA™を挿入し，DVCをしっかりと挟んでバルーンがスムーズに動くことを確認した後，DVCを切断している。著者らは

DVCの切断に際して好んでこの方法を用いているが，わが国ではGIA™を用いている施設は少ない．データの詳細は記載しないがGIA™の使用により，たとえ初心者であっても先部腹側の断端陽性率はかなり低く抑えられることがわかっている．これはGIA™の使用により機械的に尖部腹側の断端が5mm近く確保できることが理由であると考えている．もちろん，DVCの切断後にDVCを縫合してもまったく問題はない．しかし，出血のなかでの切断，縫合はロボットでは多くの場合決して困難な手技ではないものの，初心者には難しいこともある．これらのことから著者らはGIA™を用いた離断法を用いている．

● 膀胱尿道吻合

DVCの切断が終わると，尿道がきれいに視認できるようになり，ここで残った尿道をメスにて切断すると前立腺は完全に切離される．尿道膀胱吻合を行う前に3-0 V-Loc™を用いてRocco sutureを置いている．これにより尿道と膀胱吻合予定部を近接させ確実に止血を確認した後，3-0のV-Loc™を2本合わせたものにて膀胱尿道縫合を行っている．

● 拡大リンパ節郭清[5]

● 拡大リンパ節郭清の適応

RALPの導入によって比較的簡単に行えるようになったことから，適応がある症例では積極的に骨盤内拡大リンパ節郭清を行っている．現在，著者らの施設ではほぼ20％の症例が適応となっている．

拡大リンパ節郭清に関する適応について，ここでは著者らが通常参考にしているEAUガイドラインについて紹介する．EAUガイドライン2012年版では表1に示すように，中リスクでリンパ節転移予測が5％を超えるものとすべてのハイリスクがその適応となっている[4]．著者らもこれに従って適応を決め，郭清を行っている．

表1 拡大骨盤リンパ節郭清に関するEAUガイドラインにおける郭清の適応

9.6.1 Conclusions
Extended LND is not necessary in low-risk, localised PCa, because the risk for positive lymph nodes does not exceed 5%.
Extended LND should be performed in intermediate-risk, localised PCa if the estimated risk for positive lymph nodes exceed 5%, as well as in high-risk cases. In these circumstances, the estimated risk for positive lymph nodes is 15-40%. Limited LND should no longer be performed, because it misses at least half the nodes involved.

（EAUガイドライン2012年版より引用）

● 郭清範囲

郭清の範囲については，表2のようにEAUガイドラインに従って尿管交差部からクロケットリンパ節付近までとしており，閉鎖節周囲から内腸骨血管の側方，正中側までを郭清範囲としている。また，通常の郭清で得られるリンパ節数は20個前後が適切であろうといわれている。著者らの経験でも，拡大リンパ節郭清によりほぼ20個以上のリンパ節の摘出が行われていることが確認されている[5,6]。

拡大リンパ節郭清は前立腺全摘除前でも摘除後でも問題はない。

尾側は，クロケットリンパ節近傍，外側はgenitofemoral nerve，中枢側は尿管交差部（だいたい内腸骨血管分岐部から約2cm頭側）までとなる。正中側は腹膜までとなるが，特に内腸骨血管の内側，外側も丁寧に郭清している。これによりほぼ骨盤内のリンパ節は一掃され骨盤壁，骨盤底筋膜が露出することとなる。

● 右側骨盤内拡大リンパ節郭清術

著者らは，通常末梢から始めている。末梢側でクロケットリンパ節を求め，腹膜を腸骨血管に沿って尿管交差部まで切開している。ここで重要なピットフォールとして，尿管の損傷を起こさないことである。尿管は腹膜を通しても比較的視認しやすいが，肥満体の場合，厚い脂肪織が尿管を覆って尿管の同定が困難なことも少なくない。しかし，腹膜をきっちりと左手で牽引しつつ電気メスで腹膜のみを切離するようにすれば尿管の損傷は防げる。いったん尿管を発見したら4th armのプログラスプで尿管近傍の腹膜切開縁を把持し，正中に向かって牽引し血管周囲の後腹膜腔の視野を展開する。これにより多くの場合，尿管の走行が見やすくなり損傷を防ぐことができ，また郭清すべき範囲が明確に視認できるようになる（図2）。

まずこのようにして良い視野を得ることが重要である。ここで腸骨血管の直上のリンパ節・脂肪組織を末梢から中枢に向かって一直線に切開する。切開したリンパ節・脂肪組織を腸骨動静脈血管から剥ぎ落とすようにして，血管を掘り出す感じで剥離すると安全である（図3）。

表2 拡大骨盤リンパ節郭清に関するEAUガイドラインにおける郭清範囲

9.6.2 Extent of extended lymph node dissection
Extended LND includes removal of the nodes overlying the external iliac artery and vein, the nodes within the obturator fossa located cranially and caudally to the obturator nerve, and the nodes medial and lateral to the internal ileac artery. Some lymph node mapping studies have advocated extending the template to include the common iliac lymph nodes up to the ureteric crossing. With this template, 75% of all anatomical landing sites are cleared. For eLND to be representative, a mean of 20 lymph nodes should be removed. It is recommended that the nodes should be sent in separate containers for each region for histopathological analysis, because this will usually be associated with a higher diagnostic gain by the uropathologist.

（EAUガイドライン2012年版より引用）

図2 尿管の操作と郭清範囲の視野確保（右側）
4th armを使って腹膜を正中へ牽引して視野を展開することが重要である。通常，尿管は腹膜に付着した状態となる。

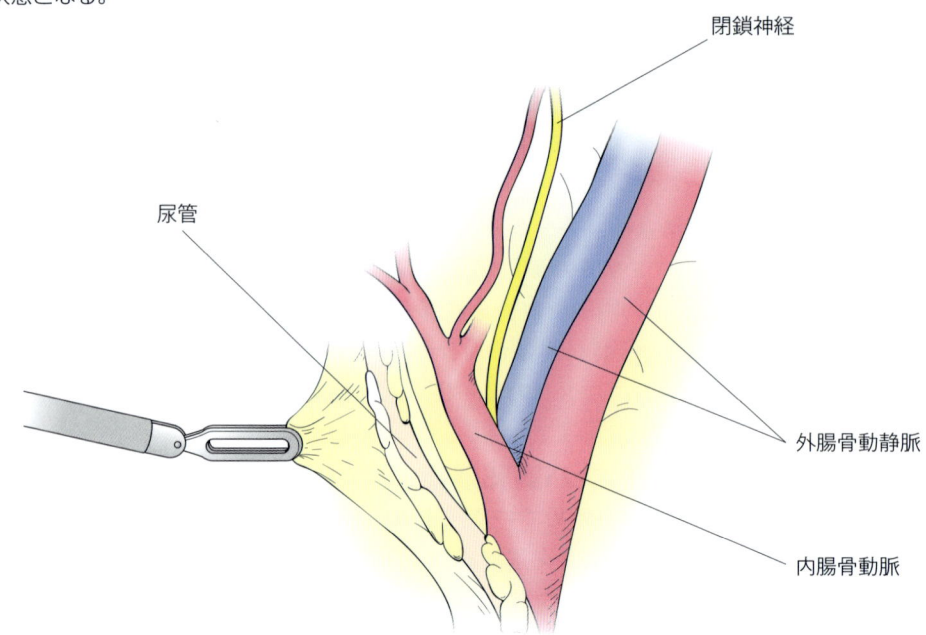

閉鎖神経
尿管
外腸骨動静脈
内腸骨動脈

図3 血管周囲のリンパ節・脂肪組織の剥離
血管壁ギリギリで剥離するのが基本である。

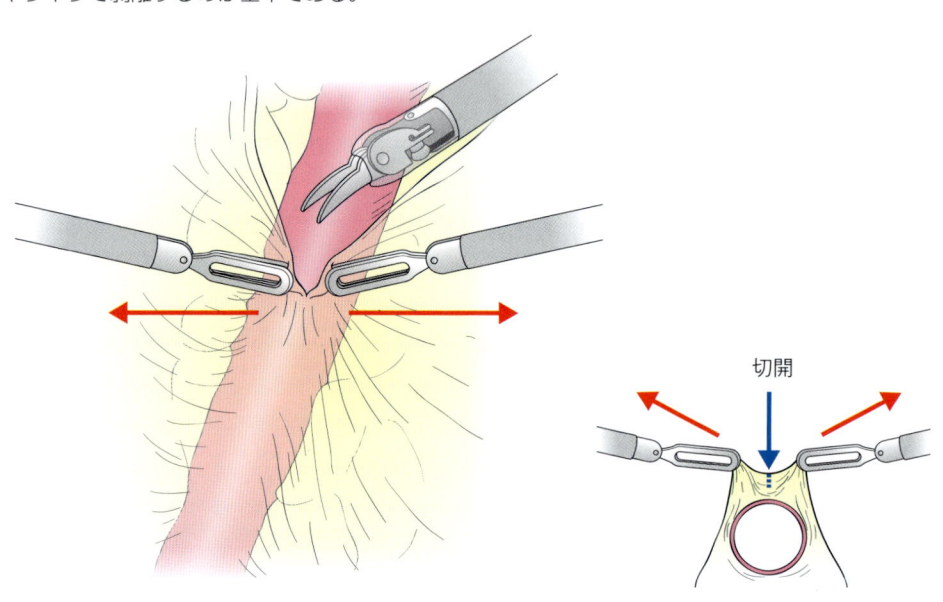

切開

血管の剥離に際してはモノポーラーの電位メスつき鋏を使用するが，できる限り血管壁に近接したところで剥離するのがコツである．静脈は気腹圧が12mmHg前後で，頭低位になっているとほぼ血液が見えなくなり押しつぶされたような状況になっていることがあり，誤って膜組織と勘違いして切断しないようにすべきである．

リンパ節・脂肪組織の切開が尿管交差部近くまでくると，今度は内腸骨動脈に沿って腹膜との間を剥離しておくとその後のオリエンテーションが良くなるように思われる．ここでは内腸骨動脈を末梢に向かって剥離していくといくつかの分枝が見られる．特にオリエンテーション上注意すべきは閉鎖動脈である．著者は閉鎖動脈が見えるとこれを極力温存している．

正中臍索はクリップをかけて切断している．ここで外側のボーダーとしての大腿皮神経を求めこれを郭清の外側縁として剥離する．

次にクロケットリンパ節の近傍から恥骨および骨盤壁に沿ってリンパ節の剥離を進める．大腿動静脈は末梢に血管クリップをかけておく．著者らはヘモロックではなく吸収性の血管クリップ（COVIDIEN）をかけるようにしている．このリンパ節・脂肪組織を一塊として正中に引っ張り閉鎖神経を剥離し，損傷に注意しながらリンパ節・脂肪組織を一塊として骨盤壁から剥がし摘出する．骨盤壁と閉鎖神経の間を乱暴に剥離すると出血しやすいので，リンパ節・脂肪組織に骨盤壁から入る小さな血管をきちんとバイポーラーで止血しておくとほとんど出血することはない（図4）．

● 左側骨盤内拡大リンパ節郭清術

基本的には右の郭清と同じであるが，視野の作り方がもちろん違ってくる．右と同様に腸骨血管に沿って腹膜を尿管交差部まで切開するのは同じであるが，尿管を認めた後尿管近傍の腹膜を助手に把持してもらい，正中に向けて牽引してもらう必要がある．これにより腸骨血管と腹膜の間にテンションをつくり，腸骨血管周囲の視野を非常に良好に保つことができるようになる（図5）．その後のリンパ節の剥離はまったく右の手技と同様である．なお，この場合，4th armを尿管に沿って置いておくと尿管を保護するのに有効である．

● 郭清に伴う血管操作の注意点

ここでいくつか血管操作についての注意点について述べる．

郭清は「血管を剥き出しにして血管のみを残す操作」といい換えることができる．従って血管周囲には何も残らない状況が理想であり，血管の剥離に際しては血管壁に近接して剥離すべきであるということになる．多くの術者はこの血管壁ギリギリの剥離が怖くてできないと思っているようであるが，血管壁ギリギリが一番安全である（図6）．血管壁がはっきり視認できると本幹から出る分枝なども容易に確認でき，万一出血した場合でも血管壁が見えていると修復は容易である．むしろ血管壁に組織が付いていて組織の下から湧いてくるように出血するときのほうが処理ができず，困難な状況となる．血管は，周囲リンパ節，リンパ管組織を，12時方向を切開したら3時方向，9時方向に剥ぐように剥離し，最後に6時方向の組織を外す感じで行うのが

図4 小動脈の処置
骨盤壁から出る小動脈をきちんとバイポーラーで止血する。

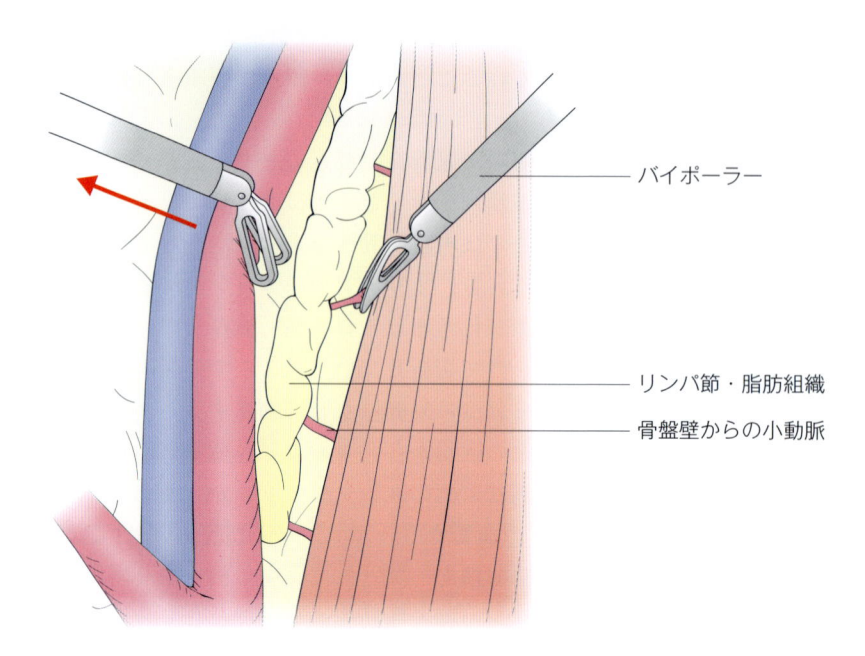

- バイポーラー
- リンパ節・脂肪組織
- 骨盤壁からの小動脈

図5 尿管の操作と郭清範囲の視野確保（左側）

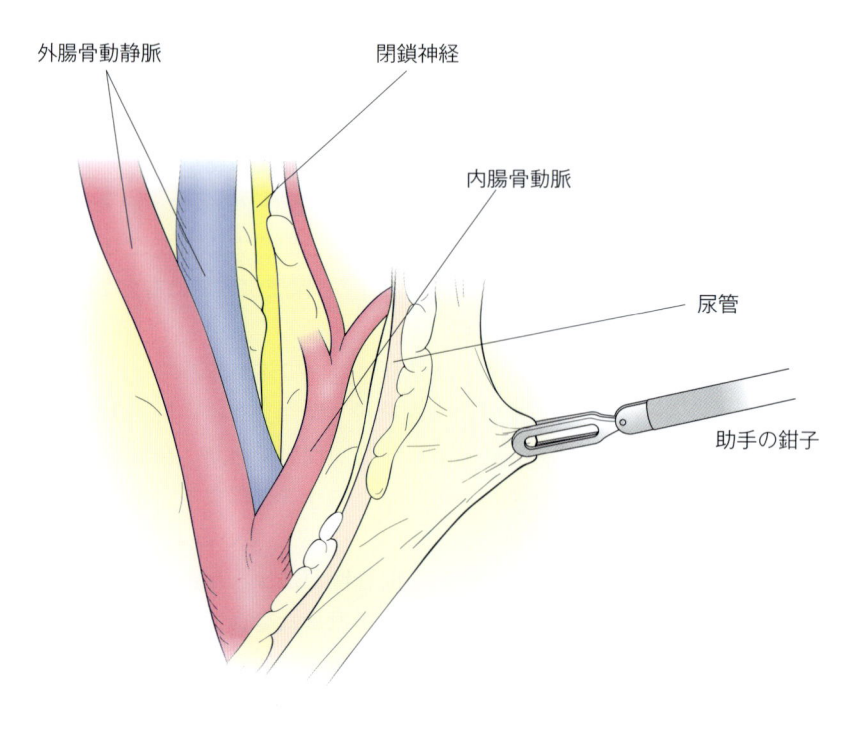

- 外腸骨動静脈
- 閉鎖神経
- 内腸骨動脈
- 尿管
- 助手の鉗子

図6 血管周囲組織剥離のポイント

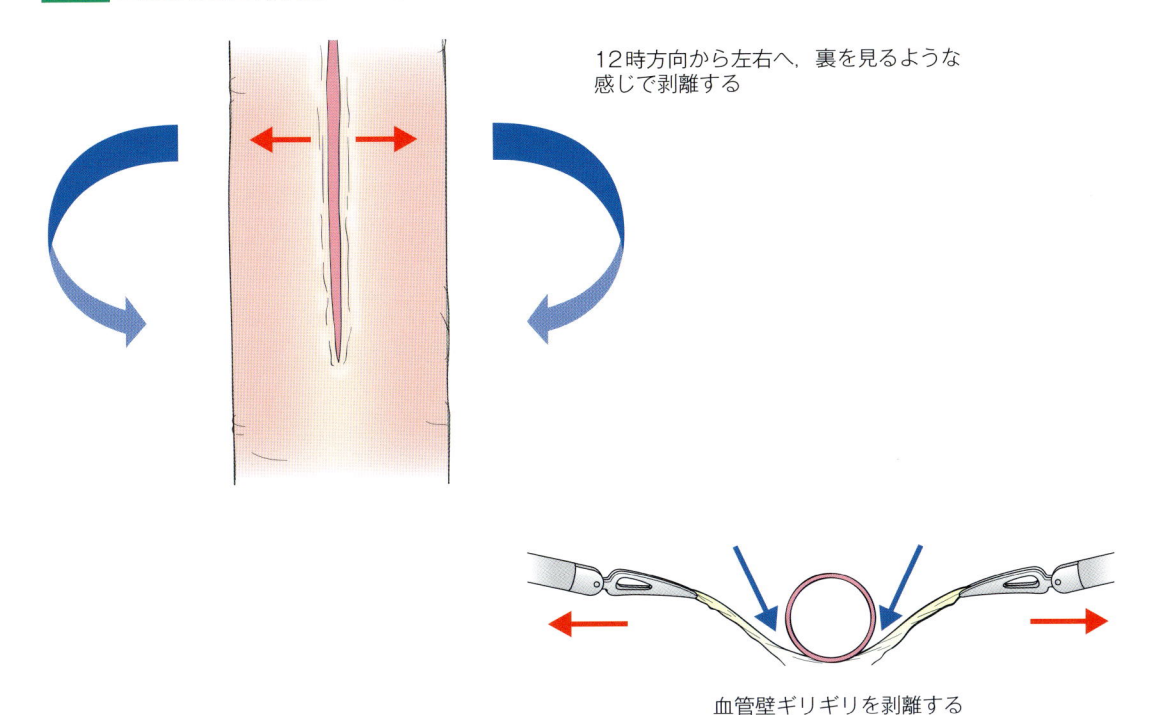

12時方向から左右へ，裏を見るような感じで剥離する

血管壁ギリギリを剥離する

安全かつ効率がよい。

すでにロボット腎部分切除の項で述べているが，血管の把持に際して決して血管壁そのものを把持してはいけないということを強調しておきたい。血管壁は決して丈夫なものではなく，ロボット鉗子のような圧力を感知できない鉗子で把持していると容易に内膜離断や血管壁そのものの離断，切断が起きうる。血管をメリーランド鉗子やバイポーラー有窓鉗子などで把持して剥離するときは，血管壁周囲に付いているわずかなリンパ管とか結合織をつまんで，血管を引っ張るようにすることが重要である。あるいは血管全体を鉗子の先端でひっかけるようにして動かすようにする。この場合，力が入りすぎると血管の離断を引き起こすため細心の注意が必要である。助手もその点についてはよく気を付けて，術者が気付いていない場合もあるため過度の牽引が行われていると感じたときは術者にきちんと伝えるべきである。また，ロボットでは触っても硬いものなのか，柔らかいものなのかがわからないが，助手は腹腔鏡手術用の鉗子である程度の張力，硬さを判定できるため，適宜術者に伝えることが大切である。逆に術者は組織の硬さや弾力を知りたいときは助手に触らせてその感触について情報を得ることもできる。このようにロボット手術の血管操作について，術者はより詳細に助手と情報交換することが必要である。

● 腸骨血管剥離の注意点

　血管の剥離に際して腸骨血管の剥離について注意すべき点がいくつかあ

る。

腸骨静脈損傷

　腸骨静脈は気腹していること，Trendelenburg体位による頭低位のため虚脱していることが多く，慎重に剥離しないと膜様構造物と誤認してしまうことがありうる。大きな血管損傷であっても静脈の場合は深刻ではない。気腹圧を15mmHg前後に一時的に上げ，血管を縫合する。血管の裏側など縫合しづらい場所のときは，タコシール®などの止血貼付製剤を使用することにより容易にコントロールできる。

腸骨動脈損傷

　著者は経験はないが，多くの場合，血管損傷部の縫合が必要となる。このため常に血管用のブルドック鉗子は準備しておくようにしている。da Vinciによる縫合操作は容易であり，慎重にあわてず対応することが必要である。

閉鎖神経損傷

　著者は経験はないが，一般的には血管縫合糸のようなモノフィラメントの糸を用いて切断された神経断端を縫合しておくと6カ月から1年で回復してくるといわれている。

（田邉一成）

文　献

1) Patel VR, Thaly R, et al: Robotic radical Prostatectomy: Outcome of 500 cases. BJU Int, 2007; 99: 1109.
2) Menon M, Shrivastava A, et al：European Urology, 2007; 51: 648.
3) Rocco B, Matei DV, et al: Robotic vs. open prostatectomy in a laparoscopically naive center: a matched-pair analysis. BJU Int, 2009; 104: 991-5.
4) Hashimoto T, Yoshioka K, et al: Prediction of biochemical recurrence after robot-assisted radical prostatectomy: Analysis of 784 Japanese patients. Int J Urol, (e-pub) 2014.
5) Georgios Gakis, Stephen A, et al: The Role of Radical Prostatectomy and Lymph Node Dissection in Lymph Node–Positive Prostate Cancer: A Systematic Review of the Literature. Eur Urol, 2014; 66: 191-9.

下大静脈塞栓の手術

　腎癌では下大静脈塞栓を伴う症例が4〜13％の頻度で認められる[1]。手術によって長期生存も期待されることから[2,3]，転移のない症例においては可能な限り手術的治療が勧められる[4]。
　しかし合併症も多く，特に死亡率は8％にも上ることも報告されている[5]。本手術では下大静脈の剥離が重要な手術のステップであり，血管外科の手技には特に精通しておくことが必要な腫瘍である。
　本項では，下大静脈血栓摘除術の技術的なポイントを血管外科の手技に焦点を合わせて解説する。

術前の準備

●下大静脈フィルター留置
　以前，著者らは術中の肺塞栓を経験したことがあり，現在は術前に下大静脈フィルター（東レメディカル，Neuhaus Protect®）を留置している。この是非については明らかな結論は出ていないが，著者らの経験では手術操作を邪魔することはなく，また麻酔科からも強い希望があることから，全例で留置している。

●経食道超音波モニタリング
　術中の腫瘍塞栓先端位置の確認のため，経食道超音波によるモニタリングは有用である。以前，術中に腫瘍塞栓が右房内に逸脱したことが経食道超音波で発見され，緊急で人工心肺をまわし，右房を切開して腫瘍を摘除しえた症例を経験している。

手術手技

●腎動脈の結紮
　手術における第一目標は，腎動脈の結紮である。

右側の腫瘍
　右側の腫瘍の場合では，まず結腸，十二指腸を授動し，下大静脈と大動脈が見える状態とする。
　下大静脈の左縁を露出するように剥離し，そのまま頭側へ向かって剥離を進める。左腎静脈にテーピングし頭側へ牽引し，左腎静脈の下大静脈への流入部を頭右側に牽引すると左腎静脈の背側に右腎動脈が出てくる（図1）。こ

れを拾って切離する。
　動脈本幹の切離には，1号絹糸による結紮と2-0ワヨラックス®による貫通結紮を加えている。

左側の腫瘍

　左側の場合は，右側よりも動脈の切断が難しい。それは左腎静脈に塞栓があるため，腎の可動性が得られにくく，展開が難しいためである。左腎の内側で大動脈周囲リンパ節の脂肪組織と腎との間で腸腰筋を確認し，そのスペースを広げるようにして腎門部へ剥離を進めていく（図2）。左手による左腎の外方への牽引が大変重要であると感じている。

図1 右腎癌下大静脈塞栓症例における右腎動脈へのアプローチ
腎盂鉤で左腎静脈，下大静脈を頭外側へ圧排し動脈を剥離し，直角鉗子を通過させている。

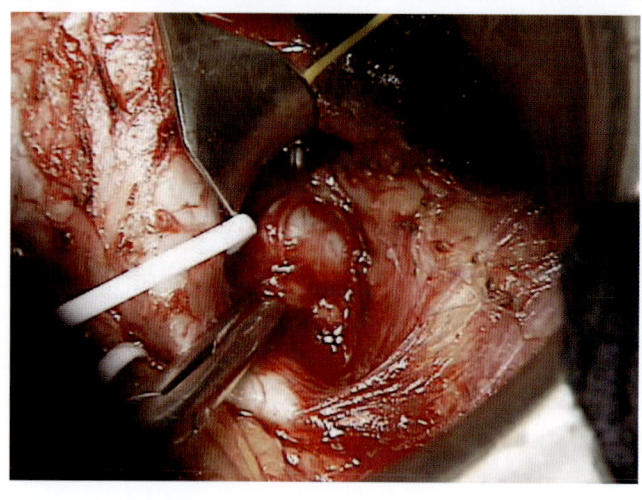

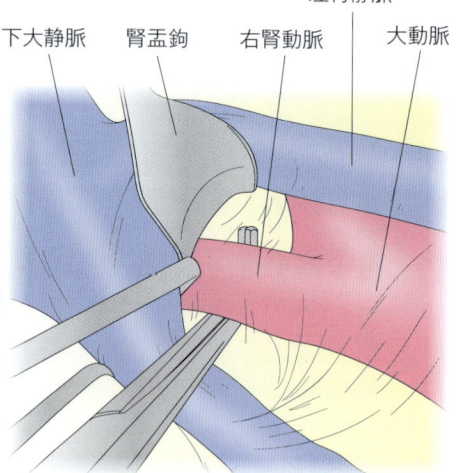

図2 左腎癌下大静脈塞栓症例における左腎門部へのアプローチ
左手で左腎を十分外側に牽引し，大動脈と左腎の間のスペースを作ることが重要である。

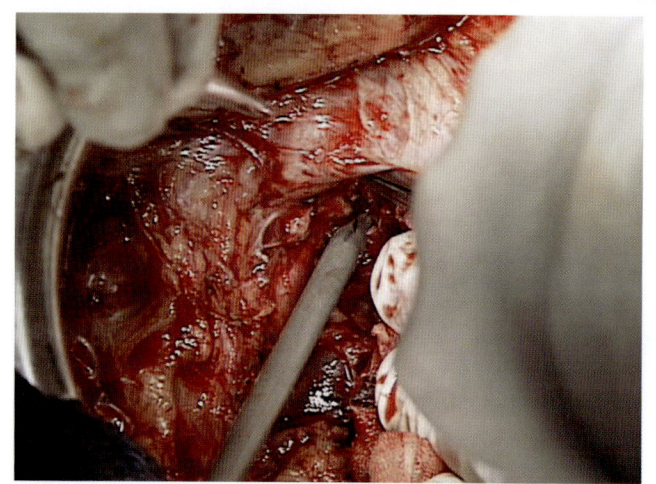

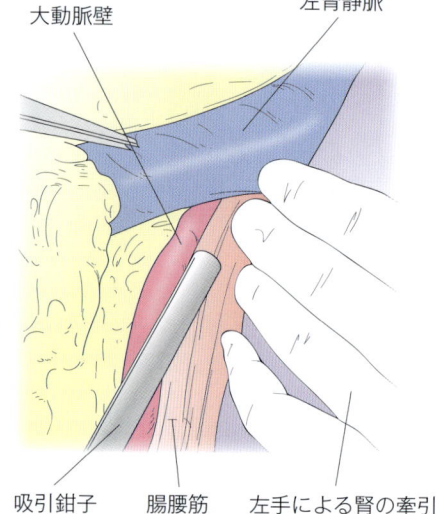

下大静脈塞栓の手術

また動脈周囲の静脈側副路が非常に発達しており，剥離するたびに出血があることも操作を難しくする．この部分の剥離ではLigaSure™による切離と，ソフト凝固による止血が有効である．

左腎動脈が同定できてもスペースが小さく結紮が難しい場合もある．その場合はステイプラーで切離することもある．

また左腎動脈がどうしても同定できないこともある．その場合は，左腎静脈をステイプラーで先に切断し，その後腎動脈を見つけてもよい．このとき使うステイプラーは，一番組織厚が大きいものに対応できるサイズのものを使っている．通常，左腎静脈は完全に塞栓閉塞しており，これを切断しても腎がうっ血して問題になることはほとんどない．

● 下大静脈の剥離，テーピング，腎茎部の剥離

下大静脈を腎静脈の上下で剥離，テーピングし，腎茎部を剥離する．以前は腎茎部の剥離は腎周囲の剥離を行った後にしていたが，腎のハンドリングにより塞栓を飛ばす可能性があるため，最近は腎周囲の剥離の前に塞栓を摘除している．

腎静脈以下で，まず下大静脈を剥離しテーピングを行う．この操作は右腎動脈の剥離前に行ってもよい．このとき下大静脈には腰静脈が2〜3対流入しているので，静脈クランプ予定部よりも中枢側では腰静脈をすべて切離する．塞栓摘除時に血管鉗子でクランプする場所となるため，左腎静脈から尾側に4〜5 cmぐらいは腰静脈を切離しておく．腰静脈の処理の際には，図3に示すように下大静脈をドベーキー血管鉗子にてしっかり挟み，持ち上げるようにすると腰静脈が見えやすくなる（図3）．下大静脈の閉塞が強い場合は腰静脈が側副路として太く発達していることがあるので剥離するときには注意が必要である．

次に腎静脈の頭側の下大静脈にテーピングする．こうすることで塞栓を摘

図3 腰静脈の処理
下大静脈をドベーキー鉗子で把持，挙上すると，腰静脈がよく確認できる．

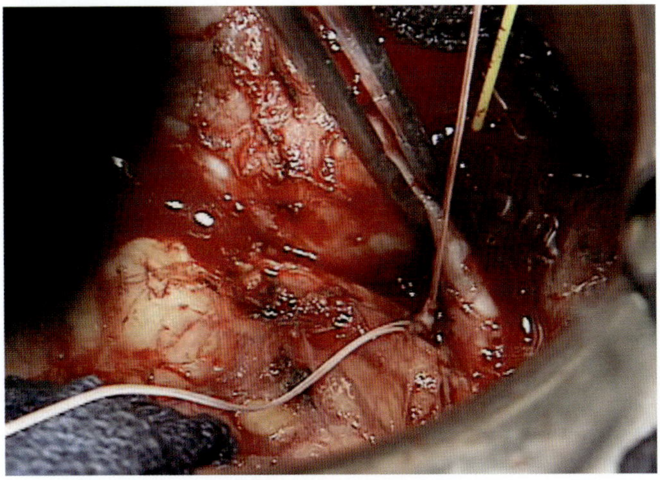

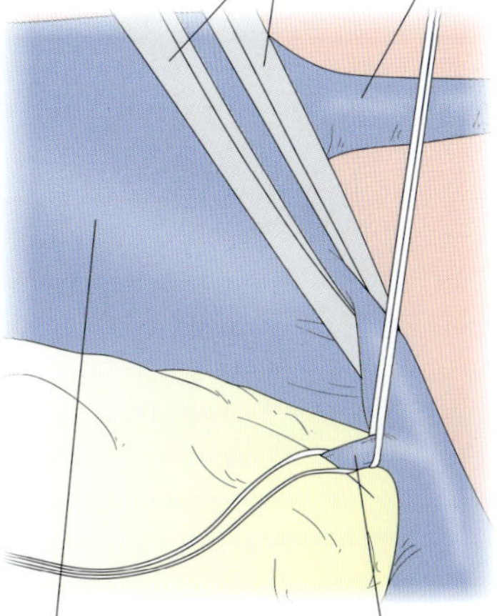

ドベーキー鉗子で下大静脈をよく挙上する
左腎静脈
下大静脈
腰静脈

除した後，下大静脈の切開部の頭側でクランプをかけられる．下大静脈の左右を剥離し，長い直角鉗子を通してテーピングする（図4）．

　続いて腎茎部を剥離する．腎と下大静脈の間を，副腎から性腺静脈のレベルまでを剥離し，塞栓が摘除できるようにしておく（図5）．右腎動脈の断端も含めて下大静脈から剥離しておく．

● 腫瘍塞栓先端までの下大静脈の剥離とクランプ位置

　腫瘍先端まで下大静脈を剥離する．塞栓のレベルによってクランプの方法が変わってくる．塞栓レベルによる分類ではMayo Clinic分類が一般的であ

図4 下大静脈の剥離とテーピング
腎静脈の頭側で下大静脈を剥離し，背側に鉗子を通過させテーピングする．

直角鉗子　右腎静脈　下大静脈　左腎静脈

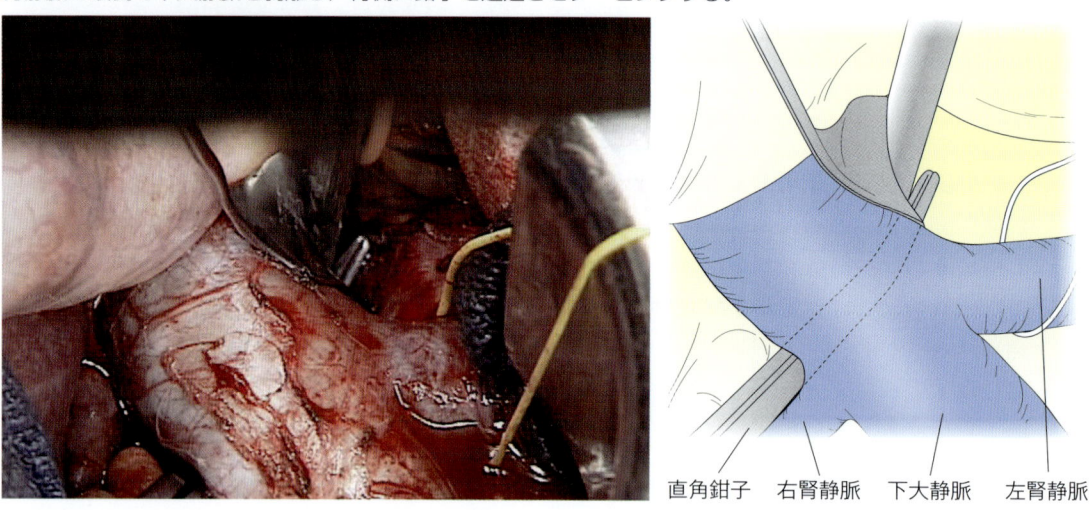

図5 腎と下大静脈の間の剥離線
腎と下大静脈の間の剥離を先行し，腫瘍塞栓の摘除に備える．

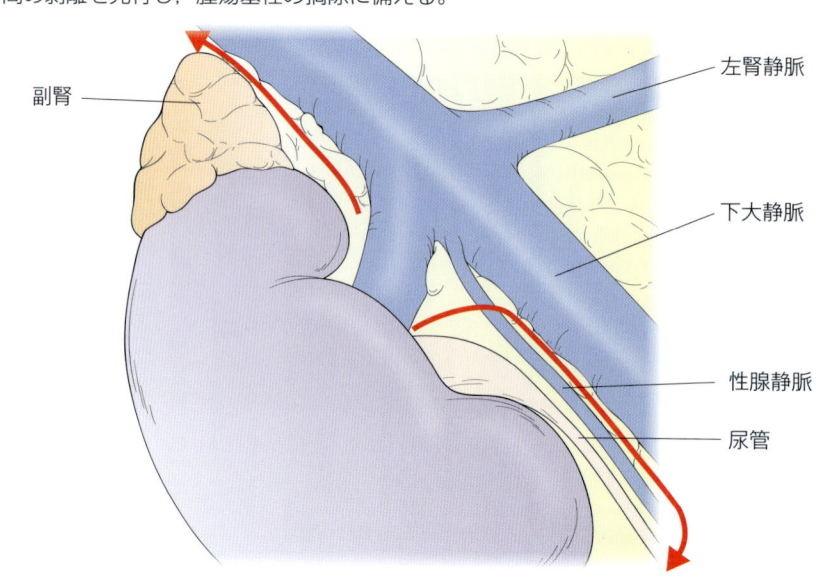

副腎　　　左腎静脈　　　下大静脈　　　性腺静脈　　　尿管

る⁶⁾（図6）。

レベル1

腎静脈の流入部から頭側2cm以内の塞栓である。多くの場合は図7のように，下大静脈流入部を部分阻血するように血管鉗子をかけることで塞栓を摘除できる。従って，下大静脈の剥離は最小限でよい。この方法で難しければ，レベル2のときと同様に下大静脈の頭側にクランプをかける。

レベル2

腎静脈流入部の頭側2cmから肝静脈以下の塞栓である。腎静脈周囲の下大静脈はすでに剥離されているので，腫瘍塞栓の頭側まで下大静脈を剥離していく。

まず尾状葉から下大静脈を外すように挙上すると，複数の短肝静脈が確認できるようになる。これを1本ずつ結紮切離していく（図8a）。しっかり結

図6　下大静脈塞栓の先端位置による分類（Mayo Clinic 分類）

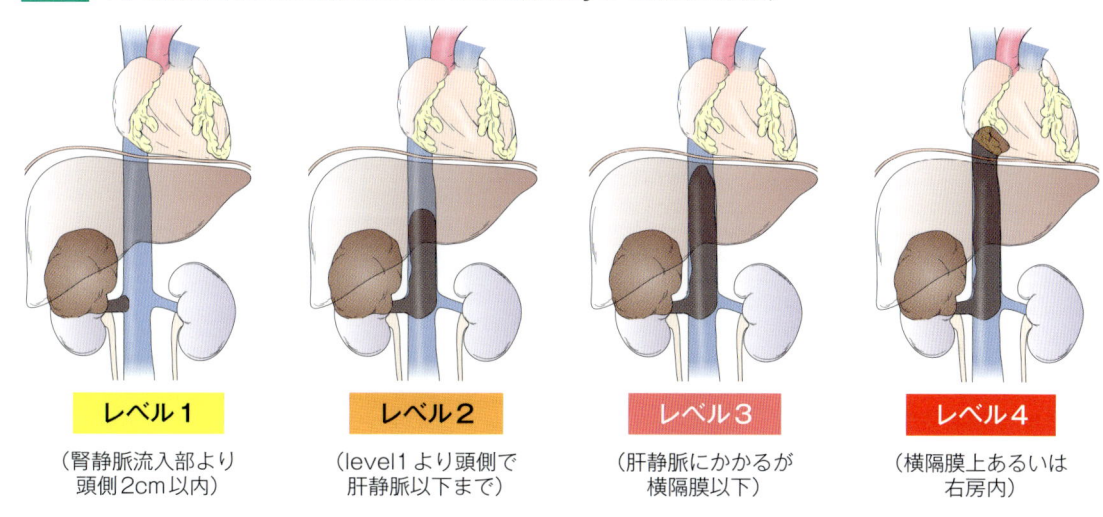

レベル1	レベル2	レベル3	レベル4
（腎静脈流入部より頭側2cm以内）	（level1より頭側で肝静脈以下まで）	（肝静脈にかかるが横隔膜以下）	（横隔膜上あるいは右房内）

（Neves RJ, et al: Br J Urol, 1987; 59: 390-5. より引用）

図7　腫瘍塞栓摘除の際の，下大静脈のクランプ部位

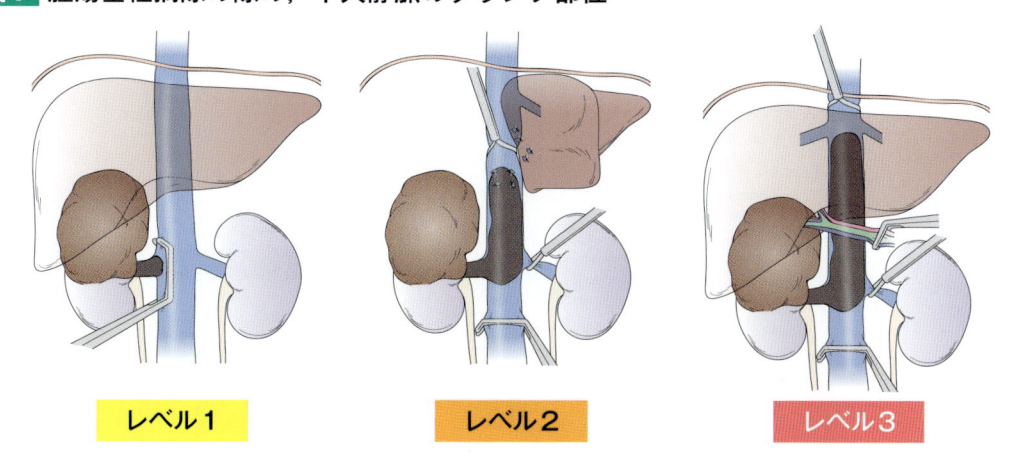

レベル1　　レベル2　　レベル3

紮すれば，二重結紮にする必要はない．尾状葉を腸ベラで挙上し，下大静脈を手前に牽引すると短肝静脈が見えやすい．ときどきエコーを行い，腫瘍塞栓の頭側まで剥離できているようであれば，その部分にテーピングをかける．しかし思ったよりも塞栓が肝静脈に近い場合は，肝を脱転したほうがやりやすい．肝を左側に展開しさらに頭側まで短肝静脈を切離し，腫瘍側塞栓の頭側まで剥離する（図8 b）．

剥離が終了したところで，図7のように下大静脈下を血管鉗子，左腎静脈と下大静脈上をターニケットでクランプして腫瘍の切除に移る．腫瘍塞栓頭側のクランプの際には術中エコーで塞栓先端を確認しながら，ターニケットを引っ張り確実に頭側にあることを確認してクランプする．その際に，腫瘍塞栓を人差し指と中指で下大静脈ごと挟むようにし腫瘍塞栓を尾側に押し下

図8 レベル2腫瘍塞栓に対する下大静脈頭側の剥離
尾状葉を挙上し，短肝静脈を切離していく．塞栓が肝静脈に近い場合は，肝を脱転したほうがよい．
a：短肝静脈の処理
b：肝を脱転し腫瘍塞栓頭側でテーピング

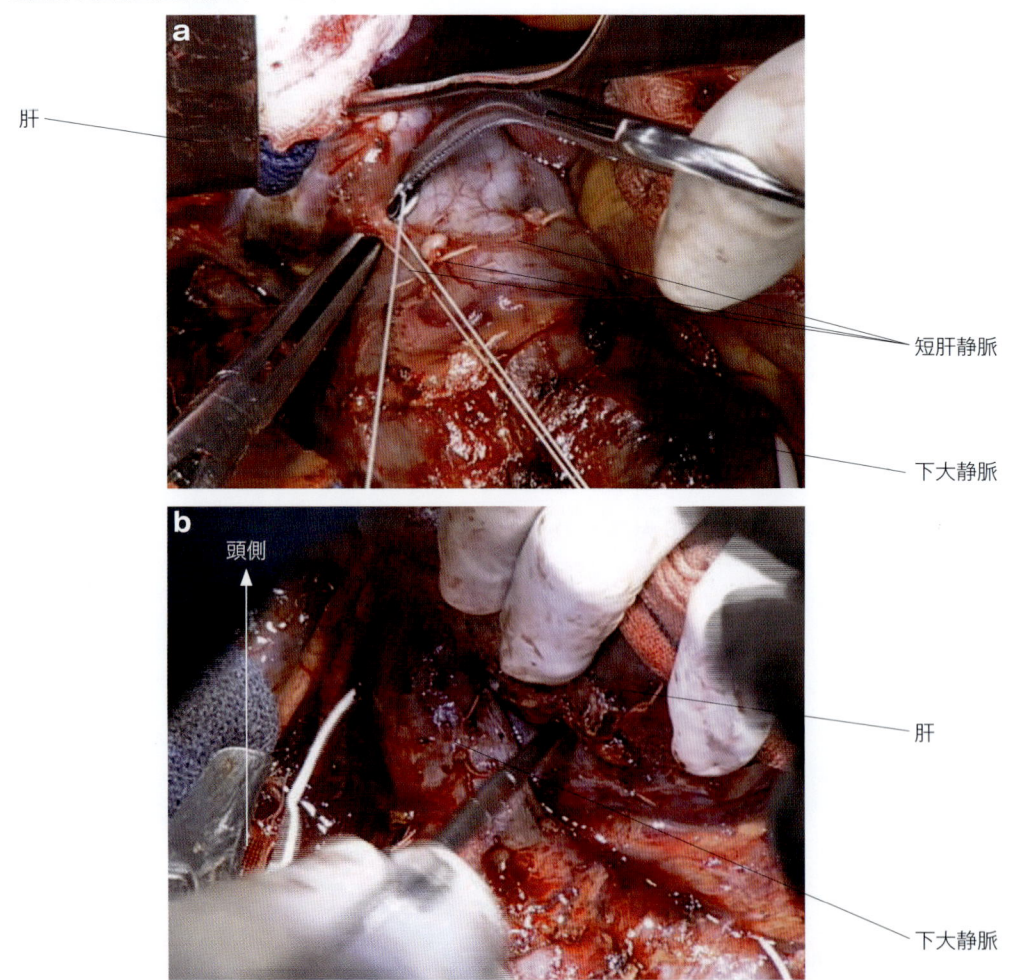

げるようにすると，より確実に頭側でのクランプが可能となる。

レベル3

　肝静脈レベルに達するが横隔膜以下の塞栓である。この場合は，下大静脈頭側のクランプは横隔膜直下である。

　鎌状間膜を切開し肝を尾側に左手で牽引すると，横隔膜下で下大静脈が見えやすくなるため，下大静脈の位置をおおよそ把握しておく。そのまま三角靱帯を剥離し，左側に肝を脱転していく。下大静脈の右縁を見るように剥離していく。この部分を剥離し，テーピングをかける。右側には下大静脈靱帯があり下大静脈を覆っているので，これを切離したほうが下大静脈周囲の背側に鉗子を通過させやすくなる[7]（図9）。この部分の下大静脈剥離で有用な鉗子がつるりん鉗子®（ミドリジャスギウラ社）である（図10）。先端が丸みを帯びているため，大血管の裏側に鉗子を通過させる際に，血管に突き刺さる可能性が低くなり血管の剥離がより安全にできるため，横隔膜直下や腎静脈頭側の下大静脈の剥離には有用である。

　続いて肝門部のクランプのため肝十二指腸間膜にテーピングする。これで

図9　横隔膜直下における下大静脈の剥離

a：肝を尾側に圧排

下大静脈　　横隔膜

肝

b：肝を脱転後，左へ圧排

横隔膜　　鉗子
下大静脈靱帯

下大静脈

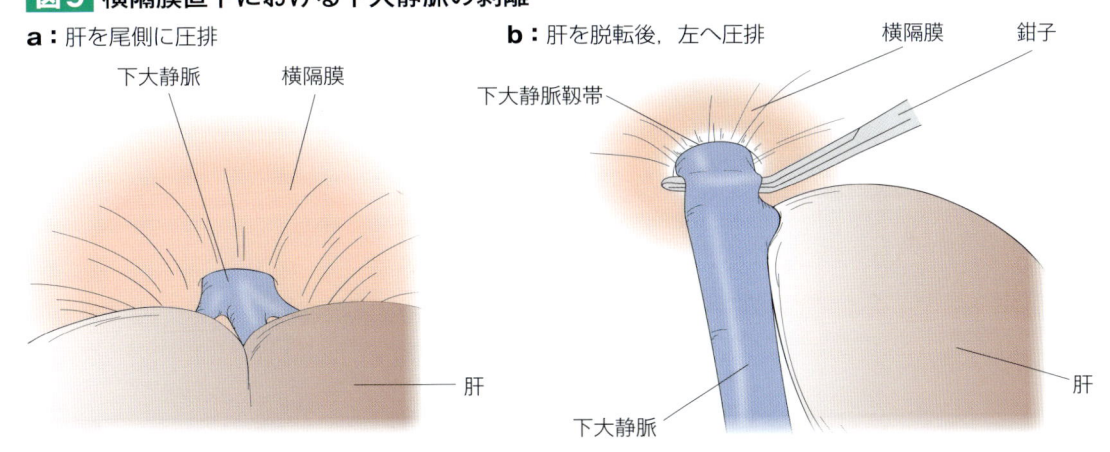

肝

図10　つるりん鉗子®（ミドリジャスギウラ社）
先端が丸みを帯びているため，血管の背側を通す際に血管を突き破る危険性が低い。

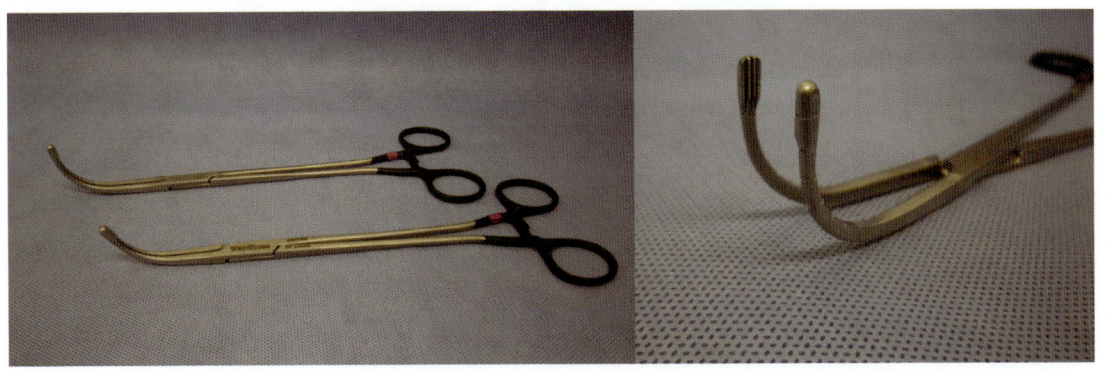

下大静脈切開の準備が整ったことになるので，図7のように下大静脈下を血管鉗子，左腎静脈と下大静脈上をターニケットで，肝十二指腸間膜をクランプし肝阻血（Pringle法）を行う．1回の肝阻血は15分以内に止める．さらに阻血が必要であれば，5分ほどして再遮断する．

　すべてのクランプが済んだ後に，切開予定部の下大静脈が張ってくることがある．腰静脈の枝が残っているためであることが多く，これを切離してから下大静脈壁を切開するほうが出血量の軽減につながる．

●下大静脈切開，腫瘍摘除，縫合

　下大静脈を切開する．メッツェンバウムで下大静脈内膜と腫瘍塞栓の間を鋭的に剥離して癒着部を剥がしていく．なかなか剥がれないときは，指を下大静脈内に入れて壁から剥がし取るようにする．下大静脈壁を大きく取りすぎると，下大静脈が狭窄し血栓形成から閉塞をきたすこともあるため，可能な限り壁を残すほうがよい（図11）．

図11 下大静脈切開および腫瘍塞栓摘除
a：腫瘍塞栓を確認しながら壁を切開
b：下大静脈壁をできるだけ残して塞栓を摘除

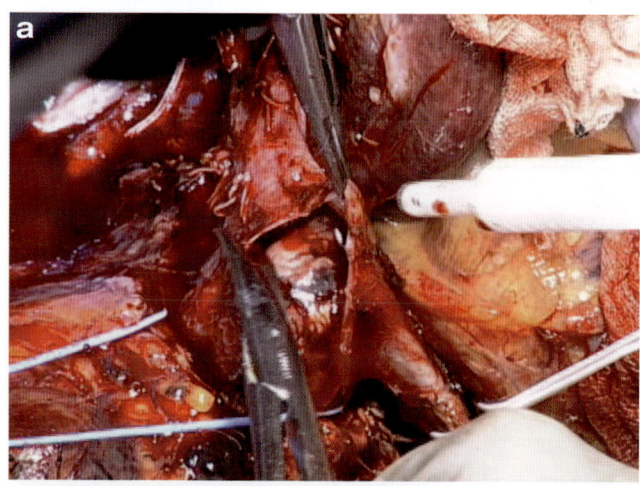

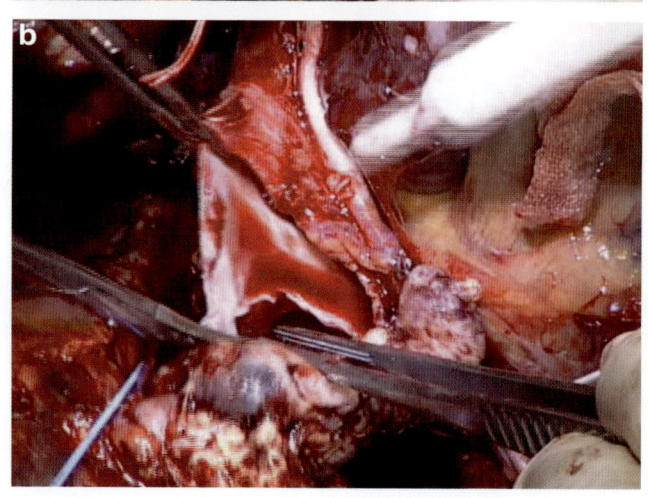

下大静脈塞栓の手術

摘除後ヘパリン加生理食塩水で内腔をよく洗い，内腔に腫瘍塞栓が残っていないことを確認し，4-0プロリンで連続縫合し切開部を閉鎖する。

デクランプ時は左腎静脈，下大静脈尾側とクランプし縫合部からエアを抜いてから，最後に頭側をデクランプする。

左腎腫瘍の場合は，右腎動脈をテーピングしターニケットで阻血してから下大静脈の切開操作に移る。

● レベル4に対する手術

右房内進展している症例が多く，心臓血管外科チームと合同で手術を行う必要がある。最近は循環停止下での手術を行っている。

剥離操作を最小限にするため肝の脱転はしていない。これは無血野での手術が可能となることと，大量のヘパリンを使用するため余計なoozingを避けるためである。

レベル4の場合は腎周囲の剥離を先行し，下大静脈を腎静脈流入部の上下でクランプできるぐらいの範囲だけ剥離しておく。

心臓血管外科チームに代わり，胸骨切開・カニュレーション・人工心肺を開始する。カニュレーションは上大静脈と肺動脈に脱血用チューブ，大動脈に送血用チューブを挿入する（図12）。膀胱温が20℃となるまで冷却し，循環停止する。

完全な無血野となるため手術がやりやすい。右房を切開し，右房内の腫瘍はまず摘出してもらう。同時に下大静脈を切開し，静脈血栓を摘除する。心臓側から押してもらうと出てくることもある。多くの症例で下大静脈壁に塞栓が癒着しているため，用指的に剥がすようにして摘出する。それでも下大静脈壁に腫瘍が残る場合は，ガーゼで拭き取るようにすると思ったよりも剥が

図12 右房内腫瘍塞栓症例に対する循環停止下手術

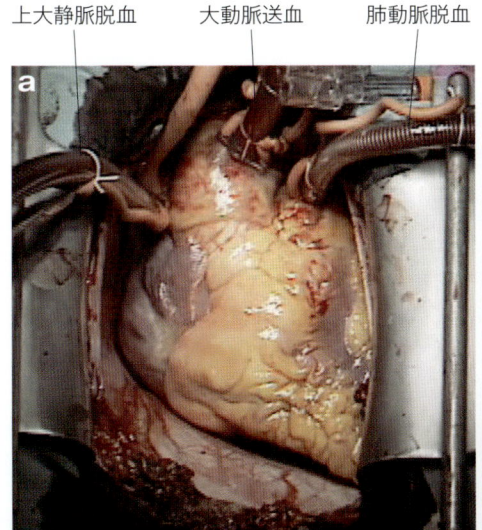

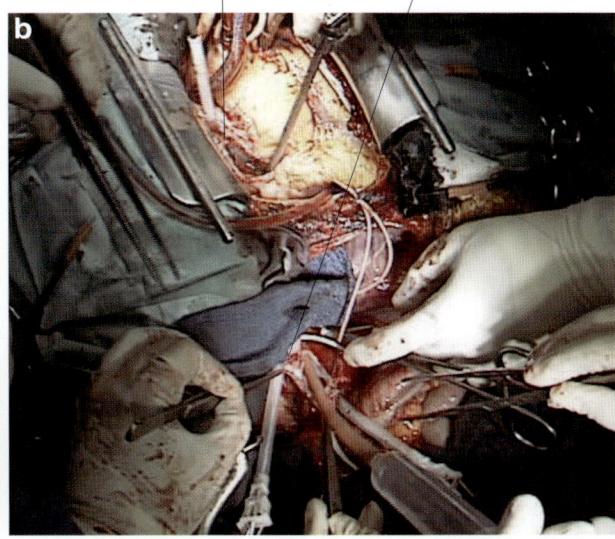

上大静脈脱血　大動脈送血　肺動脈脱血　　　　右心房切開部　下大静脈切開部

れる。

　循環停止時間は著者らの症例では，ほとんどが10〜20分である。

　下大静脈塞栓症例における血管外科的な手技にのみ焦点をあわせて解説した。長期生存も期待できるが，合併症率も高く，血管外科の手技に精通している術者によって行われるべき手術である。

（近藤恒徳）

文　献

1) Ljungberg B, Stenling R, Osterdahl B, et al: Vein invasion in renal cell carcinoma: impact on metastatic behavior and survival. J Urol, 1995; 154: 1681-4.
2) Blute ML, Leibovich BC, Lohse CM, et al: The Mayo Clinic experience with surgical management, complications and outcome for patients with renal cell carcinoma and venous tumour thrombus. BJU Int, 2004; 94: 33-41.
3) Rigaud J, Hetet JF, Braud G, et al: Surgical Care, Morbidity, Mortality and Follow-up after Nephrectomy for Renal Cancer with Extension of Tumor Thrombus into the Inferior Vena Cava: Retrospective Study Since 1990s. Eur Urol, 2006; 50: 302-10.
4) Ljungberg B, Bensalah K, Bex A, et al: Guidelines on renal cell carcinoma. Arnhem, the Netherlands, European Association of Urology, 2014.
5) Parekh DJ, Cookson MS, Chapman W, et al: Renal cell carcinoma with renal vein and inferior vena caval involvement: clinicopathological features, surgical techniques and outcomes. J Urol, 2005; 173: 1897-902.
6) Neves RJ, Zincke H: Surgical treatment of renal cancer with vena cava extension. Br J Urol, 1987; 59:390-5.
7) Wind GG, Valentine RJ: 重要血管へのアプローチ—外科医のための局所解剖アトラス—. 3rd ed, 東京, メディカル・サイエンス・インターナショナル, 2014.

腎動脈瘤の手術

疫学

　真性の腎動脈瘤はまれな疾患であり，真の頻度は不明である．血管造影検査で見つかる頻度は一般人口の0.3～0.7%と報告されている．

　腎動脈瘤の原因は線維筋性異形成または動脈硬化である．通常，腎動脈本幹およびその分枝に発生する．一方，仮性動脈瘤は医原性あるいは非医原性外傷や感染が原因で発生し，その頻度は不明である．

　腎動脈瘤は発生部位と形状により，saccular, fusiform, aneurysmal dissectionおよびintrarenal aneurysmに分類される．石灰化は30～50%に認められる．

　自覚症状には，①血圧上昇，②血尿，③腹痛，④腎機能低下，⑤ショックなどがあるが，自覚症状を呈するものは半数以下である．血圧上昇は腎動脈分枝のkinkや動脈瘤内の血液の乱流，遠位側腎動脈の閉塞などが原因と考えられており，腎動脈瘤治療後に高血圧が改善するとの報告もある．

　動脈瘤の破裂はまれであり，10%までとされる．しかし，動脈瘤のサイズが2cmを超えるもの，妊娠中の女性では破裂の頻度が高いとされる．特に妊婦の動脈瘤破裂による死亡率は高く，母体で50%，胎児で80%と報告されている．

手術の適応

　高血圧，血尿，腹痛などの疼痛，虚血による腎機能障害，破裂によるショックなど有症状の動脈瘤は治療の適応である．一方，無症状であっても直径2cm以上，画像上増大傾向が認められる場合，腎動脈瘤の急性解離などの場合は治療適応となる．また，前述のように妊娠中の腎動脈瘤破裂は頻度が高く，母子ともに致死率が高いため，症状の有無，瘤のサイズにかかわらず，妊娠可能年齢の女性は治療の適応となる．

　サイズに関しては2cm未満でも破裂したとの報告がある．また，全周性に石灰化が認められるものやfusiformのものは破裂しにくいとされるが，瘤の性状と破裂のリスクには相関がないとの報告もあり，一定の見解はない．血管内治療が発達した現在では，血管内治療が困難な動脈瘤が外科的手術の適応である．

術前評価

3 D-CTあるいはMRAにより動脈瘤と腎動静脈の位置関係を把握し，再建の計画をたてておくことが重要である．可能な限り in vivo での再建を検討するが，術中所見で ex vivo に変更となる可能性もあるため，骨盤内の血管の状態も評価しておく．大伏在静脈などをパッチあるいはグラフトとして使用する可能性がある場合は，事前にエコーで血管の開存，サイズを確認しておく．

手術手技

全身麻酔，正側臥位からやや倒し，かつ下半身を軽くねじるような体位とする．ex vivo 手術を行う場合は，開放あるいは腹腔鏡下腎摘除は側臥位で行い，バックテーブルで灌流，血管形成を行っている間に，閉創し，仰臥位に体位変換して，移植床を作製する方法もある．

アイススラッシュ，4℃に冷却した乳酸リンゲルあるいはユーロコリンズなどの灌流液は使用できるように準備しておく．細い動脈の血管形成にはマイクロ手術器械や拡大鏡などが必要である．

● in vivo 手術

11肋骨先端から腹直筋外縁に至る腰部斜切開で，後腹膜腔を展開する．リングリトラクターなどの開創器を用いることで，十分に術野を展開することが可能である．

腎動静脈本幹を確保した後，腎動脈を末梢に向かって剥離し，動脈瘤壁の性状を確認しながら，周囲を注意深く剥離する．動脈瘤より分枝する末梢の血管をすべて確保する．動脈瘤の剥離に際しては，腎静脈と強固に癒着している場合があり，静脈を損傷するおそれがある場合は，無理に剥離せず，瘤を切除する際に動脈壁の一部を静脈につけるように切除する．

瘤切除および血管形成を行う場合は，あらかじめ切開線をマーキングしておく．ヘパリン化を行った後，腎動脈本幹をクランプし，アイススラッシュにて単純冷却する．動脈壁を切除後，5-0 monofilament 血管縫合糸にて断端を二重で連続縫合し，動脈形成を行う (図1)．瘤切除により動脈壁に欠損が生じる場合には，大伏在静脈などのパッチグラフトを 6-0 monofilament 血管縫合糸にて縫着する (図2)．バイパス術を行う場合は内腸骨動脈あるいは大伏在静脈をグラフトとして interposition を行う (図3)．デクランプ後，縫合部からの出血，分枝の狭窄や屈曲のないことを確認し，エコーにて全周性に血流が良好であることを確認する．

● ex vivo 手術

腎摘除は通常の生体腎ドナー手術と同様に行う．腎動脈狭窄を合併している例では，尿管が腸骨動脈や大動脈などの側副路から血流を得ている場合があり，その場合は尿管の血流が損なわれないよう必要最小限の遊離をしたう

腎動脈瘤の手術

> **図1** 動脈瘤の切除と血管形成
> **a**：腎動脈本幹および動脈瘤から出るすべての分枝の確保
> **b**：腎動脈瘤切除後の血管形成

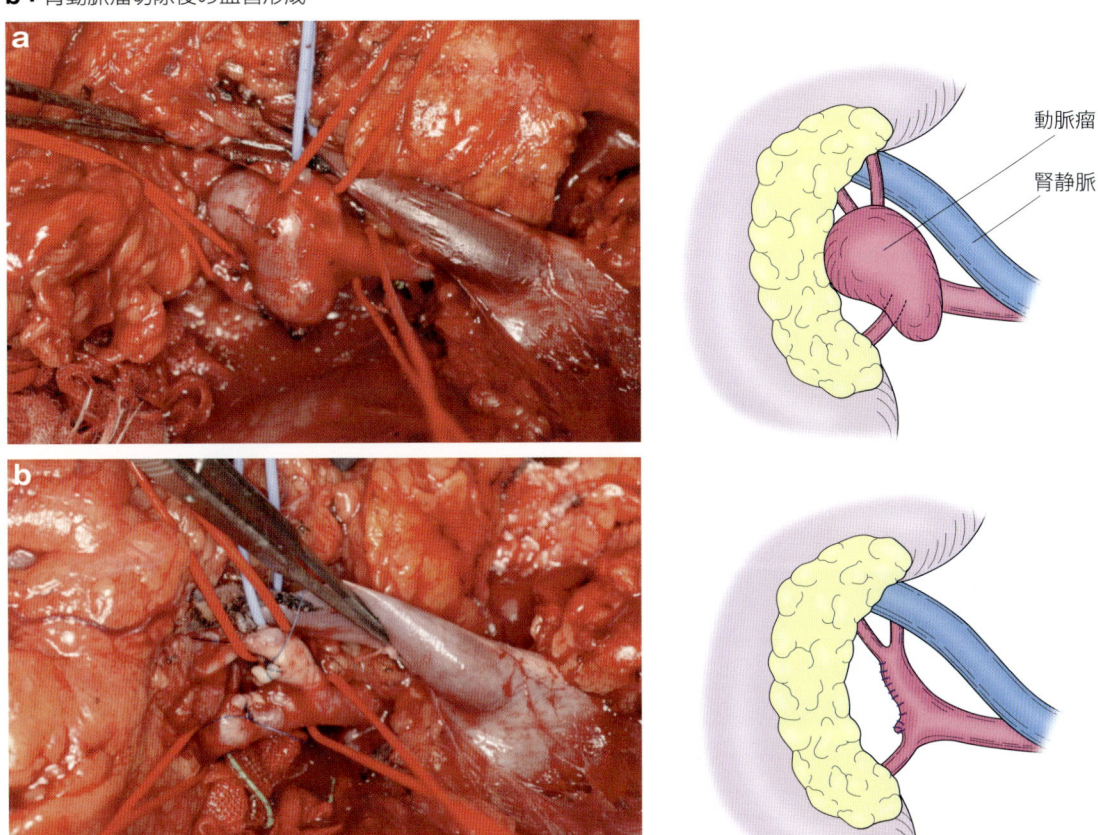

動脈瘤
腎静脈

> **図2** 動脈壁欠損部のパッチグラフト
> 瘤切除後の動脈の欠損が大きい場合は，大伏在静脈などのパッチグラフトを当てる。

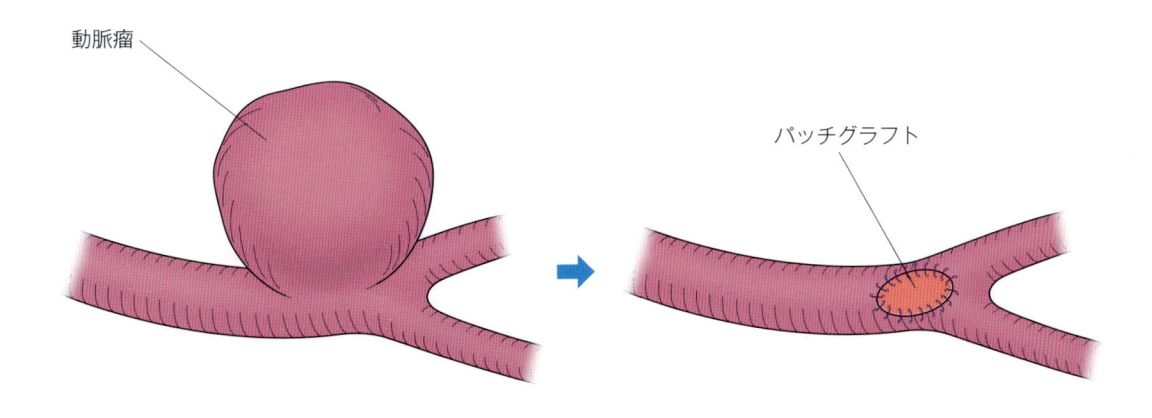

動脈瘤

パッチグラフト

え，切断せずに，腎を創外で灌流，冷却して，血管形成を行う。
　摘出された腎を十分に灌流，冷却した後，腎動静脈を，末梢に向かって剥離を進め，動脈瘤および分枝する動脈を露出していく。動脈瘤壁と静脈が強固に癒着している場合もあり，慎重に剥離を行う。再建は血管の状態に応じて，内腸骨グラフトなどを使用して再建を行う（図4～6）。

図3 大伏在静脈を使用したバイパス術

a

b

大伏在静脈グラフト

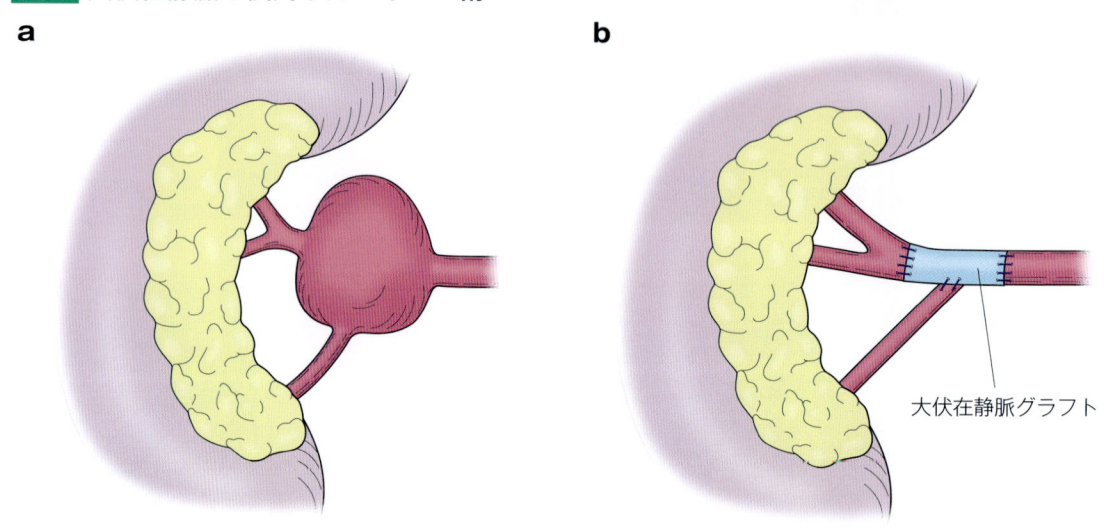

図4 腎動脈再建術（1）：内腸骨動脈グラフトによる再建術

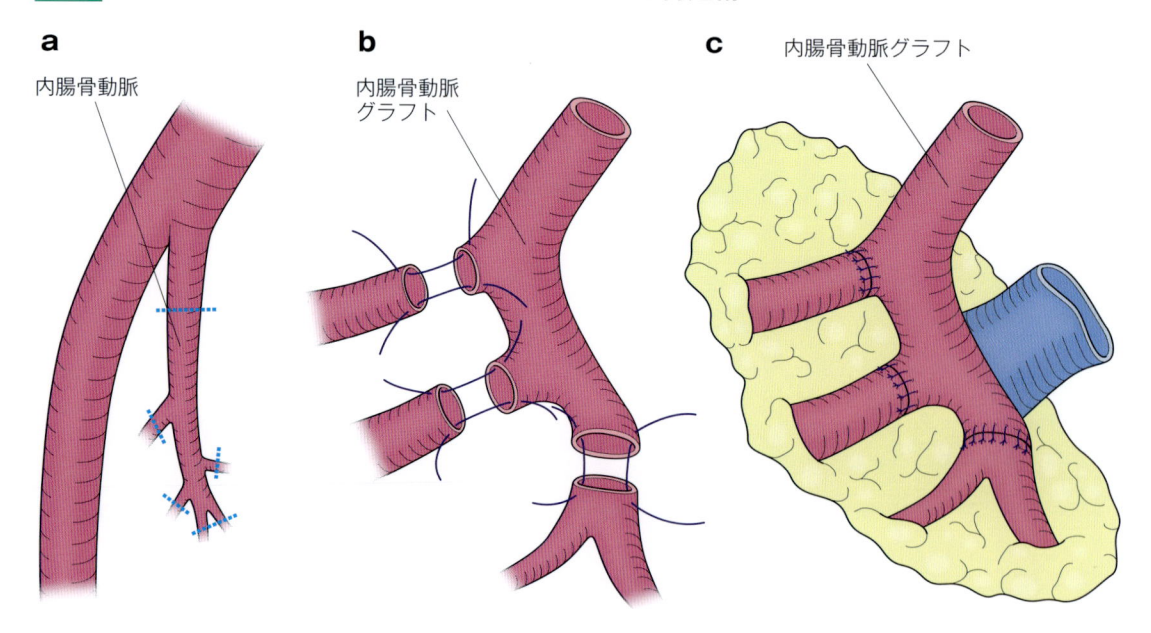

a

内腸骨動脈

b

内腸骨動脈グラフト

c

内腸骨動脈グラフト

腎動脈瘤の手術

図5 腎動脈再建術（2）：内腸骨グラフト＋切除血管によるグラフト（応用例）

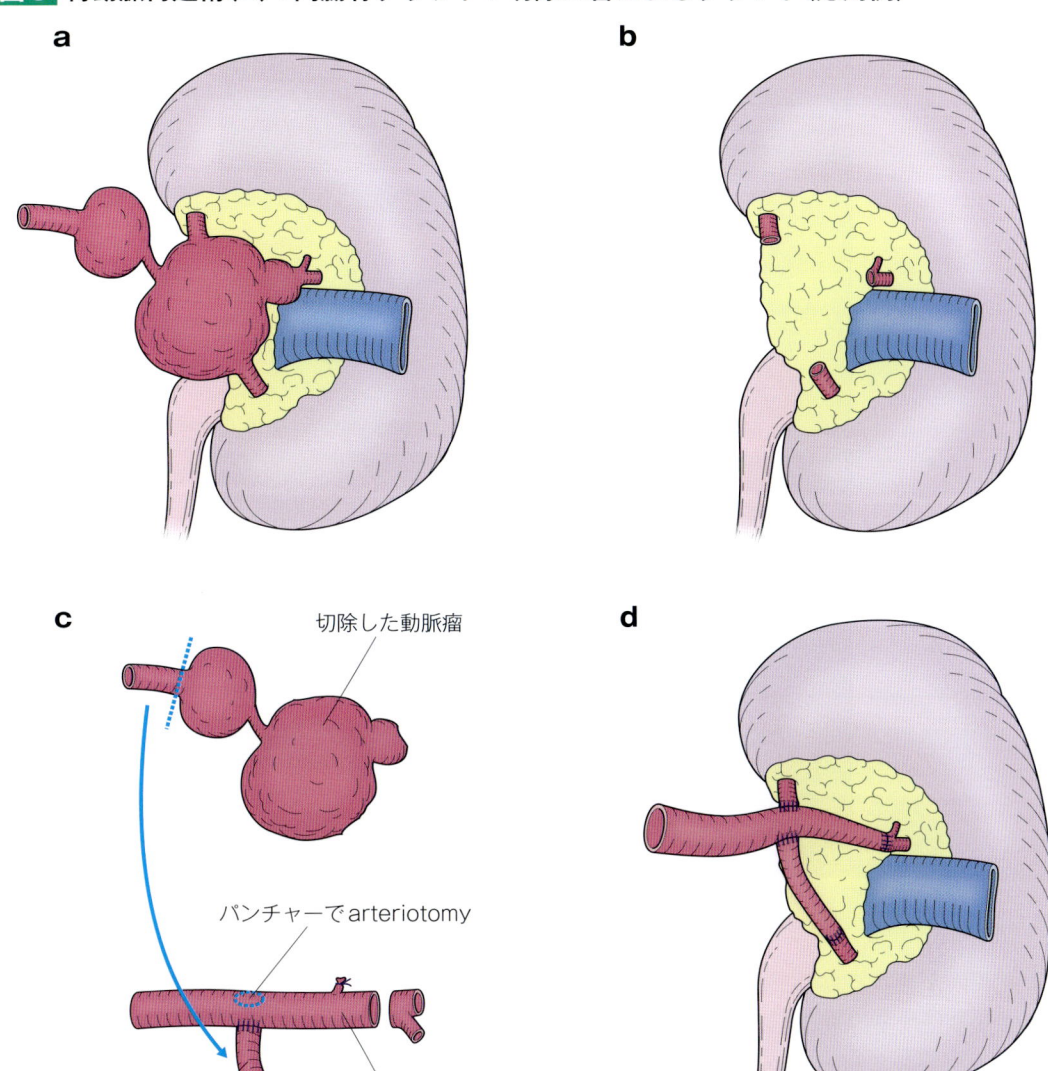

a

b

c
切除した動脈瘤
パンチャーでarteriotomy
切除した腎動脈
内腸骨グラフト

d

III 各手術における血管外科手技の実際

175

図6 腎動脈再建術（3）：図5の腎動脈再建の実際

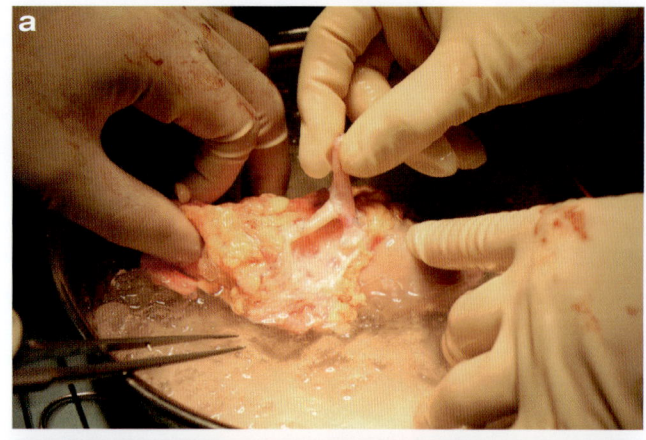

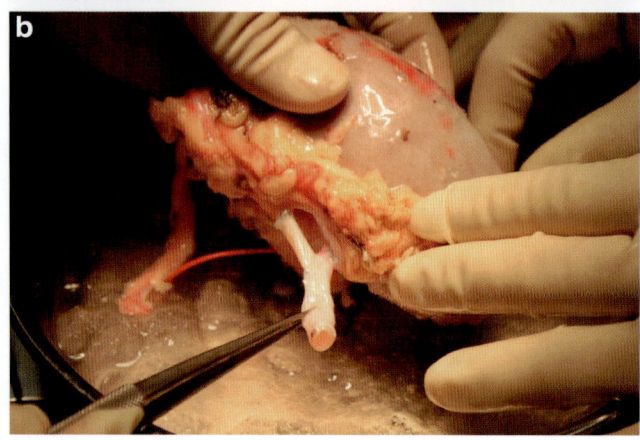

　再建が終わったら，再度灌流を行い，吻合部のリーク，静脈損傷がないことを確認する。静脈洞からの滲むようなリークが見られることがある場合は，血流再開後にhemositatic agentで圧迫止血を行うことにより，ほとんどの場合，止血される。自家腎移植は腎移植と同様の手技で行う。

〈乾　政志〉

リンパ節郭清に伴う血管の処理

　腎盂癌，尿管癌に対するリンパ節郭清はエビデンスの元となるrandomized studyがないことから，その有効性に関しては議論される課題であるが，さまざまなretrospective studyを根拠にわが国のガイドラインでは推奨グレードC1に設定されている。

　膀胱癌に対するリンパ節郭清は予後を改善させるエビデンスがあることから推奨されるべきであるが，その郭清範囲は，拡大されるべきか否かはさまざまな意見がある。

　本項では上部尿路，下部尿路悪性腫瘍に対するリンパ節郭清について解説するが，本書の目的は血管外科手技であることから血管処理を中心として解説する。

● 腎盂癌，上部尿管癌のリンパ節郭清

　腎盂癌と尿管癌に対するリンパ節郭清範囲を図1に示す。

● 大動静脈間リンパ節

①腹部大動脈前面を露出する(図2)。郭清範囲の下端は下腸間膜動脈の高さである(図3)。リンパ管はLigaSure™にて切離することで，リンパ瘻を予防する(図4)。頭側は左腎静脈をしっかりと露出させる(図5)。

②下大静脈とリンパ組織の間を剥離する。下大静脈はドベーキー型鉗子にてしっかりと把持し，リンパ節との間にcountertractionをかける(図6)。下大静脈の損傷は鉗子で損傷部を把持して的確に5-0プロリンにて縫合閉鎖する(図7)。下大静脈を血管テープにて把持して剥離を頭側に進める(図8)。腰静脈は適宜結紮切離する。壁が薄いので結紮時には血管に緊張をかけないように注意深く行う(図9)。

③摘出リンパ節下端を下大静脈と大動脈の間で結紮切離する。そうすることでリンパ瘻を予防する(図10)。大動静脈間リンパ節の背側は前縦靱帯を露出させる層で頭側に剥離を進める(図11)。

図1 腎盂癌と尿管癌に対するリンパ節郭清範囲

a：腎盂癌

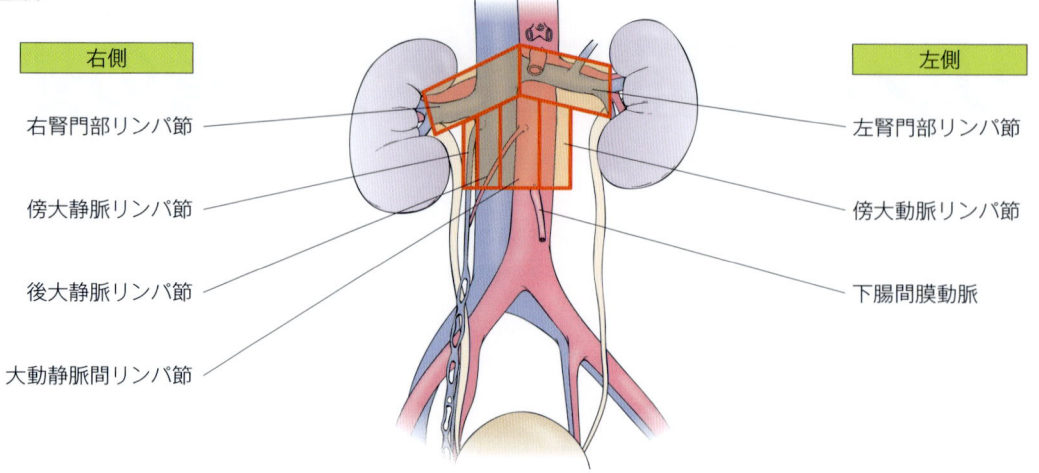

右側
- 右腎門部リンパ節
- 傍大静脈リンパ節
- 後大静脈リンパ節
- 大動静脈間リンパ節

左側
- 左腎門部リンパ節
- 傍大動脈リンパ節
- 下腸間膜動脈

b：上部尿管癌（尿管上部2/3）

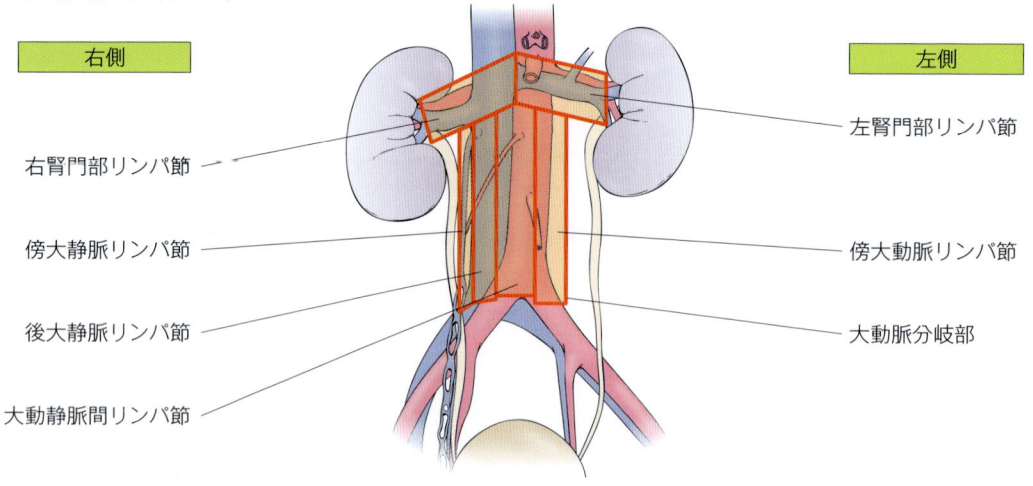

右側
- 右腎門部リンパ節
- 傍大静脈リンパ節
- 後大静脈リンパ節
- 大動静脈間リンパ節

左側
- 左腎門部リンパ節
- 傍大動脈リンパ節
- 大動脈分岐部

c：下部尿管癌（尿管下部1/3）

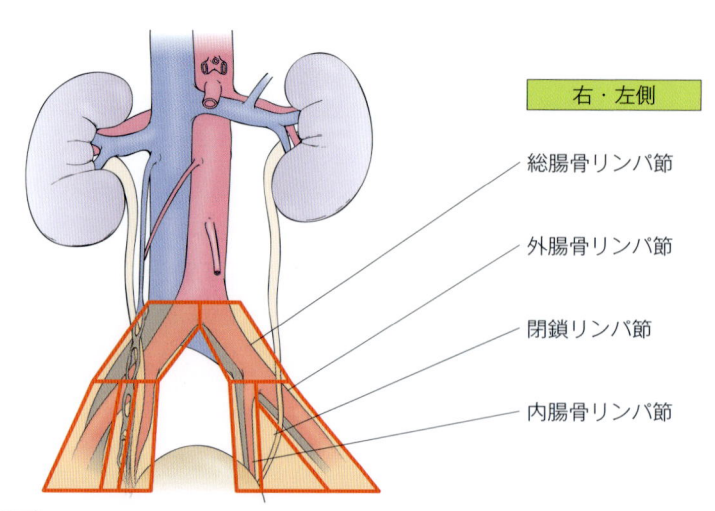

右・左側
- 総腸骨リンパ節
- 外腸骨リンパ節
- 閉鎖リンパ節
- 内腸骨リンパ節

(Int J Urol, 2014; 21: 453-9. より引用)

リンパ節郭清に伴う血管の処理

図2 腹部大動脈の露出

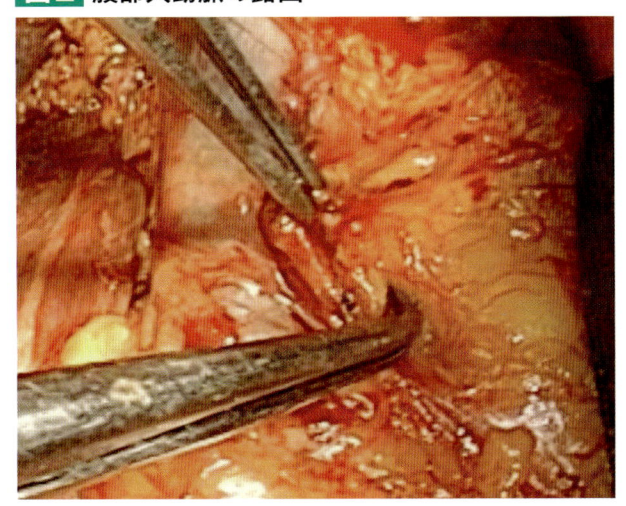

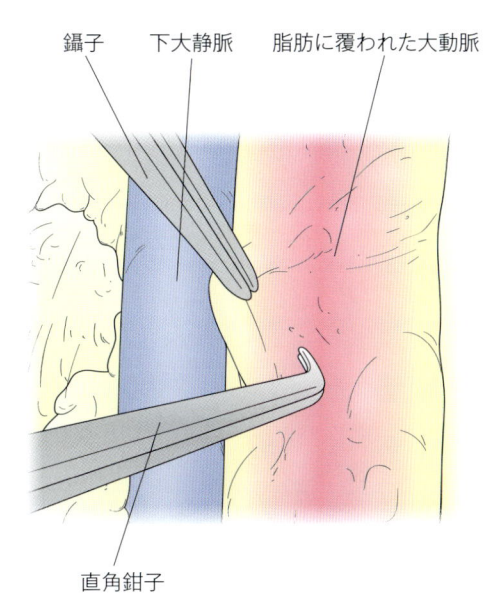

鑷子　下大静脈　脂肪に覆われた大動脈

直角鉗子

図3 郭清範囲

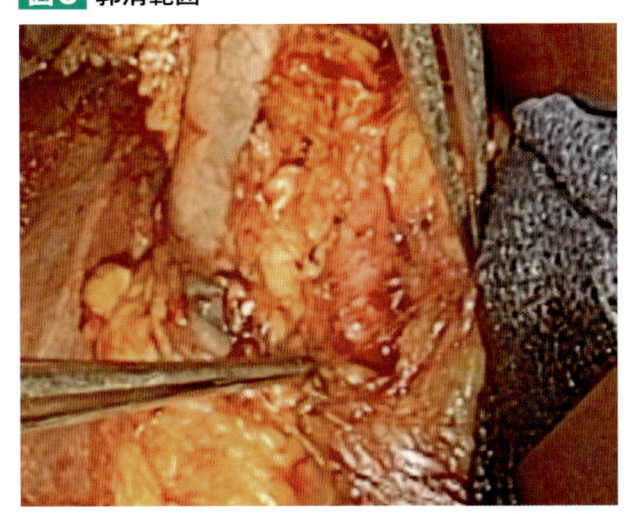

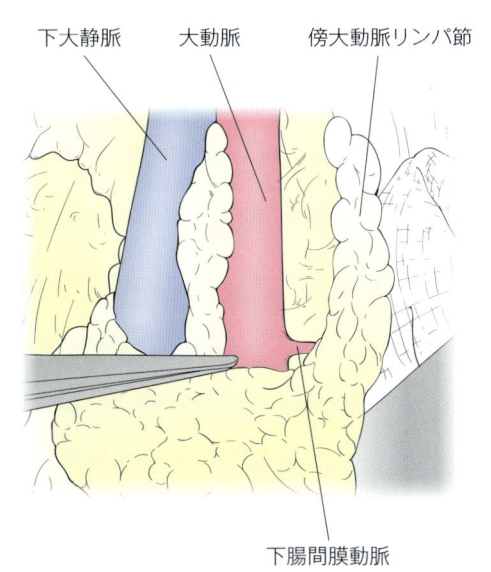

下大静脈　大動脈　傍大動脈リンパ節

下腸間膜動脈

Ⅲ 各手術における血管外科手技の実際

179

図4 リンパ瘻の予防（1）：LigaSure™による切離
LigaSure™によるリンパ管の切離でリンパ瘻を予防する。

下大静脈　リンパ節　LigaSure™

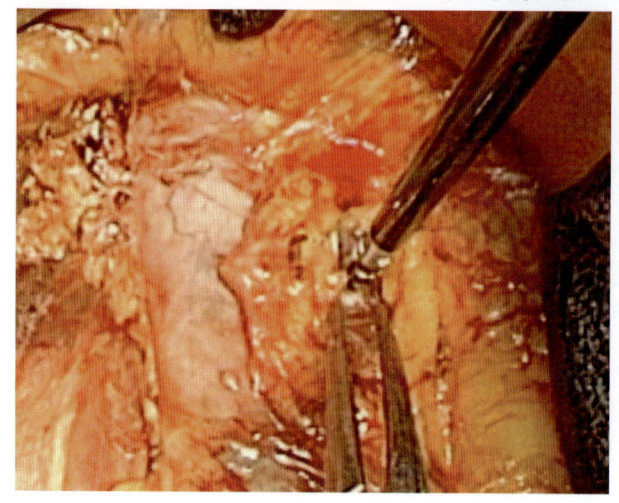

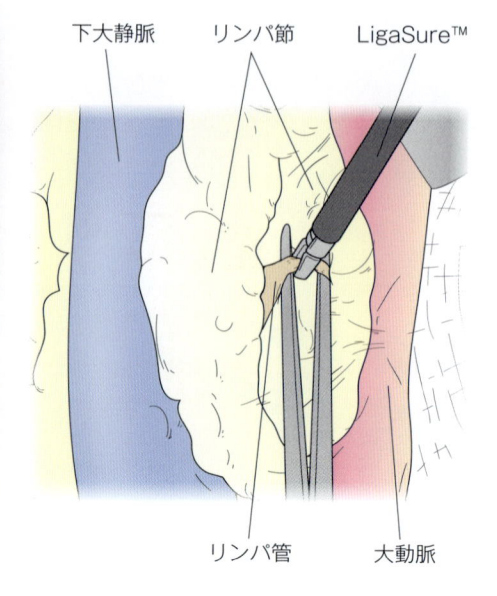

リンパ管　大動脈

図5 腎静脈の露出

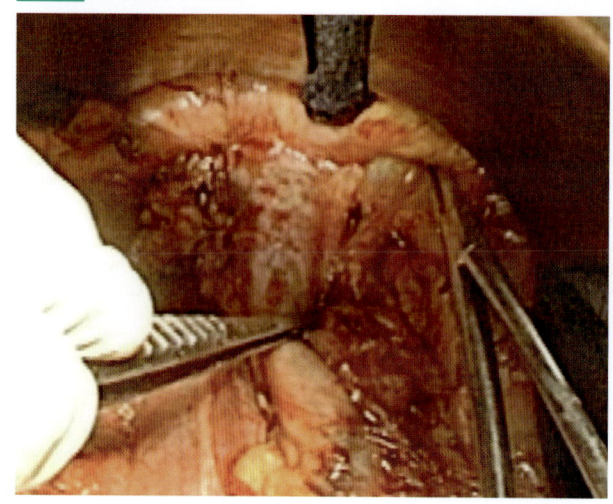

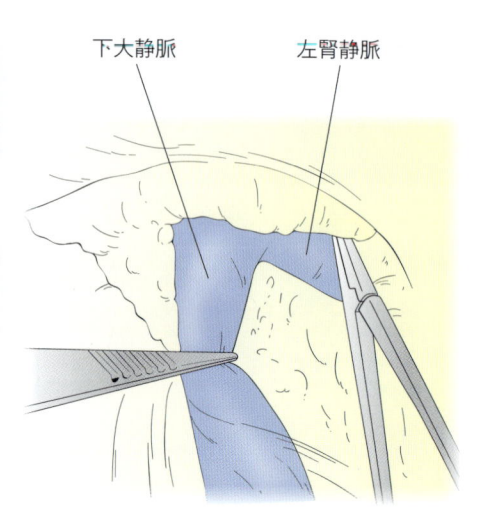

下大静脈　左腎静脈

図6 下大静脈とリンパ組織の剥離

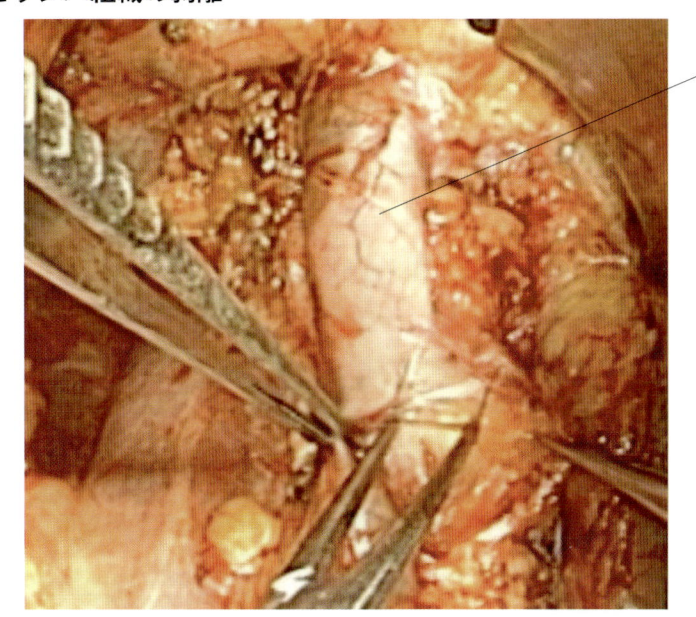

下大静脈

図7 血管損傷部の縫合閉鎖

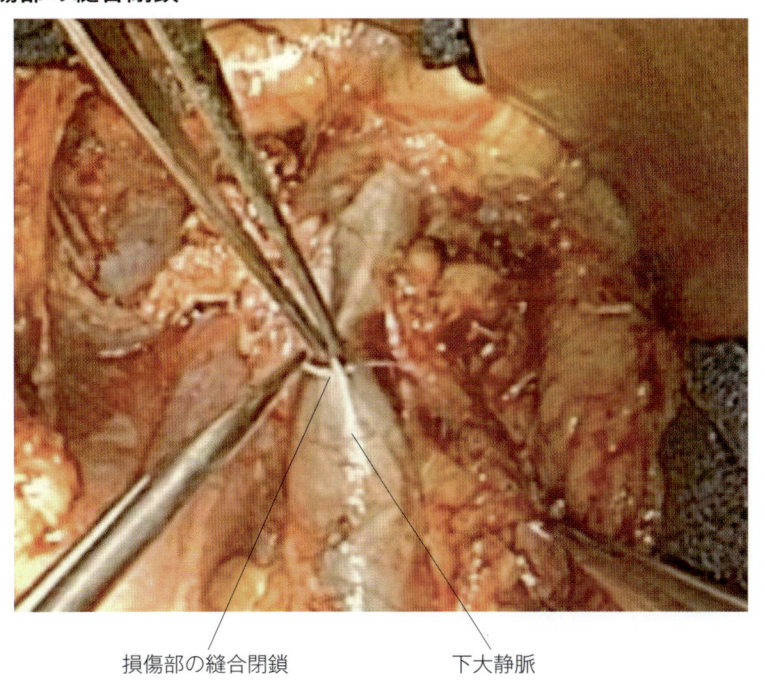

損傷部の縫合閉鎖　　　下大静脈

図8 下大静脈の剥離
血管テープで把持し，頭側に剥離を進める。

下大静脈

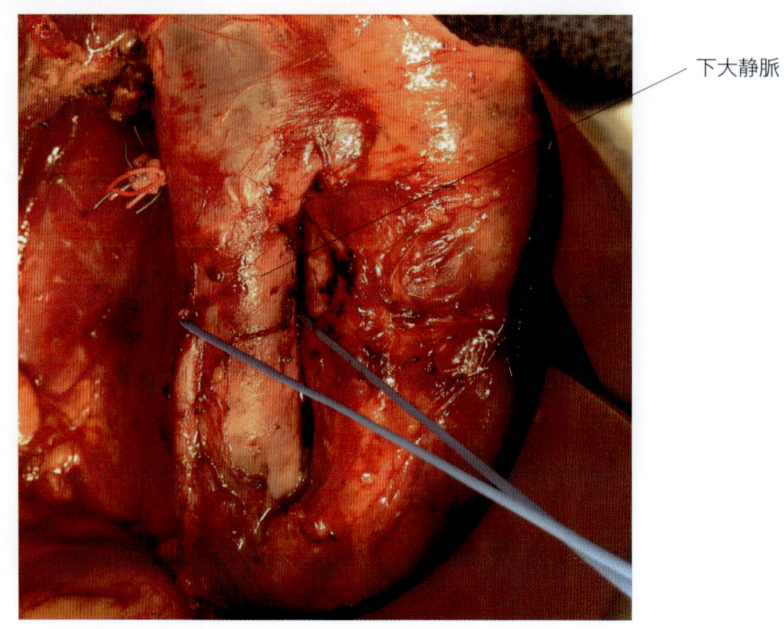

図9 下大静脈剥離の注意点
腰静脈は適宜結紮切離するが，腰静脈は壁が薄いため，結紮する際に血管に緊張をかけないように注意する。

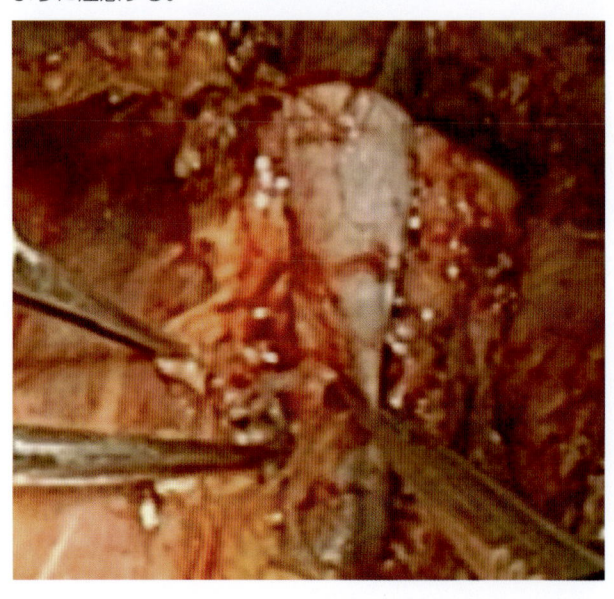

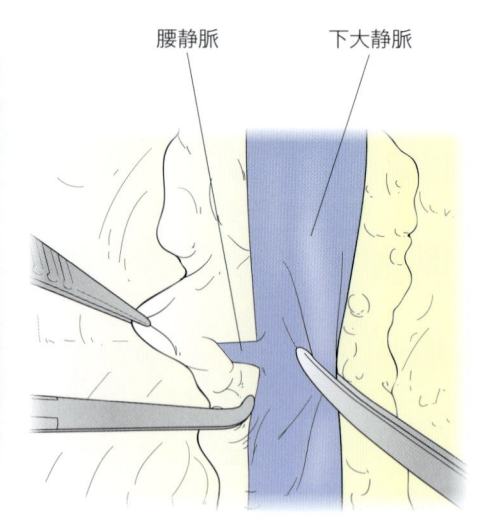

腰静脈　下大静脈

リンパ節郭清に伴う血管の処理

図10 リンパ瘻の予防（2）：リンパ節下端の結紮切離
摘出リンパ節下端を，下大静脈と大動脈の間で結紮切離することでリンパ瘻を予防する。

下大静脈　大動脈

大動静脈間リンパ節　結紮糸

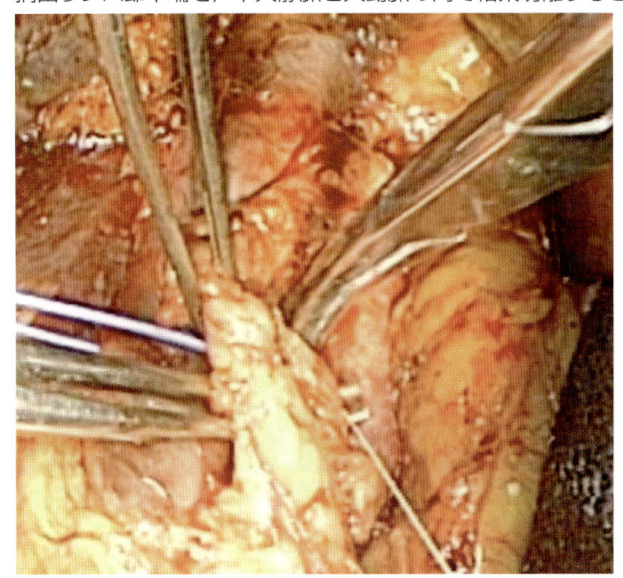

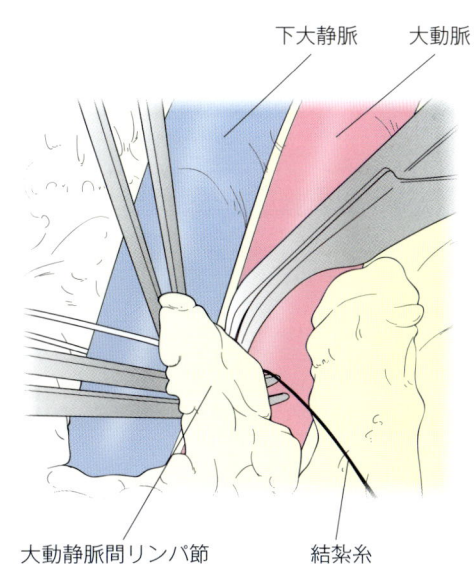

図11 大動静脈間リンパ節の剥離層
大動静脈間リンパ節は，前縦靱帯を露出させる層で頭側に剥離を進める。

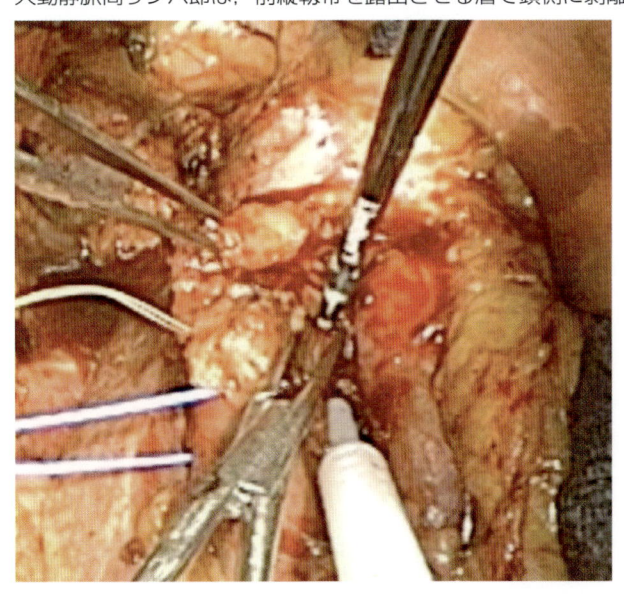

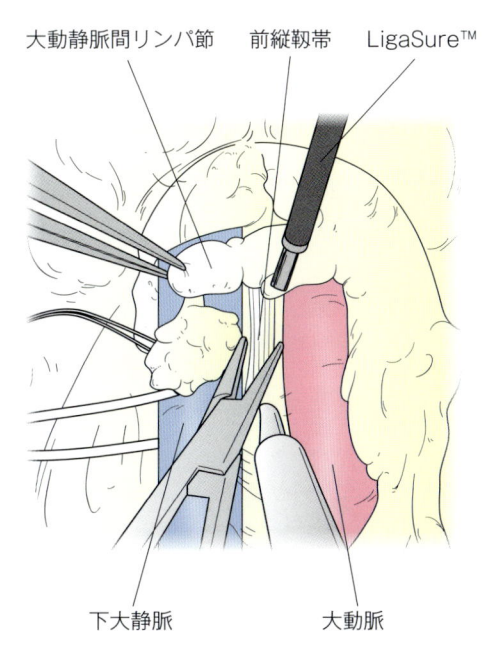

大動静脈間リンパ節　前縦靱帯　LigaSure™

下大静脈　大動脈

Ⅲ 各手術における血管外科手技の実際

● **傍大静脈リンパ節と後大静脈リンパ節**
　傍大静脈リンパ節と後大静脈リンパ節の摘出を図12に示す。頭側は腎動脈の高さで腎門部リンパ節と分ける。

● **腎門部リンパ節**
　腎門部リンパ節を摘出する。腎動脈は可能な限り根部まで剥離して結紮，そして穿通結紮の2重結紮を行う（図13）。完成図を図14に示す。

図12 傍大静脈・後大静脈リンパ節の摘出

傍大静脈リンパ節
後大静脈リンパ節
下大静脈

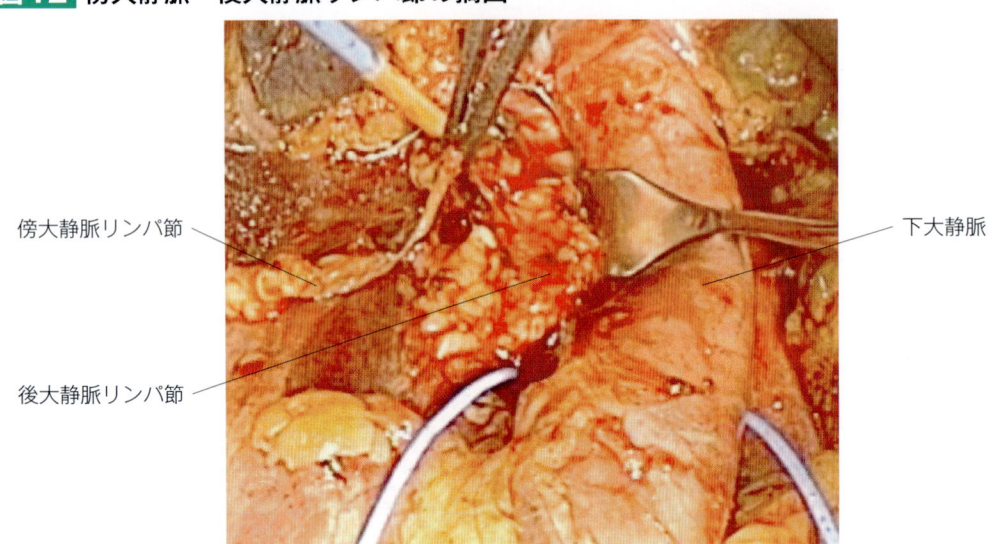

図13 腎動脈の剥離・結紮

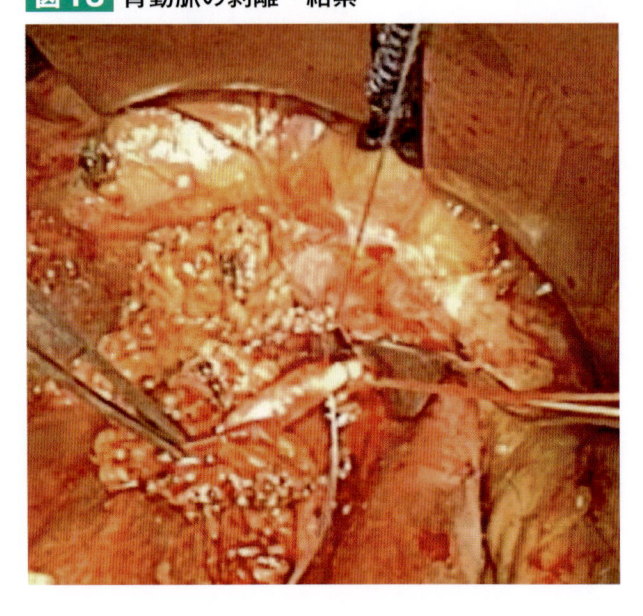

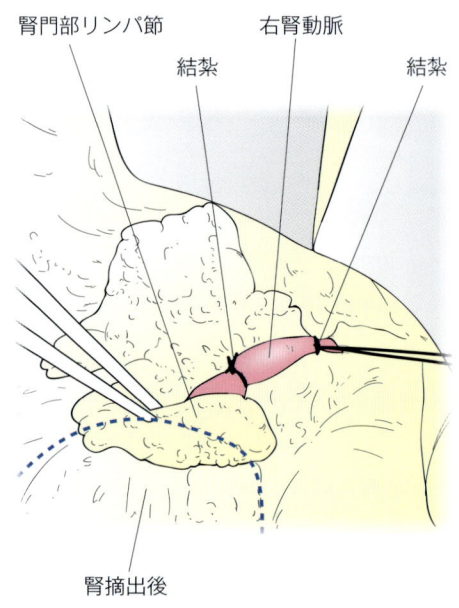

腎門部リンパ節　右腎動脈
結紮　　　　　　　　結紮
腎摘出後

図14 郭清後の術野

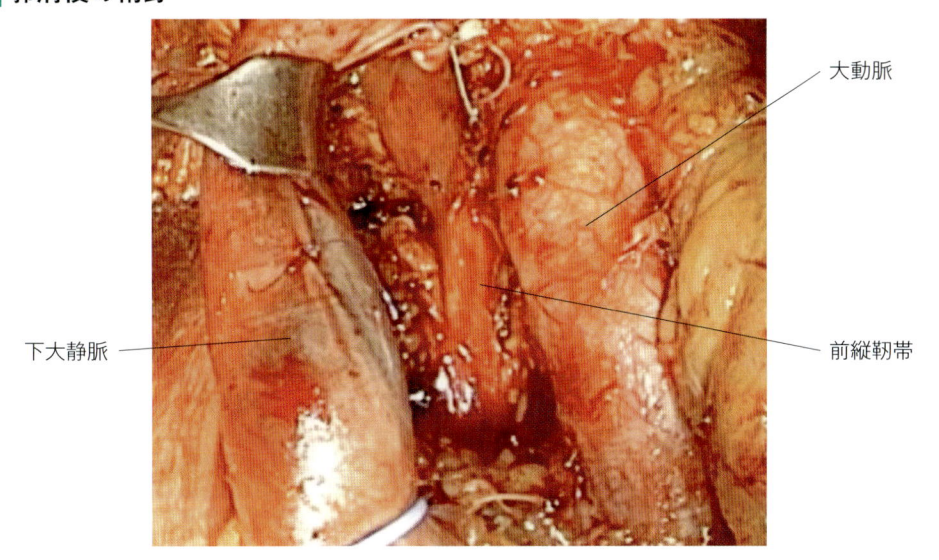

大動脈
前縦靱帯
下大静脈

● 傍大動脈リンパ節

大動脈前面の露出。リンパ管の処理はLigaSure™により行い（図15），リンパ瘻を予防している。下腸間膜動脈起始部が郭清範囲下端となる。下端は結紮することでリンパ瘻を予防している（図16）。

● 腎門部リンパ節

腎摘時に結紮切離した腎動脈は起始部まで露出している。再度結紮切離する（図17）。腎動脈から約1 cm頭側で副腎との間の脂肪組織を切離してリンパ節を摘出する（図18）。

図15 LigaSure™による傍大動脈リンパ節の処理

LigaSure™　大動脈　リンパ節

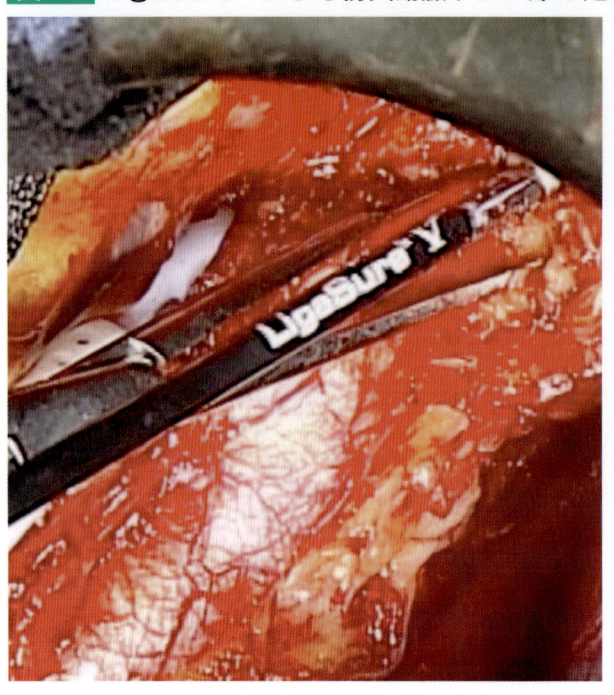

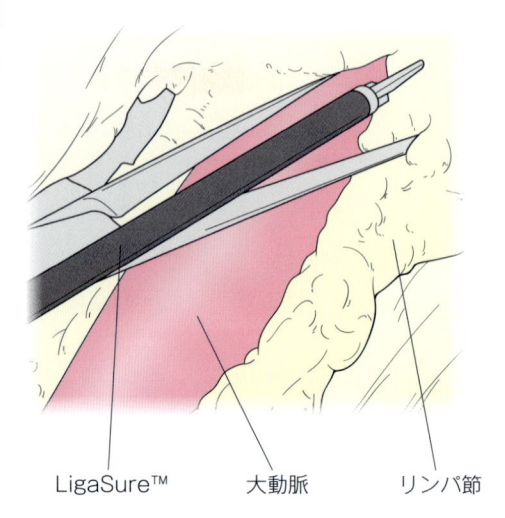

図16 リンパ瘻の予防（3）：リンパ節下端の結紮切離
大動静脈間リンパ節郭清と同様に，摘出リンパ節下端を結紮することでリンパ瘻を予防する。

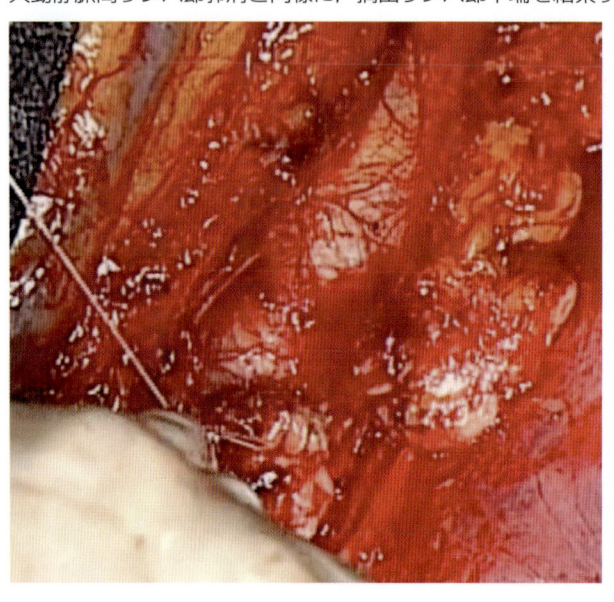

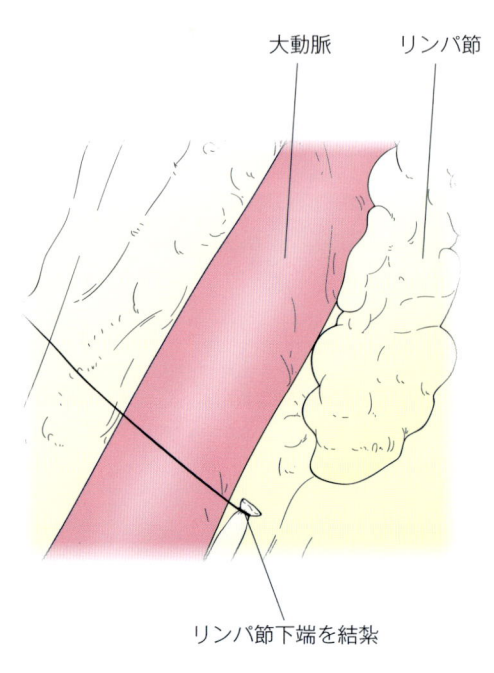

大動脈　リンパ節

リンパ節下端を結紮

リンパ節郭清に伴う血管の処理

図17 腎動脈の再結紮切離
腎摘時に結紮切離した腎動脈を再度結紮切断する。

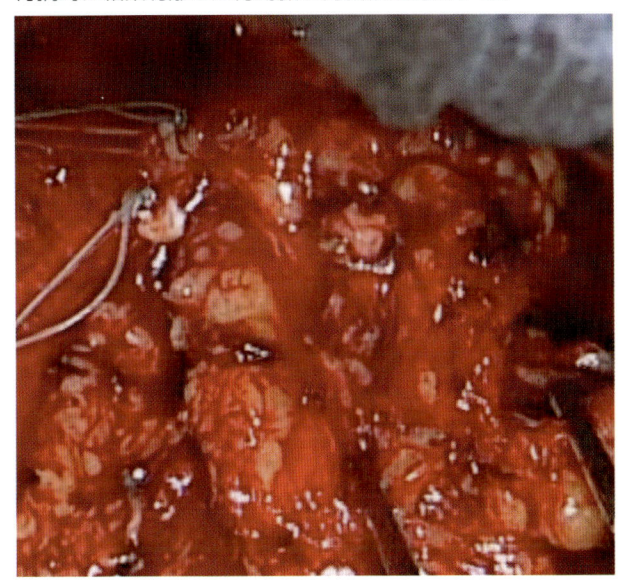

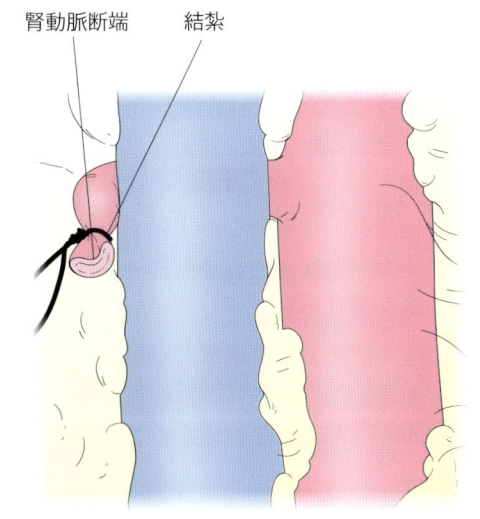

腎動脈断端　結紮

図18 副腎の周囲脂肪組織の剥離
腎動脈から約1cm頭側で副腎との間の脂肪組織を切離してリンパ節を摘出する。

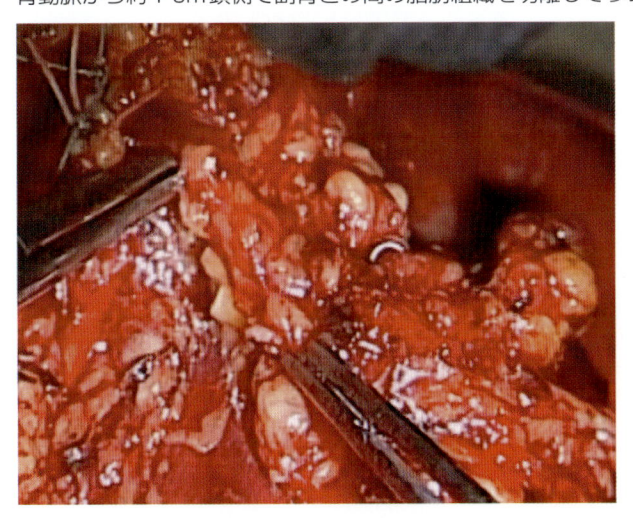

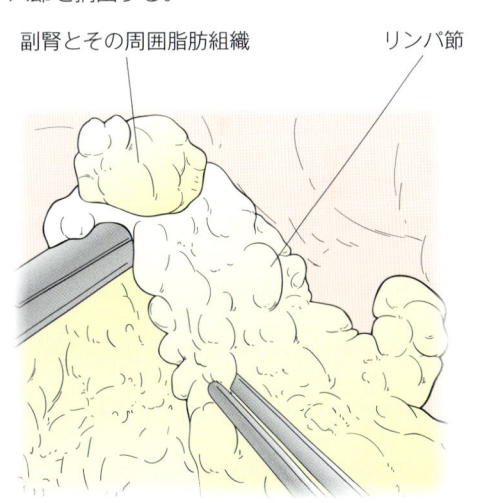

副腎とその周囲脂肪組織　リンパ節

● 下部尿管癌，膀胱癌のリンパ節郭清

下部尿管癌に対するリンパ節郭清範囲を図1cに，膀胱癌に対するリンパ節郭清範囲を図19に示す．下部尿管癌，膀胱癌では総腸骨，外腸骨，内腸骨，閉鎖，仙骨前面リンパ節を郭清する．

●外腸骨，内腸骨，閉鎖リンパ節

血管の扱い方は腎盂癌リンパ節郭清と同様である．血管剝離の際は，血管鞘をしっかりと剝離して血管壁を露出させる．

静脈壁は適切な鉗子にて直接把持して程よい緊張をかけてリンパ節を剝離する．動脈壁は直接把持せずに，周囲組織を把持して緊張をかける．組織を直角鉗子やガーゼなどで無理に剝離しようとすると細い血管の損傷をきたすことがあるので，強固な癒着がない限りは鉗子にて十分緊張をかけて，阻な組織を電気メスにて凝固切離するように心がけている．そのほうが出血も少なく，時間の節約にもなると考える．

外腸骨リンパ節，内腸骨リンパ節，閉鎖リンパ節は1つのつながりとして郭清する．

①まず，陰部大腿神経を同定して，それを郭清範囲外縁とする（図20）．
②外腸骨動脈の血管鞘を全長にわたり切開して，外腸骨動脈を血管テープにて把持する（図21）．同様に外腸骨静脈を露出させ血管テープにて把持する．
③末梢側はCloquetのリンパ節を結紮切離する（図22）．
④陰部大腿神経内側からリンパ節を一塊にして腸腰筋，骨盤壁に沿って外腸

図19 膀胱癌に対するリンパ節郭清範囲

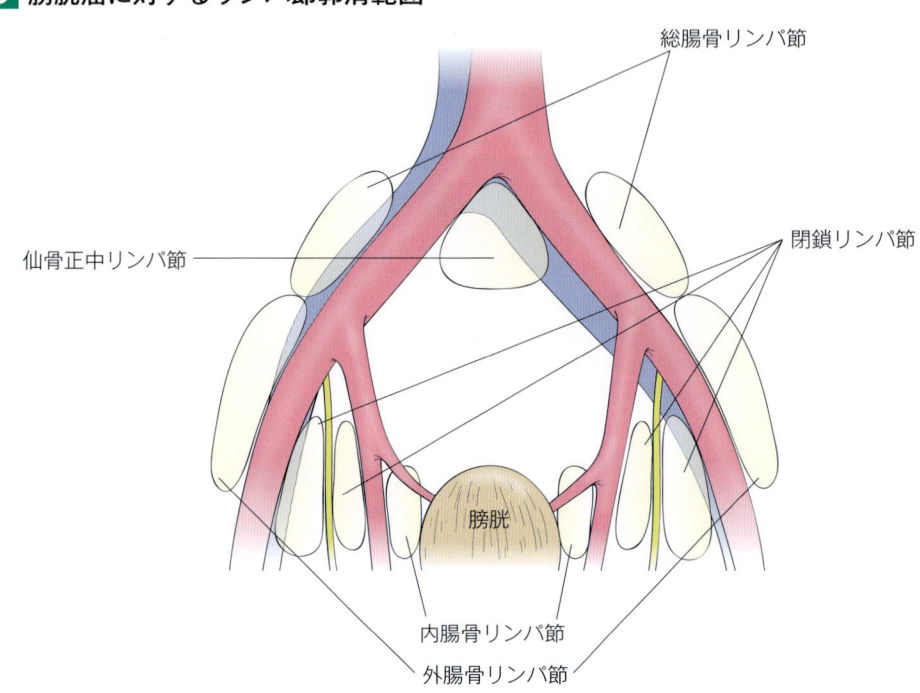

骨動静脈の裏を通すように剝離する。
⑤閉鎖神経を同定して，神経に沿ってリンパ節を剝離する。その際，閉鎖動静脈と副閉鎖静脈に注意を要する（図20）。場合によっては結紮操作を行い，無駄な出血を予防する。閉鎖神経の中枢側はリンパ瘻を予防するため結紮する。
⑥内腸骨リンパ節の郭清の際は，内腸骨動脈を血管テープで把持する。内腸骨静脈は壁が薄いことがあるため十分注意して剝離する。

● 総腸骨リンパ節

外縁は陰部大腿神経である。血管の扱い方は上記のとおりである。ただし，総腸骨動脈を剝離の際に，総腸骨静脈損傷に注意する必要がある。

脱水や圧迫により静脈が虚脱していることや，出血により静脈壁とその他の組織の同定が難しくなることがある。そのためにも前述のとおり，血管鞘を開放して血管壁をしっかりと露出することが大切である。

● 仙骨正中リンパ節

S状結腸を授動すると血管交差部から仙骨正中部のリンパ節が露出される。仙骨の骨膜に沿って，それに付着する脂肪組織を遊離する。その際，下大静脈から分岐した総腸骨静脈が総腸骨動脈の背側に存在する。そのことに十分注意を払う必要がある。

前述のように静脈が虚脱していたり，視野が悪かったりすると静脈の同定が困難になり損傷するリスクがある。

（高木敏男）

図20 郭清手順（1）

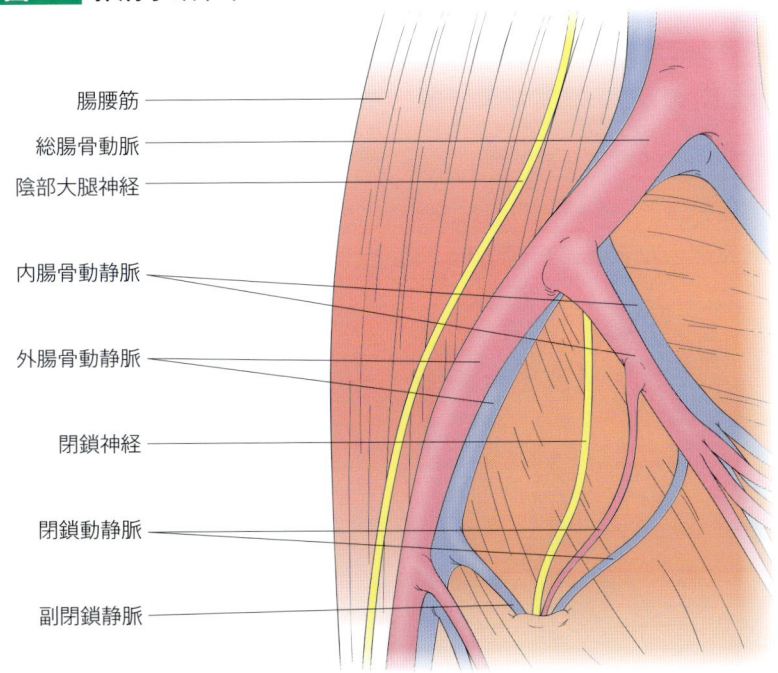

- 腸腰筋
- 総腸骨動脈
- 陰部大腿神経
- 内腸骨動静脈
- 外腸骨動静脈
- 閉鎖神経
- 閉鎖動静脈
- 副閉鎖静脈

図21 郭清手順(2):外腸骨動脈の露出

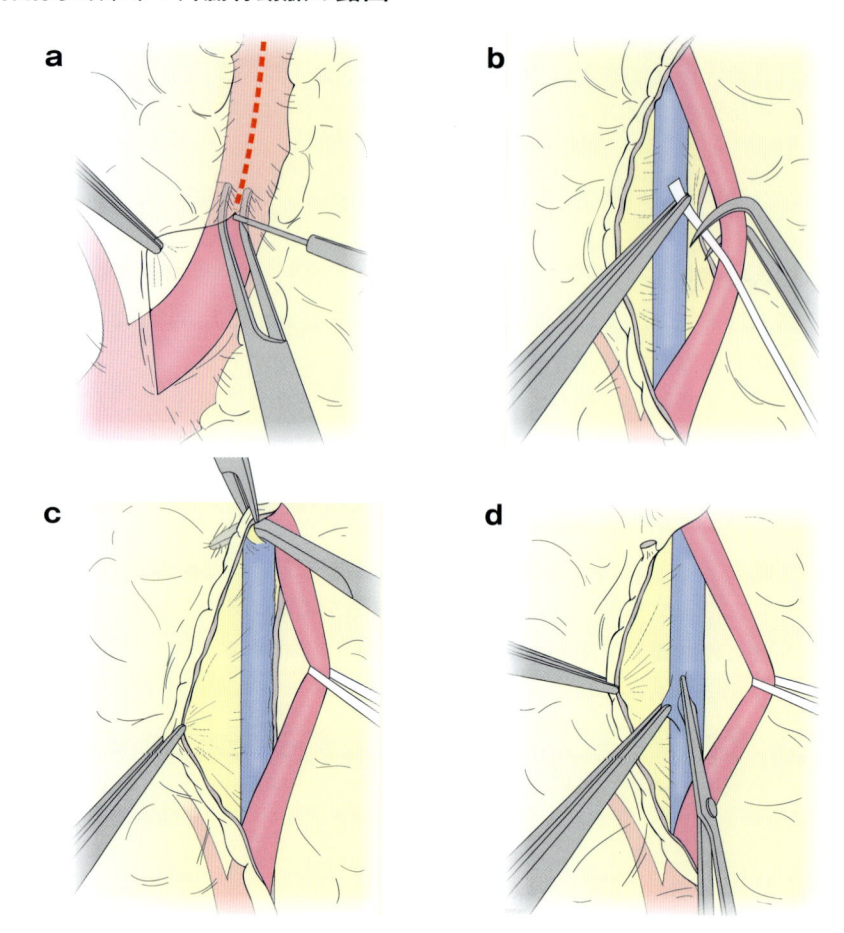

a　b　c　d

図22 郭清手順(3):Cloquetのリンパ節の結紮切離

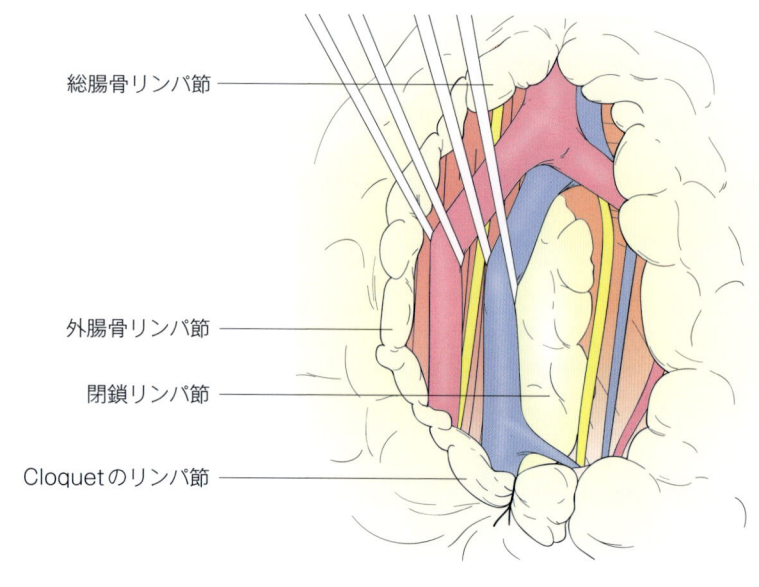

総腸骨リンパ節

外腸骨リンパ節
閉鎖リンパ節
Cloquetのリンパ節

泌尿器領域のIVR（画像下治療）

　IVRとはinterventional radiologyの略であり，日本語では"低侵襲治療"や"画像支援治療"などとよばれてきた．血管を扱う手技と血管以外を扱う手技に大別され，前者は"血管内治療"とよばれることもある．このように従来は統一された日本語名がなかったが，近年日本IVR学会から"画像下治療"という名称でよぶことが推奨されており，今後一般化されていくものと考えられる．

　一方で，IVRは治療のための手技のみでなく，生検などの診断を目的とした手技も含まれる．泌尿器科領域の非血管系IVRの代表的なものは，経皮的腎瘻造設術や腎生検，腎腫瘍生検などである．わが国ではこれらの手技は泌尿器科医や腎臓内科医によって実施されることが多いが，海外では放射線科医（interventional radiologist）が実施することが一般的である．なお，海外ではIRと略すため，IVRという略語は通じないので注意が必要である．

　本項では，「泌尿器科手術における血管外科」とのタイトルに準じ，泌尿器科領域の血管系IVRのうち，特に頻度の高い腎動脈塞栓術（腎出血，腎部分切除術後の仮性動脈瘤，腎動脈瘤，腎動静脈奇形，腎腫瘍）と腎動脈血管形成術について述べる．

腎出血に対する腎動脈塞栓術（transcatheter arterial embolization；TAE）

● ポイントと注意点

　腎からの出血は，腎実質から腎周囲に生じる場合と，尿路内に生じ血尿として現れる場合がある．腎出血の原因は，交通外傷などによる外部からの鈍的外傷，医原性損傷，腫瘍などの破裂に大別される．医原性損傷の原因として，腎生検，腎瘻造設術，体外衝撃波結石破砕術（extracorporeal shock wave lithotripsy；ESWL），腎部分切除術などがある．

　腎出血に対するTAEの適応についての定まったガイドラインはないが，一般的には，①血腫が大きい，②血腫が増大傾向，③血圧低下や貧血が進行，④造影CTで造影剤の血管外漏出像（extravasation）がある場合はTAEを考慮すべきである[1～3]．しかし，腎は後腹膜臓器であり，腎被膜とその周囲にある強固なGerota筋膜によって囲まれているため，血腫によるタンポナーデ効果により保存的治療が可能な場合が多いことも知っている必要がある．例えば，腎生検後に後腹膜血腫をきたすことがしばしばあるが，その多くは

保存的に治療可能であり，適応は慎重に考慮する必要がある(図1)。

一方で，循環動態不安定例や腎茎部損傷などの高度の腎損傷では外科的手術が第一選択とされるが，damage control目的に，腎動脈本幹の塞栓やバルーンカテーテルによる血流遮断が実施されることもある[2]。

塞栓の方法としては，可能な限り責任動脈を選択し，正常腎実質を温存することが原則である。腎動脈は終動脈であり，容易に側副路が発達する肝臓などとは異なり，塞栓した領域は確実に区域性の梗塞に陥る。よって，腎機能を温存するために，出血に関与しない血管は可能な限り塞栓すべきではない。

一般的な腎出血は終動脈からであるため，近位の塞栓で止血可能だが，腫瘍破裂の場合は腎被膜動脈などが側副路として関与することもあるため注意が必要である。他の臓器でも同様だが，血管の一時的な攣縮や断裂により，血管の途絶以外に所見がない場合もあるため，注意する必要がある。途絶部の選択造影が望まれるが，造影剤の圧入により活動性出血を惹起する危険性もあるため，慎重に行うべきである。

● **塞栓物質の種類**

塞栓物質としては，金属コイル，ゼラチンスポンジ，NBCA (n-butyl-2-cianoacrylate)，ビーズなどが用いられる。時間的に余裕がある場合は，確実に選択血管のみを塞栓することが可能な金属コイルが扱いやすい。

従来は，生理的食塩水やコイルプッシャーとよばれるガイドワイヤー状のデバイスで押し出すタイプのプッシャブルコイルしかなく，意図しない位置に留置されることもまれではなかったが，近年では，手元の操作でコイルを切り離すことが可能なデタッチャブルコイルが一般的になり，より正確な留置が可能となっている。

ゼラチンスポンジは血管塞栓物質として広く使われてきたが，わが国では

> **図1** 腎生検後の後腹膜出血
> **a**：造影CTにて左腎周囲に後腹膜血腫があり，一部造影剤の漏出像(矢印)がある。
> **b**：活動性の出血を疑い血管造影を施行したが，造影剤の漏出像は消失しており，後腹膜腔のタンポナーデ効果で止血したと考えられる。

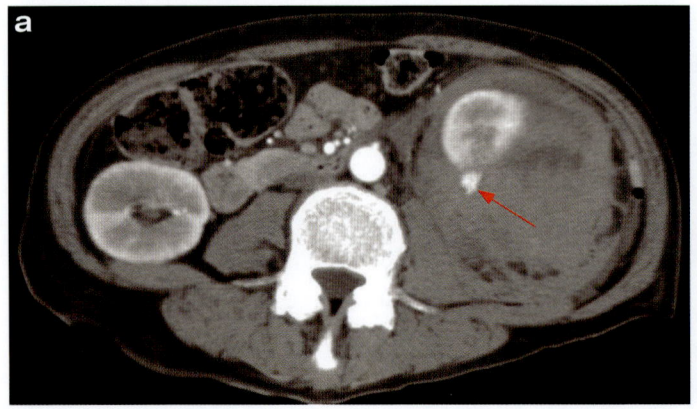

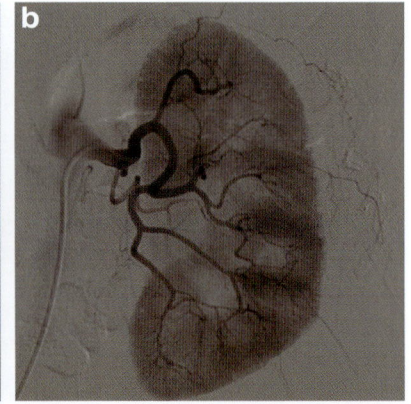

近年ようやく一部のものが出血に対する止血目的として保険収載を認められた。スポンジ状の物質を約1mm角に切り、造影剤と混ぜて注入する場合が多いが、時間的余裕がない場合は、三方活栓を用いたポンピング法で砕いて注入する場合もある。扱いやすいが、一時塞栓物質であり、数週間で吸収されるため、他の塞栓物質に比し塞栓効果は劣る。また、過注入によるバックフローで他の分枝に誤って流れた場合は、前述の理由で正常な腎実質が確実に梗塞に陥るため注意が必要である。

　NBCAは液状永久塞栓物質であり、油性造影剤であるリピオドールと混ぜて用いる。血液と重合することで瞬時に止血可能である。血栓作用に依存しないため、播種性血管内凝固症候群（disseminated intravascular coagulation；DIC）などで凝固能に異常がある場合は特に有効である。ただし、リピオドールとの比率により塞栓程度が異なるため、近位塞栓をきたしたり、バックフローすることもあるため、使用には経験を要する。

　ビーズはマイクロスフィアとよばれる球状永久塞栓物質であり、欧米では広く用いられていたが、わが国では近年ようやく使用可能となった。ゼラチンスポンジとは異なり、塞栓効果は永続的である。抗癌剤などの薬剤を含浸し溶出することも可能で、主に肝細胞癌の肝動脈化学塞栓療法（transcatheter arterial chemoembolization；TACE）で用いられる[4]。適応は製剤により異なるが、一般的に多血性腫瘍が適応であり、塞栓物質単独では腎腫瘍などにも使用可能なものもある。出血は直接的な保険適用ではないが、腫瘍が出血の原因である場合は使用も考慮される。

腎部分切除術後の仮性動脈瘤に対するTAE

　近年、小径腎腫瘍に対する手術として、術後の腎機能温存のため、根治的腎摘除術に代わり腎部分切除術が選択される機会が増加している。特に、侵襲度の低さから、腹腔鏡下やロボットアシスト下の腎部分切除術が増加している。しかし、開腹での手術に比し、術後の仮性動脈瘤や出血の頻度が高いと報告されている[5,6]。

　仮性動脈瘤とは、動脈の一部が正常な壁に覆われず、周囲の脂肪織や線維組織などで覆われた状態であり、容易に破裂し、出血や血尿をきたす。腎部分切除術後に仮性動脈瘤を生じる原因は明らかではないが、通常切除断端部に生じ、術後何日か（平均14日）経てから後腹膜腔や腹腔内の出血、もしくは血尿をきたす[7,8]。

　著者らは、術後早期（3～4日目）に造影CTを撮影することで、仮性動脈瘤の早期検出を試みているが、検出される頻度は約15％と、考えられているよりはるかに高い[9]。これらの仮性動脈瘤を予防的に塞栓することで、術後後期の出血を予防することが可能となる（図2）。

　一般的に、動脈瘤は流入動脈と流出動脈の両方の塞栓が必要なことが多いが、腎部分切除術後の仮性動脈瘤は終末動脈にできるため、近位塞栓のみで

図2 腎部分切除術後の仮性動脈瘤
a, b：腎部分切除術後早期の造影CTにて左腎の術後部に仮性動脈瘤形成(矢印)がある。
c, d：血管造影にて切除部に血管の不整像と仮性動脈瘤形成(矢印)があり、静脈の早期描出(矢頭)を伴う。
e：貧血の進行と血尿の増悪があったため、金属コイル(矢印)にて終末動脈を塞栓し、仮性動脈瘤と症状は消失した。

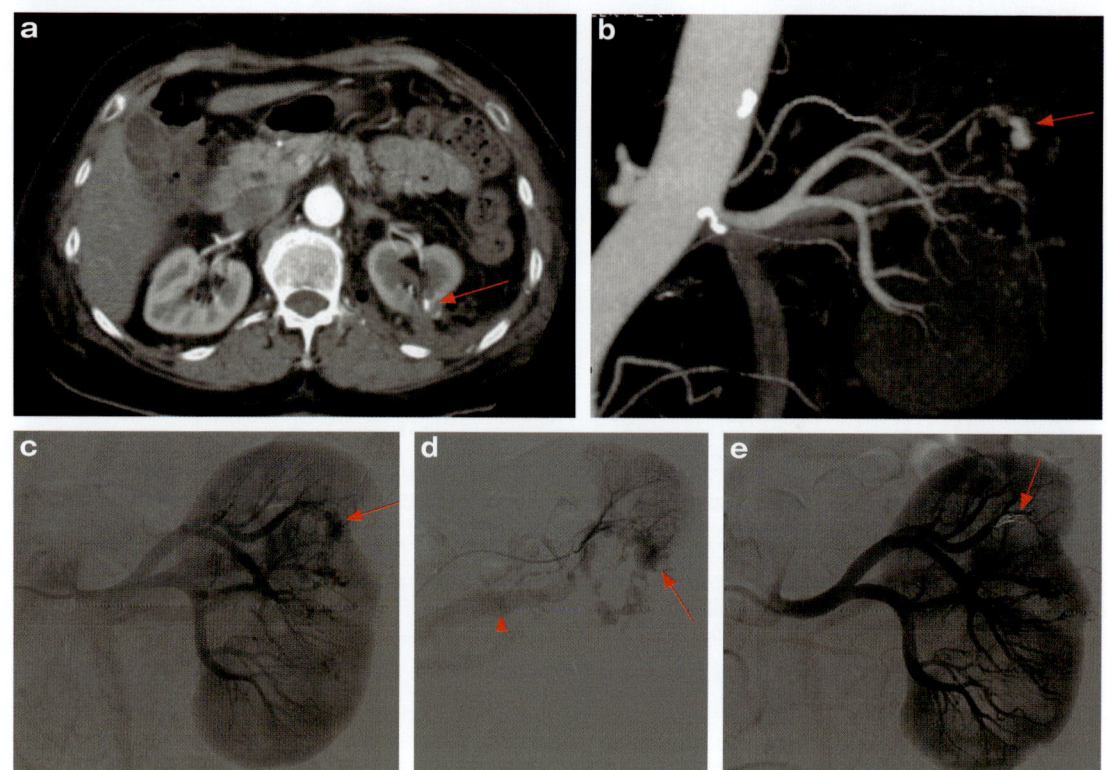

治療可能である。

瘤は多発する場合もあれば、1つの瘤に複数の血管が関与している場合もあるため、治療前のCTの詳細な観察(thin slice画像や再構成画像)と、計画的な分枝の造影が必要である。また、動静脈瘻を形成している場合も多く、塞栓物質が腎静脈から肺動脈へ流れないように注意が必要である。

著者らは塞栓物質として主に金属コイルを用いているが、コイルが使用困難な部位では、ゼラチンスポンジやNBCAを用いることもある。

腎動脈瘤に対するTAE

近年では、画像診断の普及や進歩により、無症状で動脈瘤が発見される頻度が増加している。原因は動脈硬化によるものが多く、多くは囊状動脈瘤の形態をとり、腎動脈の第一分岐部に生じることが多い。一般的に、2cm以上で破裂の危険性があるとされ、出血予防のために治療を考慮される。瘤壁に厚い石灰化を伴うこともあるが、破裂の頻度に関与しないとの報告もある[10]。

泌尿器領域のIVR（画像下治療）

　塞栓方法は，腎機能を温存するために，瘤内を金属コイルで満たすpacking法が用いられる。瘤のみの塞栓が理想的だが，瘤から分枝する分枝の温存が困難な場合もある。分枝や親動脈を温存するために，温存すべき動脈にあらかじめバルーンを挿入しておき，バルーンアシスト下で塞栓する場合もある（図3）。瘤のneckが広い場合は，脳動脈瘤では親動脈にステントを留置して，ステントアシスト下で塞栓することが増加しているが，腎動脈では適応可能なステントがないため現状では難しい。

図3　腎動脈瘤の塞栓術
a：造影CTAにて腎門部に大きな動脈瘤がある。分枝の一部が瘤から分岐している。
b，c，d：バルーンアシスト下（c矢印）に瘤内を金属コイルでpackingすることで，分枝が温存されている。

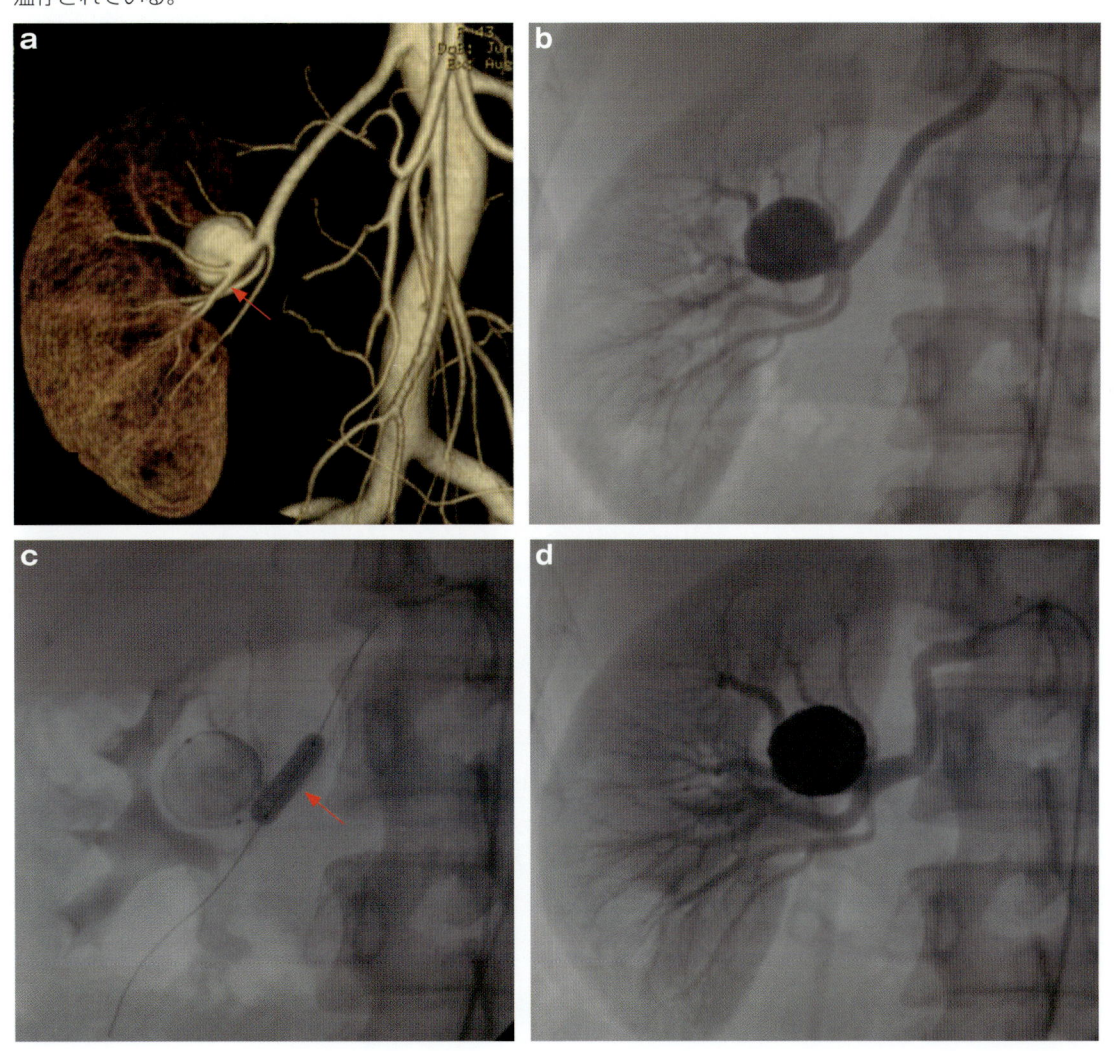

腎動静脈奇形に対するTAE

　血管腫・血管奇形ガイドラインによれば，血管奇形（arteriovenous malformation；AVM）とは「胎生期における脈管形成（vasculogenesis）の異常であり，病変内に動静脈シャントを単一～複数有し，拡張・蛇行した異常血管の増生を伴う高流速血管性病変」であり，先天性の疾患である[11]。

　腎動静脈奇形は一般的にcirsoid type（腎内に拡張，蛇行した小血管群のnidusあり）とaneurysmal type（動脈の拡張と瘻を直接介した灌流静脈の著明な瘤状拡張）に分類されている[12]。後者はいわゆる腎動静脈瘻（arteriovenous fistula）様であり，生検や腎瘻造設などの医原性に生じることが多く，原因論からは同一の疾患群として扱うかは議論の余地がある。cirsoid typeは葉間動脈からの屈曲，蛇行した異常血管（nidus）を認め，動脈の拡張の程度は軽度であり，心不全などの症状は少なく，腎盂粘膜下の血管の破綻による血尿を主訴とすることが多い[12]。

　治療はnidusの選択的な塞栓であり，無水エタノール，NBCA，ビーズなどが用いられる。単一の動静脈瘻の場合は，血流が速いことが多いため，バルーン閉塞下に金属コイルやNBCAでの塞栓が一般的である。

腎腫瘍に対するTAE

　腎血管筋脂肪腫（angiomyolipoma；AML）は，腫瘍内の動脈瘤の破裂により後腹膜出血をきたすことがある。腫瘍径が4cm以上や内部に1cm以上の動脈瘤を含む例では破裂のリスクが高くなるため予防的に塞栓することが推奨されている[13,14]。

　結節性硬化症に合併するAMLは両側に多発するため，腎機能を温存するために腎摘出術は避け，腫瘍の選択的な塞栓術が推奨される。予防的に塞栓する場合は，腫瘍の栄養血管をゼラチンスポンジ，ビーズ，無水エタノールなどで塞栓する。活動性の出血がある場合は，金属コイルやNBCAで出血部の塞栓が必要となることもある（図4）。

　腫瘍性病変の場合は，腎動脈のみならず，腎被膜動脈，腰動脈，腸腰動脈などが側副路となっている場合があるため，注意を要する。腎細胞癌でも同様に出血をきたすことがあり，TAEの適応となることもある。また，術前に出血予防のためにTAEを実施することもある。

腎動脈血管形成術
（percutaneous transluminal renal angioplasty；PTRA）

　腎動脈狭窄をきたす代表的疾患は，粥状動脈硬化症，線維筋性異型性（fibromuscular dysplasia；FMD），大動脈炎症候群などである。

　粥状動脈硬化症は腎動脈狭窄の大部分を占め，腎動脈起始部に多い。病変

図4 AMLの破裂

a：造影CTで右腎に脂肪を含む腫瘤（矢頭）があり，内部に動脈瘤様の変化（矢印）と周囲の血腫を伴っており，腎血管筋脂肪腫の破裂による後腹膜出血である。
b, c, d：血管造影では多発性の腫瘍濃染と動脈瘤様の変化（**b**，**c**矢頭），造影剤の漏出像（**c**矢印）がある。ゼラチンスポンジは血管外に漏出するのみであったため，栄養血管を金属コイル（**d**矢印）にて塞栓し，腫瘍濃染と出血は消失した。

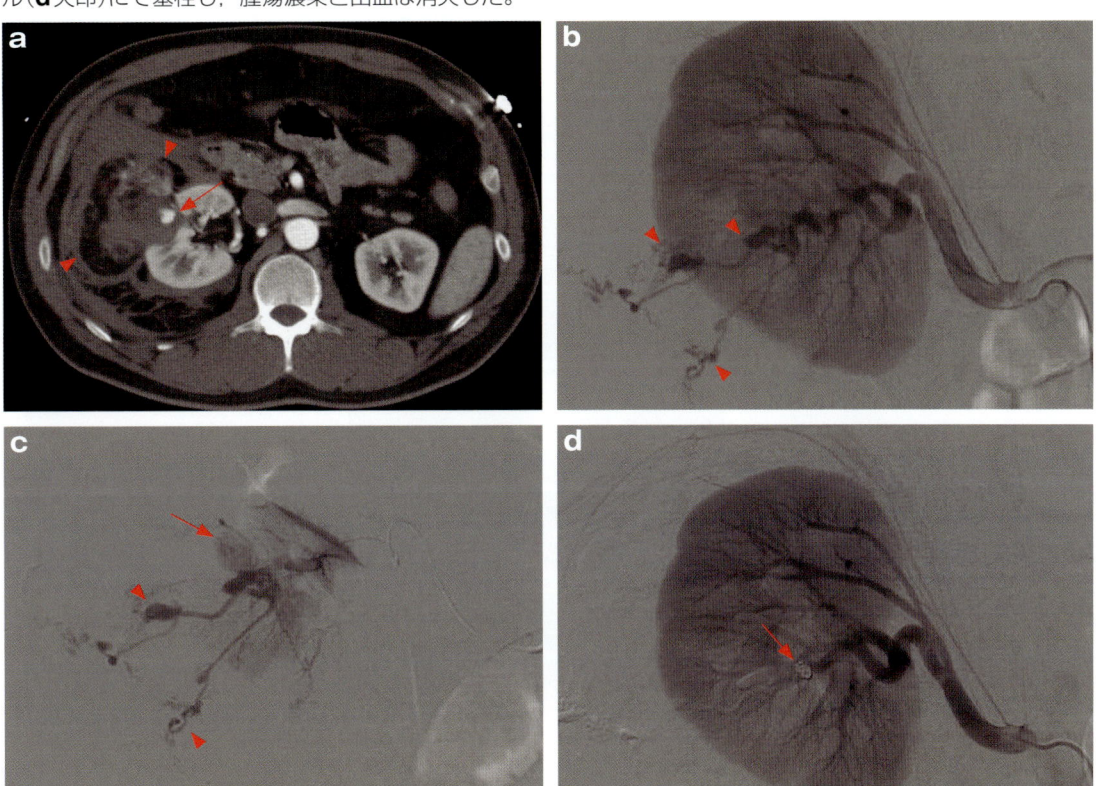

部は血管の弾性収縮が強く，石灰化を伴うことも多く，狭窄の解除にはバルーンによる拡張のみでは不十分で，ステント留置が必要なことが多い。

　FMDは比較的若年に発症し，腎動脈の中間部，末梢部に数珠状狭窄（string of beads sign）をきたす。バルーンによる血管形成術に対する反応は良好である（図5）。臨床的適応としては，一定の条件を満たす高血圧症，虚血性腎症といわれる進行性の腎機能障害や腎萎縮，腎動脈狭窄による左心不全や不安定狭心症などが該当する。しかし，病変が有意なものか，レニン依存性かの鑑別は困難なことが多い。CTAやMRAでの形態診断のみならず，治療効果を予測するために分腎レニン採血や超音波ドップラー検査が鍵となる。特に，腎葉間動脈の超音波ドップラーにより算出されるRI（resistive index）が0.8以上の場合は，PTRAによる高血圧や腎機能の改善は期待できないと報告されており，重要な指標となる[15, 16]。

　薬物療法との比較試験では，PTRAの有効性を示す成績は得られておらず，逆に腎機能が悪化するという報告もあり，適応にはいまだに議論がある[1, 17〜19]。

図5 腎動脈のFMDに対するPTA
a：高血圧の精査目的で施行された造影CTAで，右腎動脈の中間部に数珠状の口径不整（矢印）があり有意狭窄を疑う．
b，c，d：血管造影にて同様の所見（**b**矢印）があり，同部のバルーンPTA（**c**矢印）を施行し，狭窄は改善している（**d**矢印）．
e：治療後の造影CTAでも狭窄は改善（矢印）しており，高血圧も改善した．

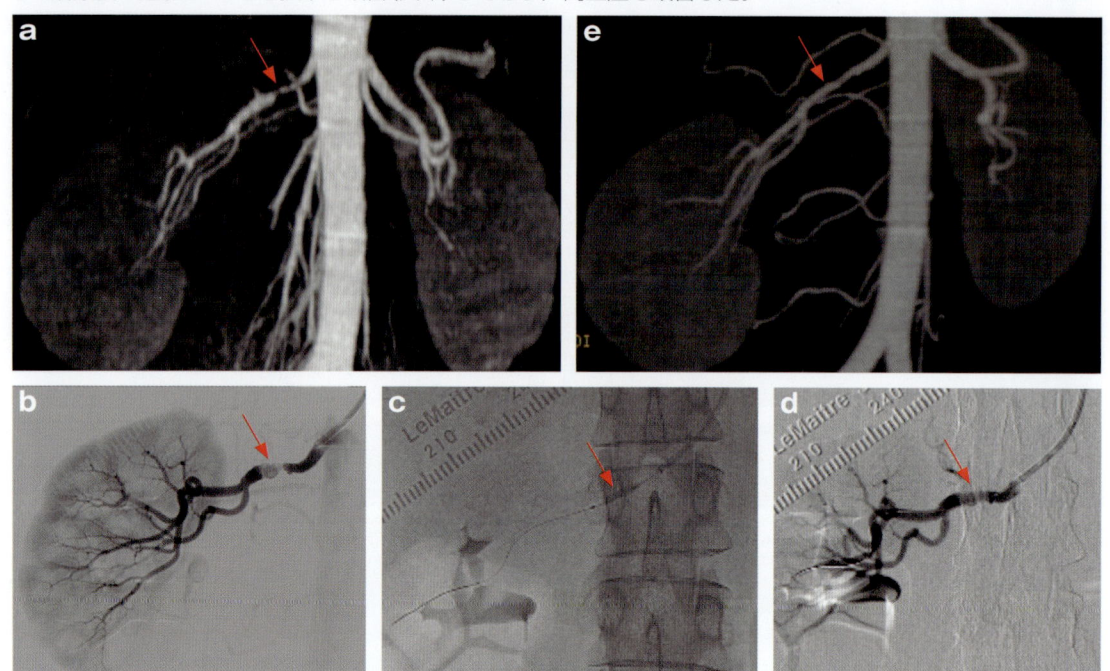

まとめ

　泌尿器領域の主な血管系IVRの手技について述べた．これらの一般的な手技以外にも，IVRによる種々の診断法や治療法が発達してきており，泌尿器領域でIVRの果たす役割は少なくない．今後も泌尿器科と放射線科とのチーム医療により，泌尿器領域でのより良い医療の推進が期待される．

（森田　賢）

文献

1) 楢林　勇，杉村和朗，ほか：泌尿器・後腹膜・副腎・男性生殖器：IVR. 放射線医学 泌尿生殖器 画像診断・IVR，金芳堂．
2) 岡田卓也，ほか：救急疾患に対するIVR：泌尿器科領域の救急疾患に対するIVR. 日本インターベンショナルラジオロジー学会雑誌，2014; 29(1): 34-42.
3) Charbit J, Manzanera J, Millet I, et al: What are the specific computed tomography scan criteria that can predict or exclude the need for renal angioembolization after high-grade renal trauma in a conservative management strategy? J Trauma, 2011; 70(5): 1219-27.
4) Lencioni R, Crocetti L: Local-regional treatment of hepatocellular carcinoma. Radiology, 2012; 262(1): 43-58.

5) Netsch C, Brüning R, Bach T, et al: Management of renal artery pseudoaneurysm after partial nephrectomy. World J Urol, 2010; 28(4): 519-24.
6) Ghoneim TP, Thornton RH, Solomon SB, et al: Selective arterial embolization for pseudoaneurysms and arteriovenous fistula of renal artery branches following partial nephrectomy. J Urol, 2011; 185(6): 2061-5.
7) Albani JM, Novick AC: Renal artery pseudoaneurysm after partial nephrectomy: three case reports and a literature review. Urology, 2003; 62(2): 227-31.
8) Cohenpour M, Strauss S, Gottlieb P, et al: Pseudoaneurysm of the renal artery following partial nephrectomy: imaging findings and coil embolization. Clin Radiol, 2007; 62(11): 1104-9.
9) Takagi T, Kondo T, Tajima T, et al: Enhanced computed tomography after partial nephrectomy in early postoperative period to detect asymptomatic renal artery pseudoaneurysm. Int J Urol, 2014; 21(9): 880-5.
10) Henke PK, Cardneau JD, Welling TH 3rd, et al: Renal artery aneurysms: a 35-year clinical experience with 252 aneurysms in 168 patients. Ann Surg, 2001; 234(4): 454-62.
11) 佐々木 了, ほか: 血管腫・血管奇形 診療ガイドライン 2013.
12) 成松芳明: 泌尿器画像診断update: 腎・尿路のIVR. 臨床画像, 2009; 25: 68-81.
13) Ramon J, Rimon U, Garniek A, et al: Renal angiomyolipoma: long-term results following selective arterial embolization. Eur Urol; 2009; 55(5): 1155-61.
14) Yamakado K, Tanaka N, Nakagawa T, et al: Renal angiomyolipoma: relationships between tumor size, aneurysm formation, and rupture. Radiology, 2002; 225(1): 78-82.
15) 橋本 統: PTRA. 日本インターベンショナルラジオロジー学会雑誌, 2008; 23(3): 300-4.
16) Radermacher J, Chavan A, Bleck J, et al: Use of Doppler ultrasonography to predict the outcome of therapy for renal-artery stenosis. N Engl J Med, 2001; 344(6): 410-7.
17) Isles CG, Robertson S, Hill D: Management of renovascular disease: a review of renal artery stenting in ten studies. QJM, 1999; 92(3): 159-67.
18) ASTRAL Investigators, Wheatley K, Ives N, Gray R, et al: Revascularization versus medical therapy for renal-artery stenosis. N Engl J Med, 2009; 361(20): 1953-62.
19) Bax L, Woittiez AJ, Kouwenberg HJ, et al: Stent placement in patients with atherosclerotic renal artery stenosis and impaired renal function: a randomized trial. Ann Intern Med, 2009; 150(12): 840-8.

バスキュラーアクセス術

内シャント作製術
（橈骨動脈および橈側皮静脈の吻合の場合）

● 静脈の剥離

　静脈については，あらかじめ駆血帯をかけて視診および触診によって位置を確認しておけば容易に見つけることができる。局所麻酔下にて血管の直上に皮膚切開を置く。

　血管は鑷子で内膜を傷つけないように愛護的に剥離を行う。静脈に血管テープをかけ把持した後，静脈周囲の組織を剥離する。鑷子やモスキート鉗子を用いながら静脈周囲の結合織を剥離切除する。皮静脈は通常硬い鞘に包まれており外膜につながっている。この外鞘を無理やりモスキート鉗子で剥離しようとすると静脈壁に亀裂が生じて出血するので丁寧に行う。

　本幹から出ている細い静脈の枝は3-0の絹糸などで結紮切離する。結紮切離は本幹から離れたところで行う。あまり血管壁ぎりぎりで結紮すると静脈壁にくびれが生じ，乱流などで失敗の原因になる。

　手背からくる手背静脈網の最も太い静脈は可及的に切離せずに温存するように努める。邪魔な静脈は結紮切断するが，動脈圧を分散するためには可能な限り静脈の分枝は温存しておいたほうが無難である。後に吻合部が狭窄や閉塞をきたしても残した分枝からの血流が良好であれば，中枢本幹の血管は開存しているので，以後の静脈の使用が再び可能である。

　次いで，血流を遮断し用手的に血液で血管壁を内部から加圧し静脈を拡張する。使用する静脈は吻合のために最低約5〜6cmの長さは確保しておく。

● 動脈の剥離

　橈骨動脈を指で触知し，その上の皮下組織を筋鉤で広げていくと橈骨動脈上の筋膜に到達する。橈骨動脈は腕橈骨筋の直下にある。この筋肉の末梢側の約10cmは筋膜になっている。この位置で筋膜の一部を橈側へ横切すると動脈を認めることができるが，初診者では意外に難しいことが多い。夢中になって手の位置が回外すぎたり，また回内すぎたりしていることが多いので，冷静になって再度患者の手の位置に留意することが重要である。

　筋膜下にモスキート鉗子を用いて中枢側および末梢側にそれぞれ2cm程度の切開を加える。一般に動脈は筋肉と筋肉の間にある脂肪組織内を走っていることが多く，両側に伴走静脈を認めるために，この伴走静脈をメルクマールにして見つければその中央に橈骨動脈を見つけることができる。触診では

バスキュラーアクセス術：内シャント作製術（橈骨動脈および橈側皮静脈の吻合の場合）

案外にわかりにくいこともあり，拍動を視診（目視）するほうが分かりやすい。

動脈が見つかったら伴走静脈や神経を丁寧に剥離する。愛護的に行わないと動脈は容易に攣縮する。動脈の血管壁は絶対に直接把持しないことが重要である。血管テープなどで動脈を把持し周囲組織と剥離を行うが，いたずらにテープを引っ張りすぎることも動脈攣縮の原因である。万が一動脈が明らかな攣縮を認めたときは，1%のリドカインを散布することによって血管壁を乾燥させないようにする。また静脈同様に圧を加えて血液の力を利用して血管を拡張させる。この方法で血管壁の内弾性板を過伸展させ，血管の拡張が可能である。動脈の開窓後であればモスキート鉗子などを用いて直接拡張することもでき，また内膜が断裂を起こさない程度にヘパリン加生理食塩水などで加圧し広げることもできる。

● 動静脈吻合の準備

ねじれ，くびれなどは早期閉塞の原因である。剥離した動静脈を自然な位置におき，位置関係や距離などを考慮して慎重に動静脈の開窓部を決定する。静脈が長すぎたりすると屈曲の原因になるために，適度な長さの調整が必要である。

まず剥離した静脈の末梢側を結紮する。結紮した中枢側は切断し，断端部から18Gのエラスター針を挿入する。エラスター針よりヘパリン加生理食塩水を注入し，抵抗なく注入できることを確認する。注入ができなければこの静脈はなんらかの閉塞機転が働いていると判断しシャント静脈として用いることができるか否か，考慮したほうがよい。次にエラスター針を注入した状態で，剥離した静脈の中枢側をブルドック鉗子でクランプし，生理食塩水を注入し吻合する静脈を拡張させる。生理食塩水を注入しながら素早くエラスター針を抜去し末梢側は絹糸で結紮すると，静脈はウインナーのような拡張した状態となる。

次に，橈骨動脈の両端はブルドック鉗子にて血流を遮断する。吻合予定部の動脈壁の上壁に切開を加える。スピッツメスを用いてメスの刃を上に向けた状態で開窓する。とりあえず小穴を開けるだけのイメージである。後壁に傷をつけないように留意する。メスで開けた小穴より眼科剪刃の刃先を入れ約6〜8mmの切開口を作製する。この吻合口の長さに合うように静脈壁にも穴を開け吻合を開始する。

● 動静脈の吻合

動静脈の吻合は6-0もしくは7-0の非吸収糸モノフィラメント糸（プロリン）を用い連続縫合で行う。通常，動静脈吻合部の両端に糸を通し固定，支持する。まず，吻合の中枢側端に1本の縫合糸にて外→内→内→外の順に針糸をかける。吻合の末梢側端にも同様の針糸をかける。これらを結紮して2点支

持を作る（図1）。両端の固定は吻合口の口径を合わせやすい。一端のみを固定すると後壁の吻合が見やすく容易である。動静脈の両前壁に支持糸をかけて軽く牽引した状態にすると、後壁を内縫いするときに視野が開けて便利である。

　まず後壁の吻合から開始する。中枢側にかけた支持糸の針糸を支持部の近接部より刺入し内糸に戻す。中枢側から末梢側に向かって後壁の連続縫合を開始する。後壁の吻合は末梢側、中枢側どちらからでも構わない。前述したように中枢側の初めの数針は密に運針することを心がけ、その後は1mm間隔で静脈から動脈へ運針し連続縫合を行っていく。末梢まで到達すれば、動脈側より内糸から外糸へ針糸を出し、先にかけた支持糸の1本と結紮する。これで後壁の縫合は終了である（図2）。

　次いで前壁の縫合に移る。同様に中枢側の運針には留意しながら、後壁縫合と同様の操作にて連続縫合する。末梢側端にまで到達した糸を末梢側の残りの1本と結紮する（図3）。

　血管壁の状態にもよるが、縫い代はおおむね1mmくらいで、内膜は着実に縫合するように心がける。動脈が動脈硬化によって2層化している場合は、着実に内膜も入るように吻合を行うことが重要である。前後壁ともに中枢側を特に密に縫うことがシャントを開通させるこつである。

　中枢側部での血管トラブルはねじれや狭窄を生じやすく、また出血などによって止血操作をしたときに針糸をかけるとさらに狭窄を生じやすいために、この部位でのトラブルには注意を要する。また血流再開時に、血管壁は圧を受け拡張し吻合部は締まっていくため、吻合糸の締めすぎにも注意する。

図1　2点支持の作製
吻合の中枢側端に1本の縫合糸にて外→内→内→外の順に針糸をかける。吻合の末梢側端にも同様の針糸をかける。これらを結紮して2点支持を作る。

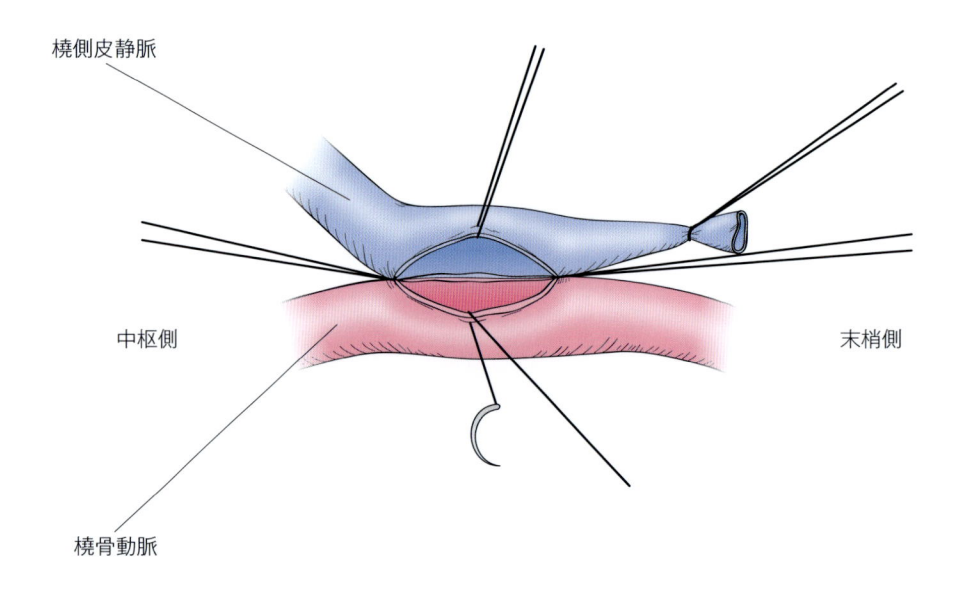

橈側皮静脈

中枢側

末梢側

橈骨動脈

図2 後壁の縫合

中枢側にかけた支持糸の針糸を支持部の近接部より刺入し内糸に戻し，中枢側から末梢側に向かって連続縫合を開始する。後壁の吻合は末梢側，中枢側どちらからでも構わない。中枢側の初めの数針は密に運針することを心がけ，その後は1mm間隔で静脈から動脈へ運針し連続縫合を行っていく。末梢まで到達すれば，動脈側より内糸から外糸へ針糸を出し，先にかけた支持糸の1本と結紮する。

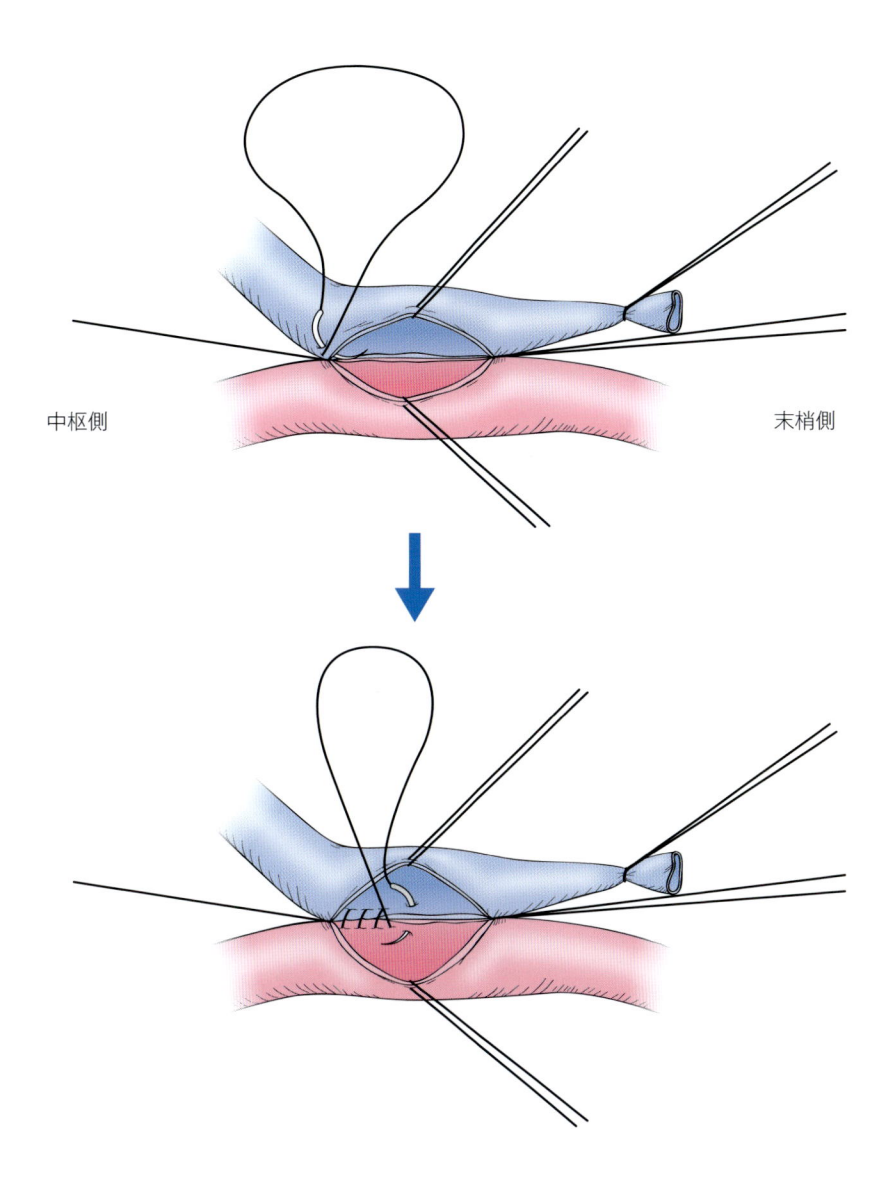

中枢側　　　　　　　　　　　　　　末梢側

図3 前壁の縫合
前壁の縫合は，後壁の縫合と同様に中枢側の運針に留意しながら連続縫合する。末梢側端にまで到達した糸を末梢側の残りの1本と結紮する。

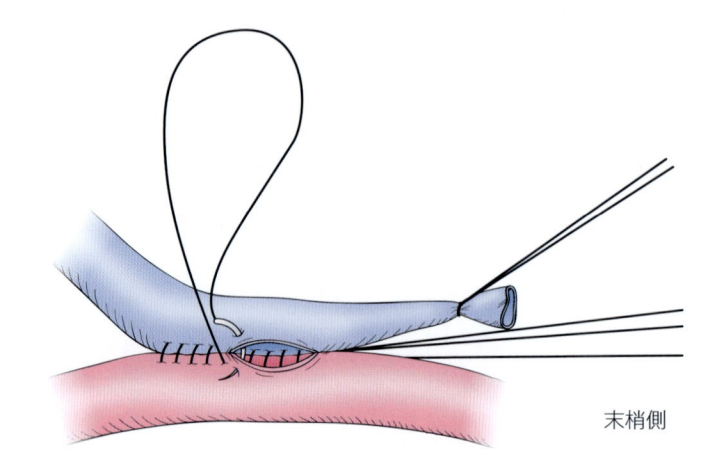

中枢側　　　　　　　　　　　　　　　　　　　末梢側

　劣化したゴムのような動脈壁では強く締めすぎると動脈壁が切れて糸が外れる。板状に中膜が石灰化した動脈は，石灰を砕いて除去するか，そのまま針糸を貫通させるほかない。
　血流の遮断解除は，静脈，動脈末梢側，動脈中枢側の順に行い，血流を確認する。軽度の出血に対しては数分間圧迫するだけで止血される。止血されない場合には血管縫合糸にて直接に止血のための縫合をするが，くれぐれも狭窄をきたさないように注意が必要である。脆弱な血管からの出血がどうしても止まらないときにはシアノアクリレート（アロンアルファ®）などの接着剤を塗布する場合もある。

● 皮膚の閉鎖

　皮膚の縫合では4-0ナイロンを用い，皮膚を寄せるだけとし，強く締めすぎないように心がける。縫合はマットレス縫合を行っている。皮膚を閉鎖するときに，血管攣縮のためにシャント音が微弱になることがある。このときには3,000～5,000単位のヘパリンを静脈注射し，吻合部を中心として温かい生理食塩水ガーゼなどで吻合部を温める。これによってシャント音が改善することがほとんどである。

（石田英樹）

バスキュラーアクセス術

人工血管作製術

　人工血管を移植する適応は，自己の動静脈を直接吻合する方法ではどうしても内シャントが作成できない場合に限る。実施に際しては解剖学的知識に基づいて両側の動静脈を仔細に検討し，ほかに内シャントが作れる手段がないことを確認しなければならない。
　周知のように，グラフト移植の形式にはストレート型とループ型がある。ストレート型に関しては適応例が意外に少なく，技術的にも単純である。その一方でループ型グラフトは吻合する血管の選択範囲も広く，また穿刺範囲も広いために，作られる頻度が高くなっている。この項ではループ型グラフトに関して述べる。

吻合部の決定

　最初のグラフト吻合部位は原則として肘窩の末梢側を選択するとよい。この部分は橈側皮静脈や尺側皮静脈，また深部静脈との穿通枝などが数多くあり，それらをうまく使えば，通常の内シャントも作成が可能である。まずはそれらの自己血管を使用して内シャントの作成を吟味した後，不可能であれば人工血管の作成を行うことになる。

グラフト吻合部の準備

　肘関節の下2～3cm下方で，中央やや橈側から弧を描くように肘窩を横断し尺側に至るまで約5～6cmの切開創を置く。吻合可能な皮下静脈がないか，脂肪組織内を探査し発見できなければ人工血管移植術に切り替える。
　上腕動脈の触知をして，上腕二頭筋腱膜を切開し，動脈を露出する。動脈の前面中央部を把持し血管鞘を切ると動脈が露出されるが，さらに上下に剥離すると血管の両側に伴走する静脈を認める。動脈のみを把持しテープをかけて，把持しながら末梢側に剥離を行うと，橈骨動脈と尺骨動脈の分岐点にまで達する。

部位の選択

　橈骨動脈と尺骨動脈の分岐部では動脈に2種類および静脈に3種類の選択枝がある。動脈は上腕動脈ないし橈骨動脈があり，通常は前者を使用するこ

と多いが，シャント血流を減少させたいときや橈骨動脈が十分に太いときには後者を使用する。

静脈については，1)上腕動脈に伴走する静脈，2)肘部にある表在静脈，3)深部静脈との交通枝，という3つの選択肢がある(図1)。

1)の伴走静脈は著者が最も使う静脈である。2)は可能であれば内シャントで作成可能となる。3)では表在静脈との接合部を切断し端端吻合になることが多い。交通枝静脈の場合，静脈口が細い場合には切開を置いて吻合口を大きくすることもできる。繋いだあと血流は当然深部静脈に流入することになる。

● グラフト縫合の手順と工夫

さまざまな方法があると思われるが，ここでは著者らの行っている方法を紹介する。その方法の概要は，1)静脈側を最初に吻合する，縫合は全周にわたって外側から行う，2)動脈吻合も外側から行う，3)グラフトの折り返し(ターン)部位は1箇所の横切開で行う，などである。

まず静脈は4～5cmの剥離後，末梢側および中枢側をブルドック鉗子にて遮断し，切開は縦切開で前面の中央かやや外側寄りのところに置く。真横に切開を置くと吻合が極端にやりづらい。

血管縫合糸は内シャントと同様に6-0ないし7-0プロリンで行う。血管の切開創の中枢側先端より左右に約3mmほど離れた場所に血管縫合糸をかけて結紮し，この糸の間に5針ほどかけて縫合閉鎖する。後は末梢側や側壁の適

図1 左前腕部肘部のグラフト移植術
a：上腕動脈と伴走する静脈を利用したグラフト術。
b：橈骨動脈と深部静脈の交通枝を利用したグラフト術。

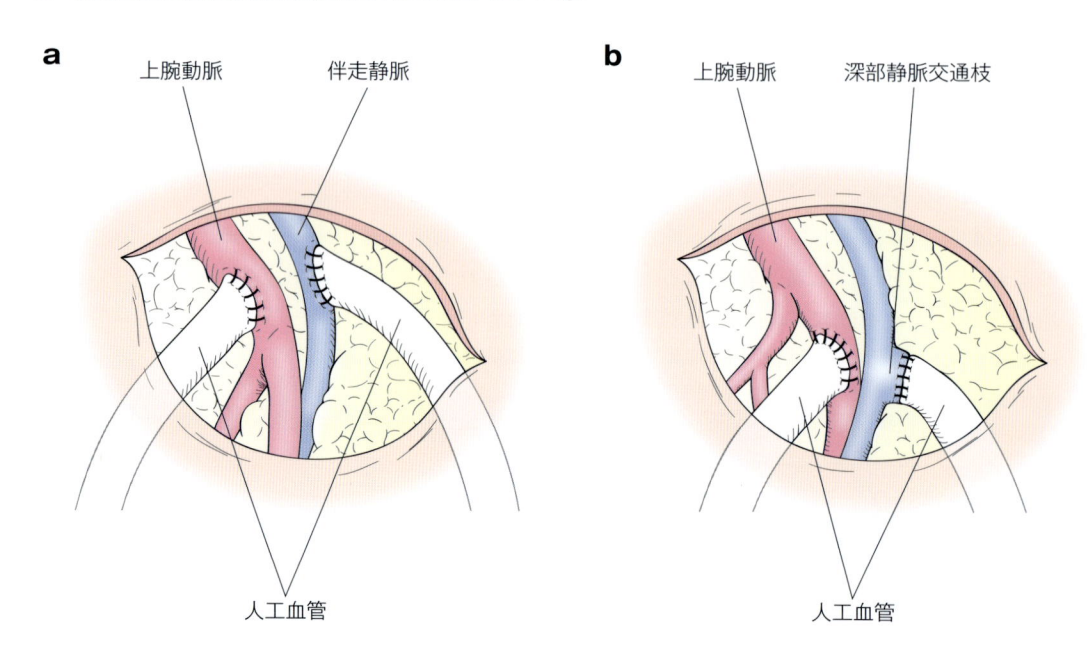

当な場所に固定糸をかけて全周を外側から縫合閉鎖する(図2)。固定糸でテンションがかかっているために，外側から縫っても内壁を縫いこまないで，安全に縫合できる。

次に，グラフトをトンネルに通す。このための皮下トンネルの作成を行うが，手術創を用いることができる。切開創部よりトンネラーを入れてこの中にグラフトの末梢側を押し込み，皮下を通過させる。トンネラーの中は生理食塩水などで濡らしておくと人工血管の滑りが良くなる。動脈吻合予定部の外側にグラフトの先端がくるようにグラフトの長さを調整をする。グラフトの先端は斜めに切って，切り口は長径10〜12mm程度の楕円形にする。

著者らは，動脈吻合は全周を外側から縫合している。切開口は真横にせずに斜め45°の前面外側に作成している。動脈の剥離範囲を広くとって可動性を動脈に与えておくことも重要である。また人工血管の種類によって取り扱いが異なるので注意を払う必要がある。例えば，expanded polytetrafluoroethylene(E-PTFE)グラフトの場合，人工血管の壁内にある空気のバリアを破壊すると血清の漏出を生じ血清腫をつくるので要注意である。空気塞栓の予防に，遮断解除時にグラフト内を生理食塩水で満たすことは血清腫の原因になるといわれている。血流再開時では，E-PTFEグラフトの場合，まず動脈末梢側の鉗子を外し，人工血管内を動脈血で充填させる。少し静脈吻合部の位置を高くすると，このときに人工血管内の空気がより抜

図2 グラフト縫合の手順

血管の切開創の中枢側先端より左右に約3mmほど離れた場所に血管縫合糸をかけて結紮し(**a**)，この糸の間に5針ほどかけて縫合閉鎖する(**b**)。後は末梢側や側壁の適当な場所に固定糸をかけて全周を外側から縫合閉鎖する(**c〜h**)。

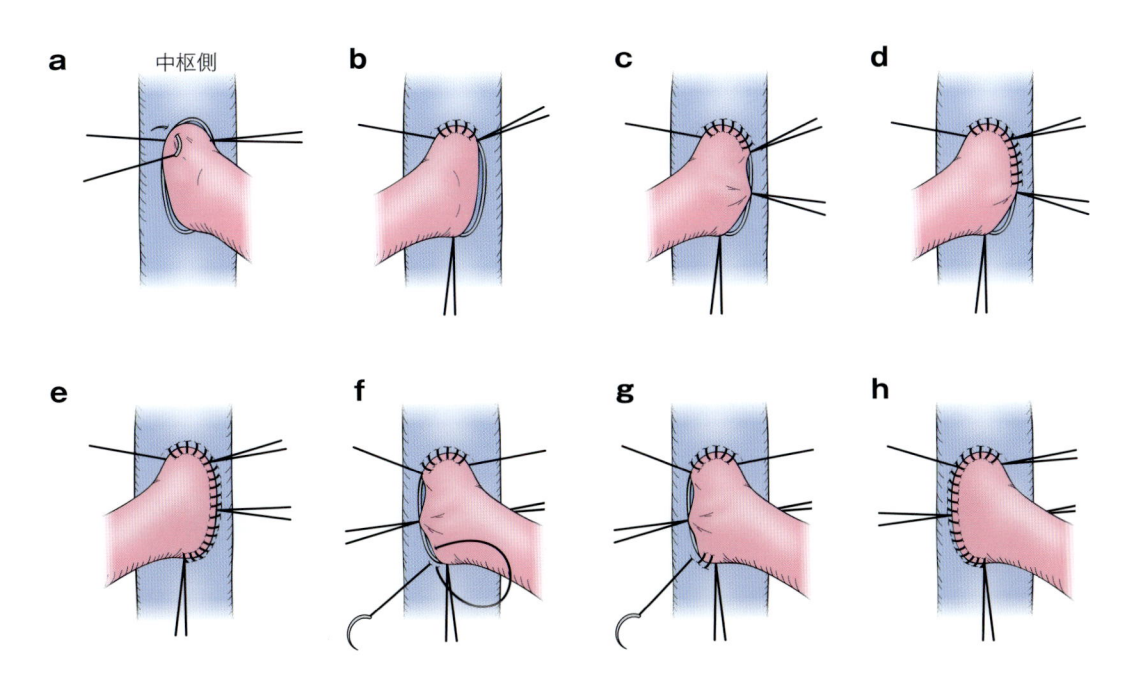

けやすくなる．次いで静脈側を外し，最後に動脈側中枢側を外す．

🟢 皮膚縫合の注意（人工血管の折り返し部位）

　折り返し部位は人工血管が露出しやすいので留意する．横切開部位を縫合するときによく観察し，創部の直下に人工血管が位置しないように人工血管を調整する．図3のような配慮を行い，縫合線とグラフトが一致しないように注意する．皮膚縫合に際しては皮下の脂肪層にも針をかけて引き寄せ，グラフトを厚い皮膚および皮下組織で被覆できるようにする．抜糸は問題なければ2週間前後とする．

（石田英樹）

図3 皮膚縫合の注意点
人工血管の露出を防止するため，人工血管の位置を調整し縫合線とグラフトが一致しないように注意する．また，皮下の脂肪層にも針をかけて引き寄せ，グラフトを厚い皮膚および皮下組織で被覆できるようにする．

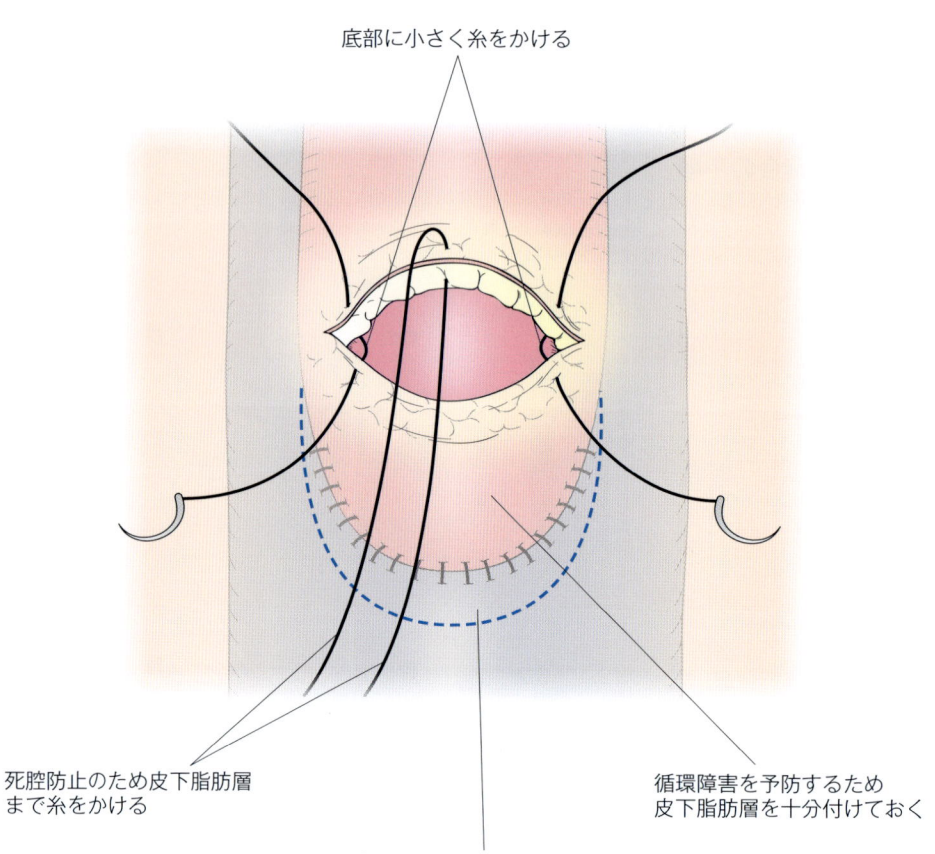

- 底部に小さく糸をかける
- 死腔防止のため皮下脂肪層まで糸をかける
- 創閉鎖の際にグラフトが屈曲しないよう余裕をもたせる
- 循環障害を予防するため皮下脂肪層を十分付けておく

腎移植手術

生体ドナー腎採取術（経後腹膜的アプローチ）

　腎移植医療を行うにあたり，ドナーの存在は必要不可欠である。特に生体腎移植となればドナー腎採取手術に関しては，細心の注意を払って行う必要があるが，これはドナーの安全性を担保するとともに，十分な摘出腎の機能を保つことが求められるからである。

　歴史的にみると内視鏡を用いたドナー腎採取術は1995年にRatnerら[1]が腹腔鏡下ドナー腎採取術を報告して以来，広く普及するようになった。この背景には従来の開放手術に比較して，低侵襲であるといった点がさまざまな前向き検討で示されている点にある[2〜5]。腹腔鏡下ドナー腎採取術のほか，用手補助下ドナー腎採取術[6,7]，後腹膜鏡下ドナー腎採取術[8,9]が施行され，さまざまな術式により内視鏡下にドナー腎採取術が行われるようになった。わが国でも内視鏡下ドナー腎採取術は急速に普及し，2008年におけるわが国のサーベイランスにおいては86%のドナー腎採取術が内視鏡下に行われている[10]。

　このような状況で著者らは2001年より後腹膜鏡下ドナー腎採取術をとりいれてきた。本項ではこのように広く普及し，進歩するように至った内視鏡ドナー腎採取術のなかで，後腹膜鏡下ドナー腎採取術における血管処理の取り扱いについて概説する。

血管の術前評価

　後腹膜鏡下ドナー腎採取術に限らず，どの術式を用いても血管処理を行うにあたり，術前の血管評価は必須である。過去には腎動脈造影を行って評価してきたが，現在はmulti-detector row CT（MDCT）の出現で，3次元画像を構築するいわゆる3D-CTを用いて評価している。単純，造影CT（動脈相，静脈相，排泄相）を施行し，血管関連については以下の項目について評価を行う。

腎血管の異常（動脈瘤，狭窄）

　腎動脈瘤や腎動脈狭窄が片側に存在した場合は，異常を認めない腎臓を摘出しないことが原則である。摘出ドナー腎は，摘出後どのような血管再建を行うかあらかじめ考えておく必要がある。両側腎動脈瘤などの場合は瘤のサイズが大きく破裂の危険があれば，そちらの治療をまず優先するが，両側とも瘤のサイズが小さい場合は一方の動脈瘤に対してインターベンションを用いて塞栓治療後，もう片方の腎を採取することもある。

● **腎動静脈の本数**

　複数腎動脈の場合，大動脈のどの箇所から分岐し，腎のどの部分に流入しているのか確認しておく。あらかじめ流入部位を認識しておくことで不用意な血管損傷を避けるためである。

● **腎動脈の早期分枝（early branch）の有無**

　CT上は単数腎動脈であっても2本に分岐する部位が比較的腎動脈の中枢側に存在すれば腎動脈切断後2本として血管形成を行う必要性が生じてくる。このため腎採取時に腎動脈2本で摘出された場合の血管形成についてあらかじめ検討しておく。

● **aberrant vessel（迷走血管）の有無**

　昨今の3D-CTは解像度が上がっているため，血管径の小さな小動脈も検出可能となってきている。採取後血管形成を行うかどうかは，採取後灌流時の血流範囲によるが，血管の存在に気がつかず不用意に損傷すると大きな出血を伴うことがあるので注意する。

● **腎動脈の石灰化の有無**

　単純CTにて確認するが，vascular staplerによって腎動脈を切離する際は石灰化部分にかからないよう注意する。

● **腰静脈，性腺静脈の形態，走行**

　腰静脈はその形態と走行が多岐に富んでいることから，3D-CTの静脈相にて走行や静脈径を確認する。

　左性腺静脈は症例によってはdrainage veinとして機能し，静脈径の発達した症例もある。このような左性腺静脈はvessel sealing systemを用いて切離後，比較的高い静脈圧の影響でstampが膨隆し，腎門部の操作の妨げや，鉗子がstampに接触してsealingが外れて出血する可能性もある。この場合は性腺静脈の処理にvascular staplerを用いるか，腎動静脈の切離直前に行ったほうが安全である。

● 血管剥離の一般的な注意点

　ドナー腎採取術の場合，血管剥離では可能な限り出血させないよう心がけることで大切である。小さな出血でも剥離面がわからなくなることがあり，出血によって視野が悪くなった箇所を盲目的に剥離することでさらなる出血を引き起こすことがある。このような状況を少なくするため，基本的事項であるが以下の点に注意したい。

①よくわからない状況での剥離は剥離鉗子を早く大きく操作せず，小さくゆっくり操作する。小さな剥離操作であっても，その奥にCO_2ガスが流入することで視野が徐々に取れてくることが多いからである。

②剥離している先にどのような構造物があるかを意識して確認する。これについては剥離鉗子を開いたときの奥の構造物を確認する。

③血管の構造や走行がある程度確認できたら血管の走行に際し最初は垂直に

剥離し，小血管の分枝がないことを確認する。
④組織内に剥離鉗子を通し，そこから抜く場合は鉗子を少し開いて抜くようにする。これは閉じた状態で鉗子を抜くと，組織を挟んだまま引き抜くことがあり，思わぬ出血をしてしまうからである。
⑤血管の剥離面に適切な牽引をかける。これは血管剥離に限ったことではないが，適切な剥離面を作るには適切な牽引が必要となるからである。このため右手で剥離操作をする場合，左手の牽引が非常に重要となる。逆に剥離がやりにくいと思った場合は適切な牽引が剥離面にかかっているかどうかを検討する必要がある。

腎門部の場合，半ガーゼを入れて腎臓を腹壁側に持ち上げるが，このとき，剥離したい箇所に応じ，鉗子を当てる部位や牽引の方向を変えて適切な剥離面を出すように努める。

🔵 血管処理に使用する機器に関する一般的な注意点

内視鏡手術の進歩は各種デバイスの進歩によるといっても過言ではない。一方でその取り扱いには注意を必要とする。

● 血管クリップ

原則的に著者らの手術において血管クリップは使用していない。腰静脈，性腺静脈，副腎静脈の切離にはvessel sealing systemを使用している。血管クリップを使用しない理由として，腎摘出中に血管クリップが脱落して思わぬ出血を引き起こす可能性のほかに，腎静脈をvascular staplerにて切離する際に，腎静脈側の性腺静脈や副腎静脈の切離断端の血管クリップをstaplerで挟み込む状況が考えられるからである。

腎動脈の処理に関しては脱落の可能性のある血管クリップはrocking clip, non-rocking clipにかかわらず使用するべきでない[11]。

● 超音波駆動メス

使用の際はアクティブブレードの向きに注意する。どの血管を切離する場合でも，アクティブブレードの先端が周辺臓器と接していないことが安全に切離を行うために重要である。また，機種によってはキャビテーションの発生方向に差異があるため注意が必要であり，使用する機器の特性を十分理解しておくことが大切である。

● vessel sealing system

静脈径が7 mmまでの性腺静脈，腰静脈，副腎静脈などの切離に用いる。超音波駆動メスと比較して組織をsealingして切離する部分が構造上大きいため，デバイスを挿入する際は十分な剥離を行い，無理な挿入で出血を起こさないように注意する。超音波駆動メスと同様，先端に不必要な組織を挟まないよう注意する必要がある。

● vascular stapler

一般的に鏡視下ドナー腎採取術の腎動静脈の切離に最も使用されているデ

バイスの1つである．しかしながら，これまでの報告で3%の頻度でstaplerの針が走行しない，切断後断端から出血する，挟んだ血管から機器が外れないといったmalfunctionが報告されている[12]．それらの詳細は不明であるが，注意点としては機器の正しい装着と使用前のグリップとアンビルの動きが連動してスムーズかを確認のうえ，血管処理を行うことである．

また，腎動脈の石灰化部分にはstaplerの針が貫通せず，血管切離後大出血の可能性もあるため必ず避けるべきである．

血管剥離の実際

● 腎門部

後腹膜鏡下ドナー腎採取術の利点は，最初に腎門部に到達し血管剥離を行える点である．左腎門部において，動脈性の拍動や事前の3D-CTから性腺静脈，腰静脈，腎動脈の位置関係を把握する（図1）．比較的脂肪組織の少ない症例であれば薄い脂肪層の奥に性腺静脈，腰静脈が透けて確認できることがある．

図1 左腎門部の動静脈
左性腺静脈は，腎静脈を同定するためのよいメルクマールになる．小さな小静脈が流入しており剥離の際に注意する．また，しばしば腎動脈の背側を小静脈が走行していることがあり，腎動脈剥離の際に注意を要する．

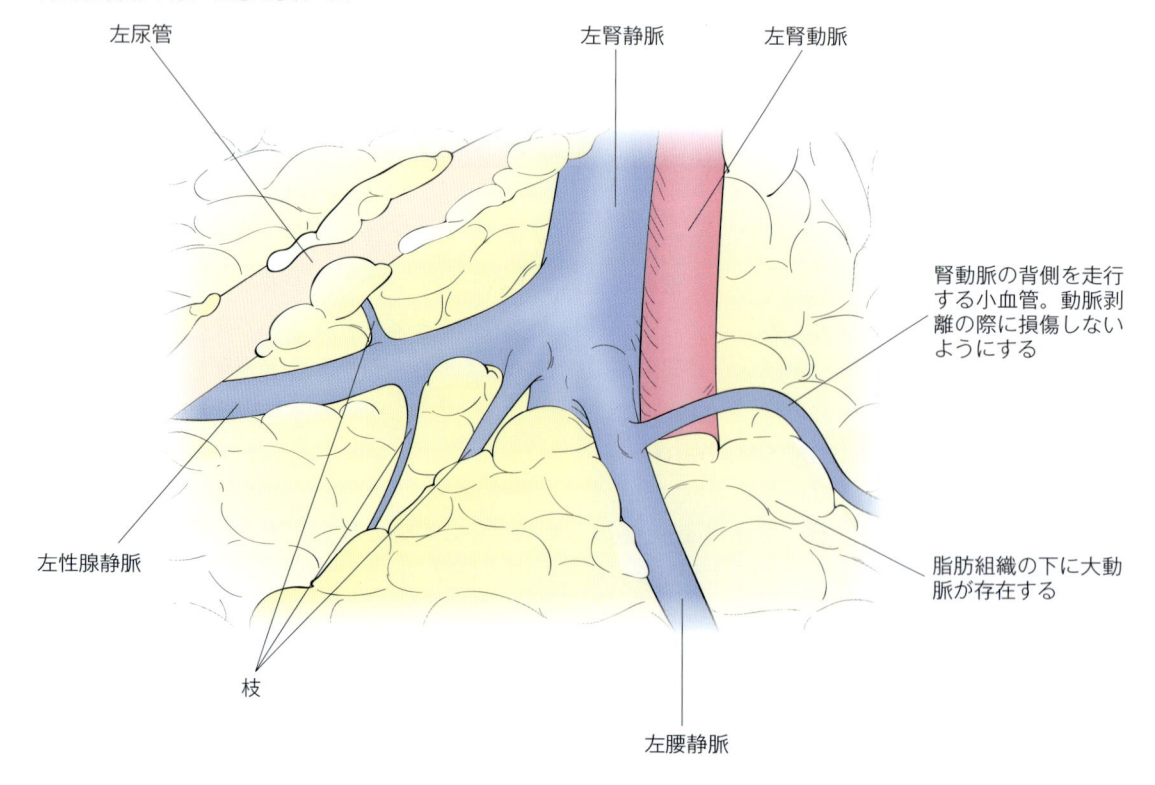

左尿管　　　　　左腎静脈　　左腎動脈

腎動脈の背側を走行する小血管．動脈剥離の際に損傷しないようにする

左性腺静脈

枝

左腰静脈

脂肪組織の下に大動脈が存在する

性腺静脈が同定できれば，その頭側は左腎静脈が存在するのでそれに向かって剥離を行っていく（図2）。右腎門部の場合は下大静脈の拍動とともに右腎動脈を同定することが大切である（図3）。

図2 左性腺静脈と腎静脈
左性腺静脈を同定し，剥離を中枢側へ進めることで，腎静脈に容易に到達できる。途中に小静脈の流入があり，超音波駆動メスやvessel sealing systemを用いて切離していく。

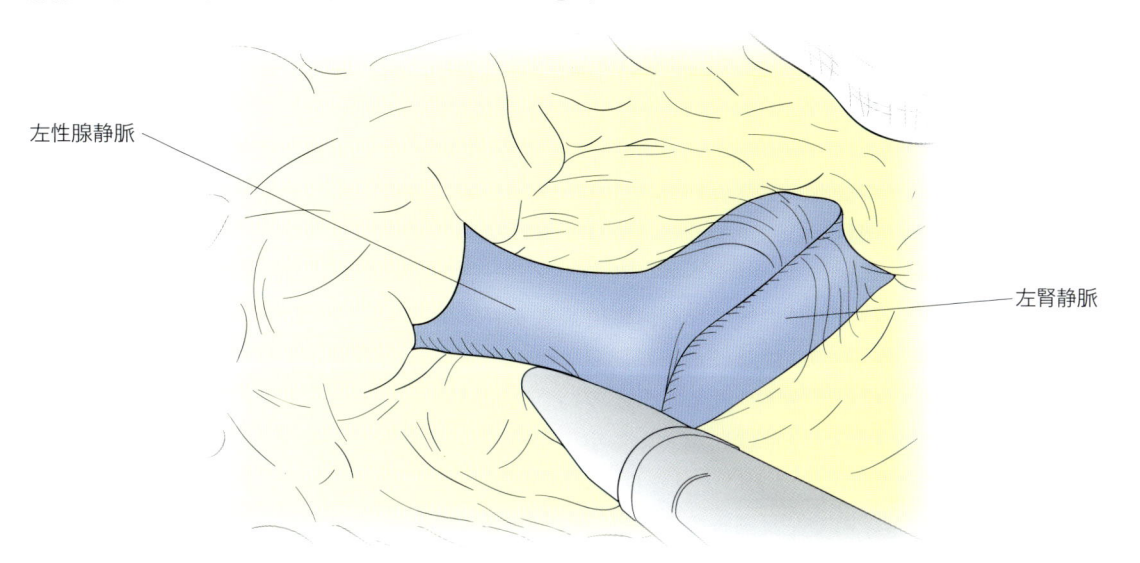

図3 右腎門部の動静脈
右腎門部の場合，下大静脈の血管壁を出しながら剥離を上方に進めていくことで右腎動脈，腎静脈を同定できる。腎動脈切離の際vascular staplerを挿入するため腎動脈と下大静脈の間は十分に剥離しておく必要がある。右性腺静脈を同定することもあるが，通常これを処理することはない。同様に右腰静脈，副腎静脈も処理することはない。

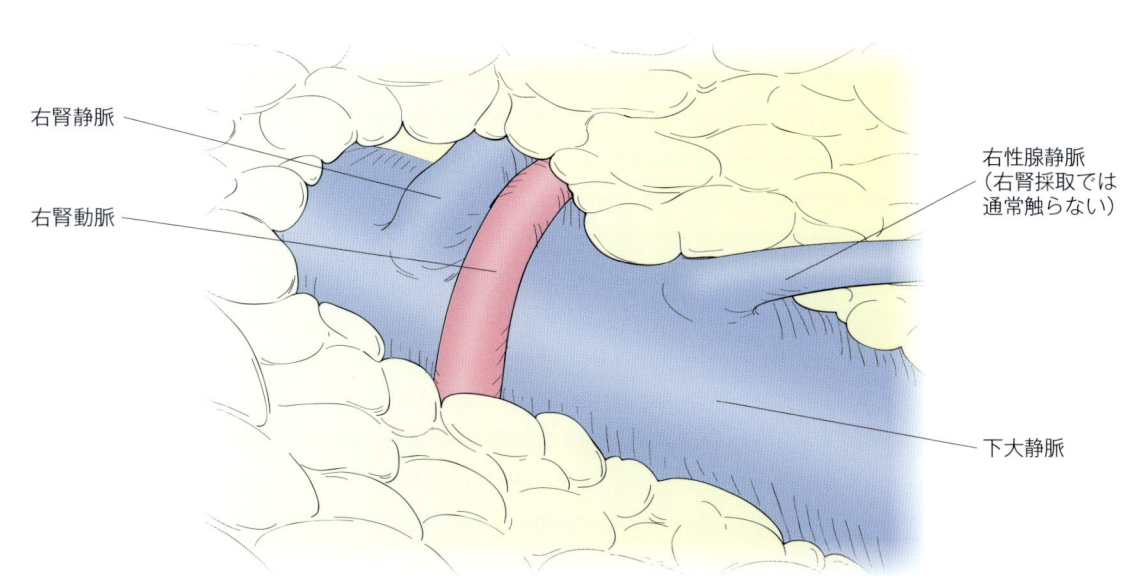

● 性腺静脈

　左腎採取術の場合は，性腺静脈は腎静脈を同定するためのよい指標となる。性腺静脈にはさまざまな箇所から小血管が流入しており，これらを不用意に切断しないように気をつける。また性腺静脈を切断する前に，腎静脈への流入部付近の血管壁(腹膜と近接する部位)を十分に剥離しておくことが重要である(図4)。これはその部位の剥離が不十分なまま左性腺静脈を切断した場合，腎静脈側の断端が，その後の剥離操作の妨げとなるからである。不用意に鉗子で断端部を擦る行為は，ときとして断端からの出血の原因となるため避けるべきである。

　切離に関しては，大部分の症例でvessel sealing systemを使用する。まれであるが7 mmを超える静脈径の場合はvascular staplerを使用することがある。右腎採取の場合，右性腺静脈は通常，下大静脈に流入するため切離の対象にならない(図3)。

● 腰静脈

　腰静脈の切離は左腎採取術の場合，左腎静脈を長く切離するために重要である。通常，腎門部の剥離時に最初に同定されるか，左性腺静脈，左腎静脈の剥離が進むにつれて同定されることが多い。

　性腺静脈と同様で，腰静脈に流入する小血管を不用意に損傷しないよう気をつける。術前3D-CTでその走行を前もって知っておくと剥離の際に役立つ。ほとんどの症例で左腎動脈の背面を通過して腰静脈へ流入する血管が存在することが多く，剥離の際にこの血管を損傷しないように気をつけることが大切である(図1)。

図4　左性腺静脈の腎静脈への流入部の剥離
左性腺静脈が腎静脈へ流入する箇所の剥離は，性腺静脈を切離する前に背側も腹側も十分施行しておく。性腺静脈切離後に流入部付近の剥離を行おうとすると，切離後のstampがあるために非常にやりにくく，鉗子が不用意にstampと接触することで断端のsealingが外れて出血することがある。

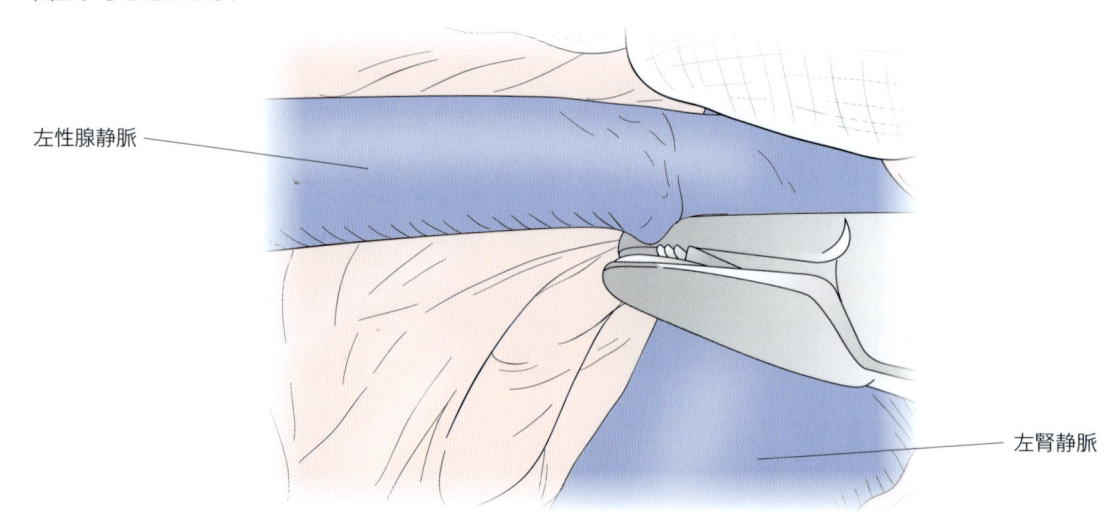

左性腺静脈

左腎静脈

切離はvessel sealing systemを用いるが，静脈径が7 mmを超える症例ではvascular staplerを用いて切離する（図5）。

右腎採取の場合の腰静脈は通常処理する必要はない。

● 副腎静脈

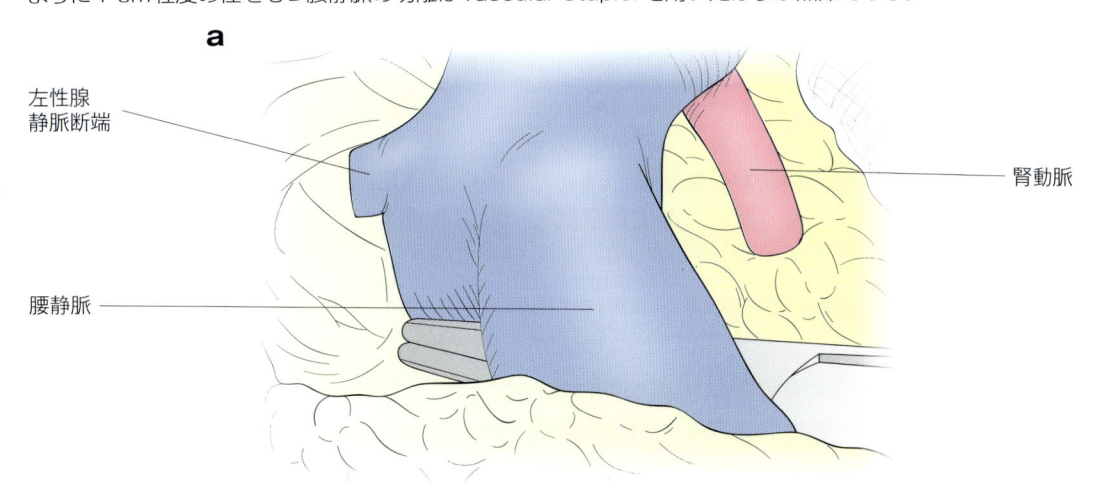

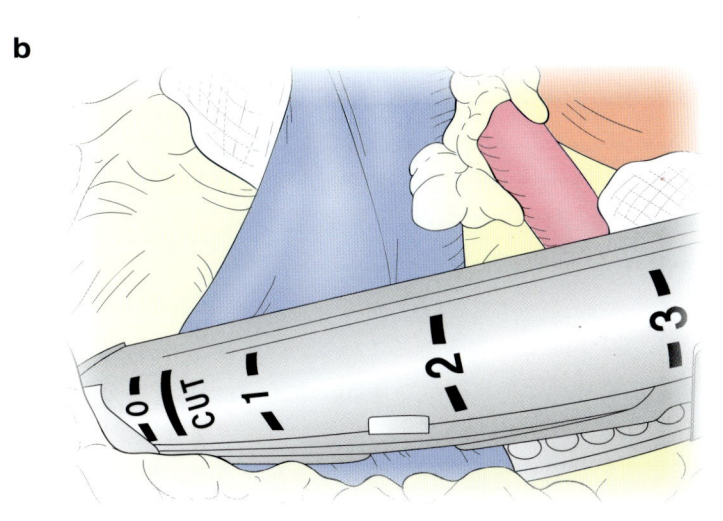

通常，左副腎静脈の切離は行っていない。ただし，腎動静脈の切離を行うため腎臓を背側に倒し，腎動静脈を伸展させるように牽引をかけたとき，副腎静脈が存在するために腎静脈が真直ぐに伸びず，テント状になることがある。この状態で腎動脈にvascular staplerをかけようとするとstaplerの下顎先端が腎静脈に突き当たり，staplerがかけられないことがある。このような場合，副腎静脈を切離することで腎動静脈が並列となり腎動脈に無理なくstaplerをかけることができるようになる（図6）。

右腎採取の場合，副腎静脈は下大静脈に流入するため処理の対象にはならない。

図5 左腰静脈の処置
通常，左腰静脈の処理はvessel sealing systemを用いることがほとんどであるが（**a**），**b**のように1 cm程度の径をもつ腰静脈の切離はvascular staplerを用いたほうが無難である。

図6 左副腎静脈の切離

通常左副腎静脈の切離は行わなくてもよいが，aのように腎静脈が副腎静脈によってテント状に引っ張られている状態であると，腎動脈にvascular staplerを挿入する際，下顎が腎静脈の血管壁に当たって挿入が非常に困難になることがある。このような場合は副腎静脈を切離しておくことで，動静脈が並列となって左腎動脈に容易にstaplerを挿入できるようになる（**b**）。

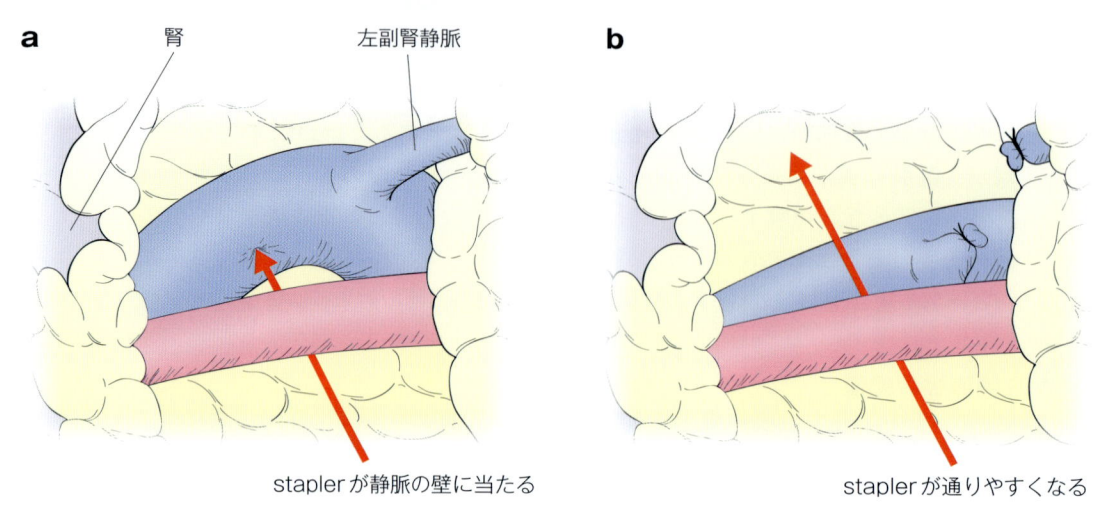

a 　腎　　左副腎静脈

b

staplerが静脈の壁に当たる

staplerが通りやすくなる

● 腎動脈

　腎動脈の位置は腎門部における拍動，リンパ管の走行，3D-CTの画像所見などから予想する。腎動脈に限らず剥離に際し，血管の攣縮を可能な限り避けたいことから，乱暴な剥離は控えるべきである。

　左腎動脈の剥離の場合，注意すべき点は腰静脈に流入する血管が腎動脈の背側を走行していることが多く，これらの血管を腎動脈剥離の際に損傷しないように気をつけることである（図1）。また，腎動脈周辺，特に腎動静脈間はリンパ管，神経，線維性組織が存在し，腎動脈の伸展を妨げている。これらの組織を丁寧に剥離し，超音波駆動メスで凝固切離していく。右腎動脈の場合は，vascular staplerを腎動脈に通すためにも，特にしっかり腎動静脈間を剥離しておく必要がある。腎動脈の切離にはvascular staplerを用いる。左腎の場合は腎動静脈の位置関係にもよるが，腎を背側に倒し，腎動静脈が伸展するよう腎を牽引した際，staplerを問題なく腎動脈に通すことができればその位置関係で処理を行う（図7）。右腎動脈の場合は左側と異なり，腎臓を腹壁側へ持ち上げながら，staplerの下顎を腎動脈と下大静脈の間に挿入し右腎動脈を切離する（図8）。

● 腎静脈

　腎静脈は通常腎動脈と同時に剥離を進めていく。左腎静脈の場合，左性腺静脈，または腰静脈の剥離進行中に同定される。通常，腎静脈背側を剥離後，可能な限り前面と腎動静脈間を剥離しておく。小血管が直接腎静脈に流入する場合があり，これらの血管が腎静脈流入部位で断裂すると止血が困難なため注意する。腎周囲の脂肪組織と腎被膜の間の剥離が終了すると可動性が得

図7 左腎動脈の切離

腎動脈の切離にはvascular staplerを使用する。左腎を背側に倒し，腎を牽引して動静脈を伸展させ，staplerを用いて切離する。図のように切離の際，staplerは腎静脈を乗り越える形で挿入されている。

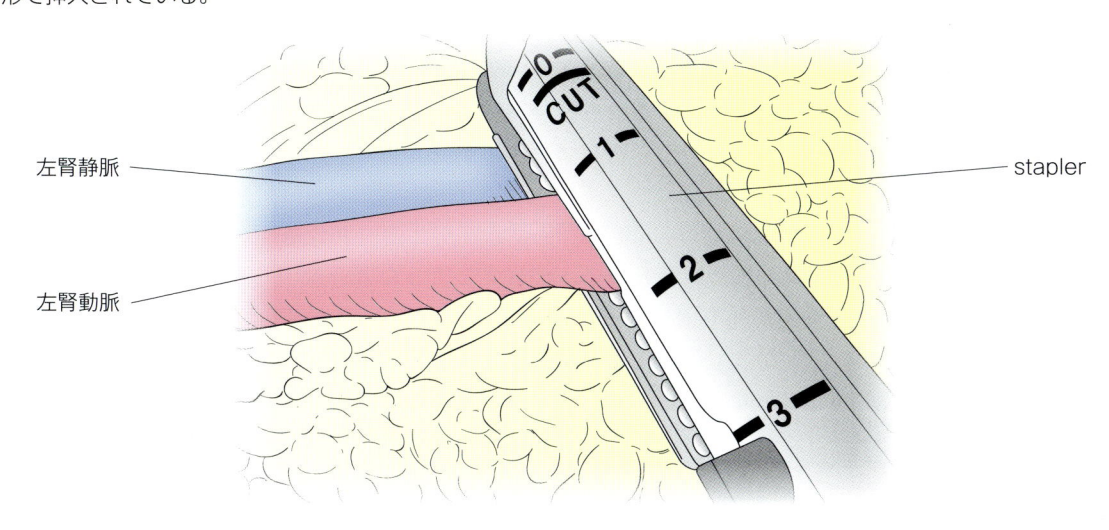

図8 右腎動脈の切離

右腎動脈の場合はstaplerが安全に挿入できるように，腎動脈と下大静脈との間を十分剥離しておくことが必要である。

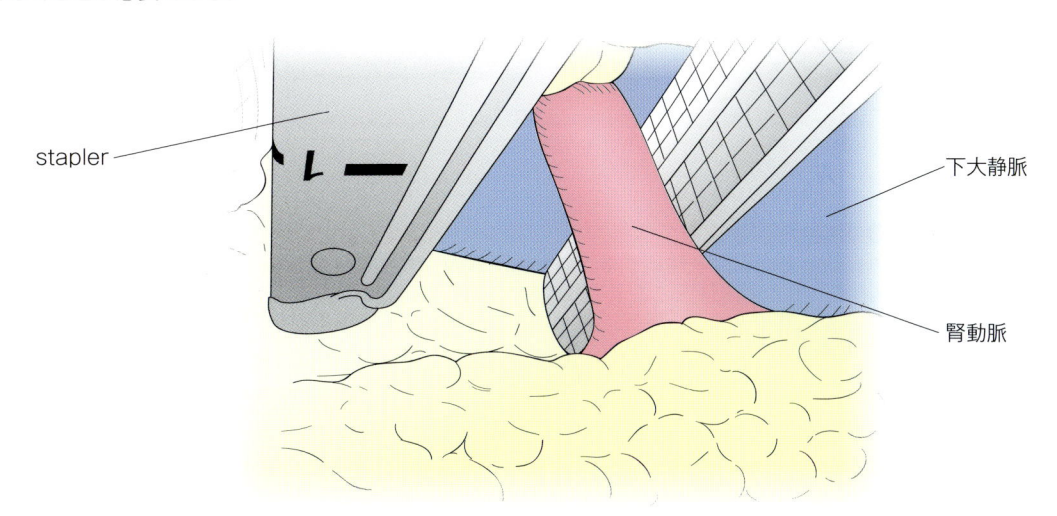

られ，腎を背側に倒すことが可能となり腎静脈前面の剥離を行えるようになる。腎静脈前面には比較的厚い脂肪組織が存在することが多く，腎静脈血管壁が同定されるまでは慎重に剥離を進める。この脂肪組織内には腎被膜枝のような血管や，蛇行，分岐した腎動脈が存在することがあり，剥離には極力注意する。ある程度剥離が進むと腎静脈の波動を確認することができ，そこから血管壁を同定し，前面を剥離していく。

右腎静脈の同定は下大静脈と右腎動脈を同定し，下大静脈と右腎との間の剥離を進めることで同定する．この際，下大静脈に小血管が流入していることが多く，それらは超音波駆動メスを用いて確実に凝固切断していく．左腎静脈の場合と同様であるが，下大静脈流入部にてこれらの小血管が断裂すると止血が非常に困難である．従って右腎を腹壁側に鉗子にて牽引する際も，過度な力がかからないよう注意する．右腎静脈同定後は左腎と同様で背側を剥離後，腎周囲脂肪と腎被膜間を剥離し，腎の可動性が得られたら，背側へ倒して右腎静脈前面を剥離する．

　腎静脈の切断も腎動脈同様vascular staplerを使用する．左腎静脈の場合は腎を背側に倒し，腎動脈切断後腎静脈が伸展するように腎を牽引し，鉗子で腎静脈を軽く腹壁側に持ち上げ，その空間に確実にstaplerの下顎を通す（図9）．これをやみくもに，staplerを腎静脈に通そうとすると，しばしば下顎先端に組織がひっかかり，うまく通らないことがある．右腎静脈の場合は左より静脈長が短いことより，左腎のように背側に腎を倒して腎静脈を切離するのは難しい．一般的には鉗子にて腎を腹壁側に牽引すると右腎静脈は伸展するので，そこにstaplerをかけて切離する（図10）．

　後腹膜鏡下ドナー腎採取術の血管処理について，著者らの経験をもとにそのポイントを概説した．鏡視下ドナー腎採取術の重篤な合併症に血管合併症が必ず含まれることを考えれば，いかに適切に血管処理を行うかは重要な点であり，このことが手術の安全と摘出腎の機能温存に関わっていることを十分認識するべきであろう．

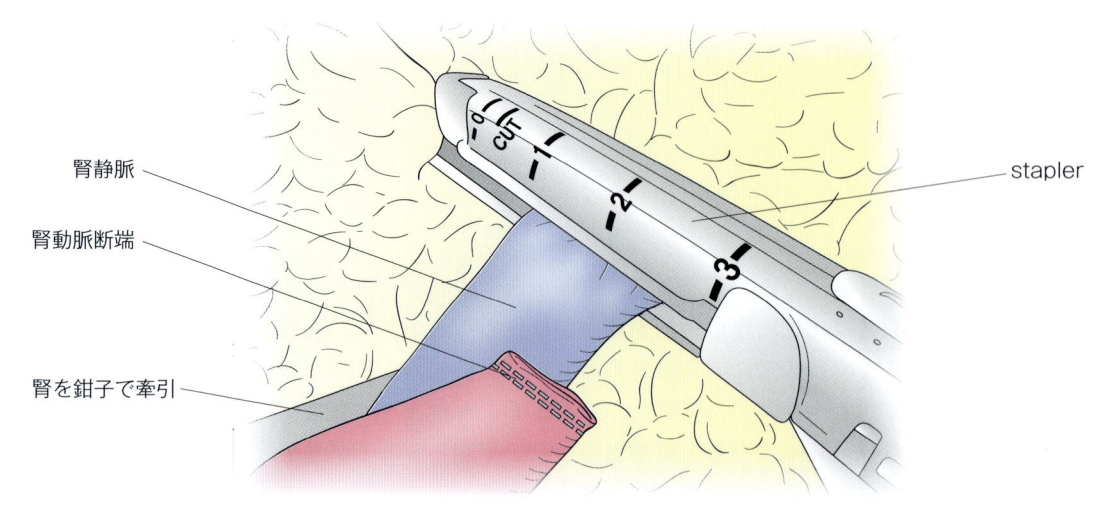

（尾本和也）

図9 左腎静脈の切離

腎静脈の切離にもvascular staplerを使用する．腎動脈切離後，再び棒鉗子にて腎を背側に牽引しstaplerを挿入する際は，腎静脈を鉗子でやや持ち上げ空間を作ってそのスペースにstaplerの下顎を通すようにするとよい．確実に挿入できたら腎を牽引することで腎静脈を長く切離することが可能である．

図10 右腎静脈の切離

左腎と異なり，腎を背側に倒して血管を処理することは難しいので，図のように腎を腹側に持ち上げるかたちで空間を作り，その場所にstaplerを挿入するようにする．このときstaplerの先端を確認し，不必要に組織を挟んでいないことを確認する．

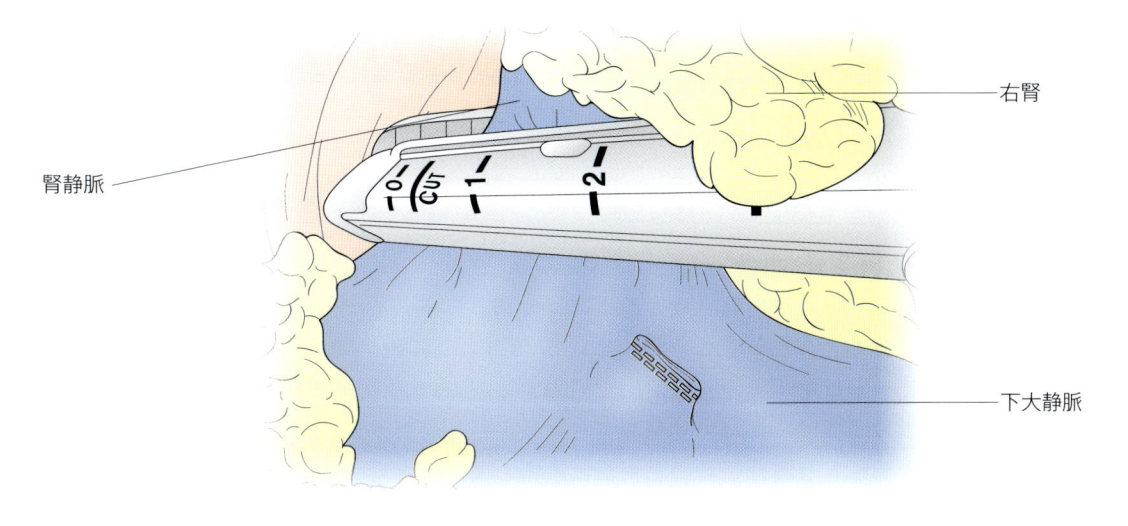

文献

1) Ratner LE, Ciseck LJ, et al: Laparoscopic live donor nephrectomy. Transplantation, 1995; 60: 1047-9.
2) Andersen MH, Mathisen L, et al: Postoperative pain and convalescence in living kidney donors-laparoscopic versus open donor nephrectomy: a randomized study. Am J Transplant, 2006; 6: 1438-43.
3) Andersen MH, Mathisen L, et al: Quality of life after randomization to laparoscopic versus open living donor nephrectomy: long-term follow-up. Transplantation, 2007; 84: 64-9.
4) Nanidis TG, Antcliffe D, et al: Laparoscopic versus open live donor nephrectomy in renal transplantation: a meta-analysis. Ann Surg, 2008; 247: 58-70.
5) Nicholson ML, Kaushik M, et al: Randomized clinical trial of laparoscopic versus open donor nephrectomy. Br J Surg, 2010; 97: 21-8.
6) Wolf JS Jr, Tchetgen MB, Merion RM: Hand-assisted laparoscopic live donor nephrectomy. Urology, 1998; 52: 885-7.
7) Slakey DP, Wood JC, Hender D, et al: Laparoscopic living donor nephrectomy: advantages of the hand-assisted method. Transplantation, 1999; 68: 581-3.
8) Yang SC, Lee DH, et al: Retroperitoneoscopic living donor nephrectomy: two cases. Transplant Proc, 2994; 26: 2409.
9) Gill IS, Uzzo RG, et al: Laparoscopic retroperitoneal live donor right nephrectomy for purposes of allotransplantation and autotransplantation. J Urol, 2000; 164: 1500-4.
10) Yuzawa K, Fukao K: National survey of laparoscopic live donor nephrectomy in Japan from 2002 to 2008. Transplant Proc, 2010; 42: 685-8.
11) Friedman AL, Peters TG, et al: Fatal and nonfatal hemorrhagic complications of living kidney donation. Ann Surg, 2006; 243: 126-30.
12) Hsi RS, Ojogho ON, et al: Analysis of techniques to secure the renal hilum during laparoscopic donor nephrectomy: review of the FDA database. Urology, 2009; 74:142-7.

腎移植術

献腎ドナー腎摘出術

● 脳死ドナーからの腎摘出術

● 多臓器を摘出する場合

　脳死ドナーからの臓器摘出は全身麻酔下に行われる。多臓器が摘出される場合には，①心臓および肺の摘出チーム，②肝臓および膵臓の摘出チーム，③腎臓の摘出チームがすべて同時に摘出を開始する。

　横隔膜の上下の臓器別によって初期灌流を別々に行う必要がある。すなわち，心臓と肺のチームと腹部臓器のチームは手術の開始とともに重要な血管をそれぞれ剥離し，臓器の灌流に備える。ちなみに腹部臓器チームで灌流に必要な血管は，①大動脈（腹腔動脈，上腸管膜動脈），②下大静脈それに門脈（上腸間膜静脈）である。

　心臓と肺チームおよび腹部臓器チームは，それぞれで各臓器の剥離がある程度終了した時点で血管へのカニュレーションを施行する。まず，横隔膜の高さで大動脈を全遮断し，その直後に腹部チームは腹部大動脈および門脈より灌流液を注入する（図1）。臓器の摘出の順番は通常，①心臓，②肺，③肝臓，④膵臓，そして最後に⑤腎臓である。

● 腎臓の摘出

　脳死にて多臓器がすでに摘出終了しているときの腎臓の摘出では，すでに頭側は肝臓ないし膵臓の摘出時に血管が切断されている。頭側の大動静脈の切断血管をメルクマールに，腎臓の動静脈を確認しながら尾側で大動静脈を切断する。

　静脈の頭側は，しばしば腎血管（腎静脈）に切り込んでいることが多いので留意する。両方の腎臓は，周囲の脂肪組織ごと摘出する（図2）。腎臓の摘出時に最も気を付けなければならないことは，①尿管の剥離時に十分な栄養血管を付けた状態で剥離すること（栄養血管を切断すると尿管狭窄の大きな原因となる），②摘出時に視野の妨げになる腸管の損傷，である。

　バックテーブルでは，一塊となって摘出された両側の腎臓を再度灌流液にて灌流する。腎静脈から流れ出る灌流液が透明になるまで灌流を続ける。

　腎臓の左右への分離は，まず大動脈を背側より切開し，内腔側よりそれぞれの腎動脈を確認する。背側から切開する理由は主要な腎動脈の損傷を回避するためである（図3）。副動脈の存在などに注意しながら，それぞれにカフをつけて大動脈より切断する。カフで吻合したほうが吻合しやすいことが多い。

腎移植術─献腎ドナー腎摘出術

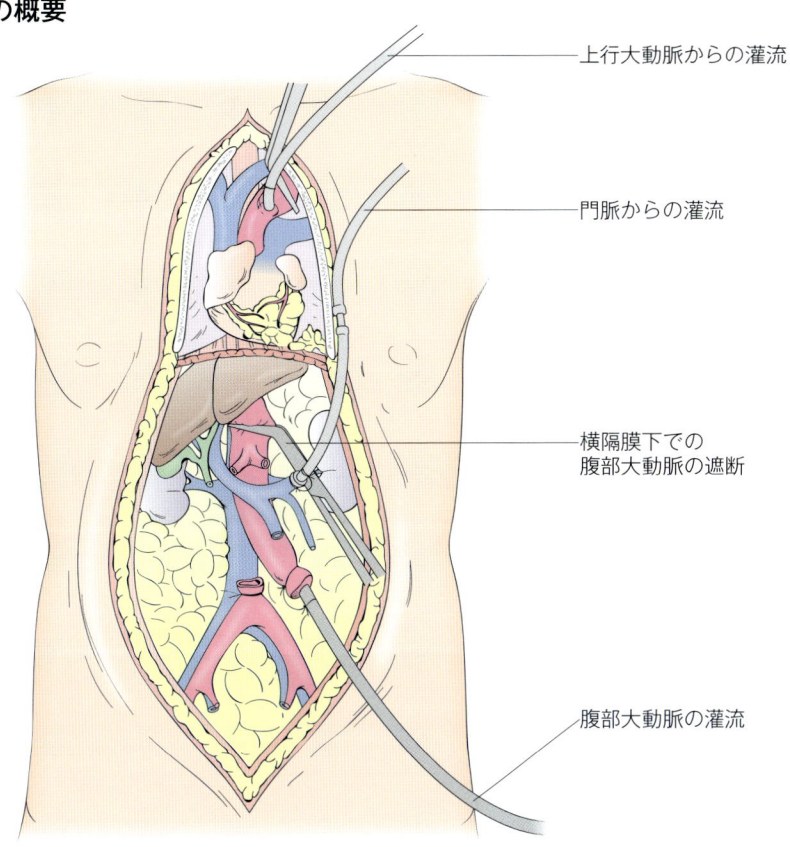

図1 カニュレーションの概要

- 上行大動脈からの灌流
- 門脈からの灌流
- 横隔膜下での腹部大動脈の遮断
- 腹部大動脈の灌流

図2 腎臓の摘出
腎臓は周囲の脂肪組織ごと摘出する。

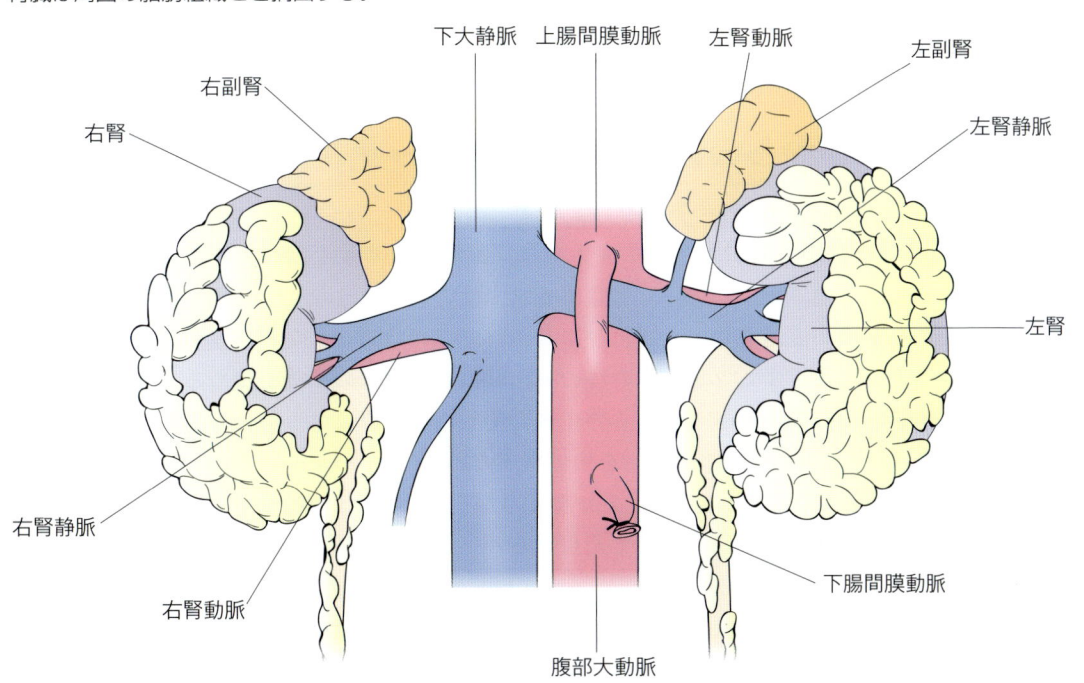

- 右副腎
- 右腎
- 下大静脈
- 上腸間膜動脈
- 左腎動脈
- 左副腎
- 左腎静脈
- 左腎
- 右腎静脈
- 右腎動脈
- 下腸間膜動脈
- 腹部大動脈

図3 腎臓の分離

腎動脈の損傷を避けるために，背側から切開する。
右腎静脈は短いことが多いため，レシピエント手術の際の静脈形成に利用できるように下大静脈の壁を付けて提供する。

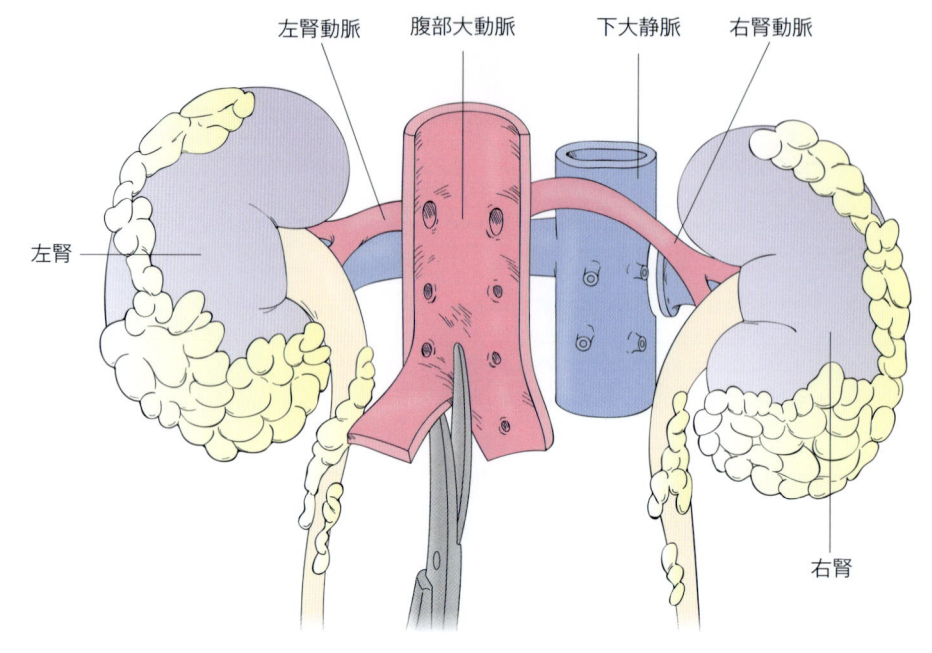

左腎動脈　腹部大動脈　下大静脈　右腎動脈

左腎

右腎

　静脈では特に右腎静脈に留意する。右腎静脈は短いことが多いため，下大静脈の壁を付けたまま提供して，レシピエント手術の際の静脈形成に利用していただく(図3)。
　それぞれの腎臓は滅菌ビニール袋およびプラスチックの容器内に灌流液に浸けたまま保存され，単純冷却保存の状態で各移植施設に輸送される。

心停止ドナーからの腎摘出術（含 カテーテル挿入法）

● ダブルバルーンカテーテルの挿入法

　2011年の臓器移植法案が成立する前までは，献腎移植の大半は心停止下の移植であった。心停止下における腎臓の摘出ではいうまでもなく，心臓が停止したのち腎臓が灌流液によって再び冷却されまでの時間，すなわち温阻血時間を可及的に短くすることがその後の摘出腎臓の移植後の予後を決めるといっても過言ではない。さらに，心停止後に警察の鑑識を要する場合も珍しくないため，できるだけ温阻血時間を短縮するため，ダブルバルーンカテーテル(図4)を用いて，死亡宣告の直後より灌流冷却を行う施設が多い。バルーンのサイズはドナーの身長に合わせて選択するが，12，14，16Frの3本があれば十分である。
　カテーテルの挿入は，家族の同意が得られれば通常，患者のベッドサイドで行われることが多い。

右鼠径部にまず4〜5cmの横切開を置き，筋膜を切開後に大腿動静脈を露出する．著者らの施設では，動脈にはダブルバルーンカテーテルを，静脈のドレナージにはトロッカーカテーテルを用いている（図5）．

挿入時に動脈の末梢側を完全に糸で結紮してしまうと，その後の死戦期が長くなるにつれ，カテーテル挿入側の下肢の虚血，さらには下腿の変色によ

図4 ダブルバルーンカテーテル

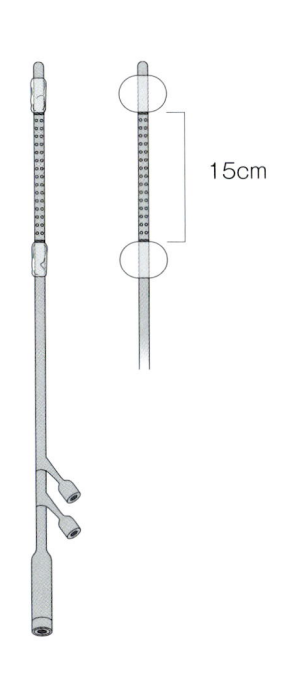

15cm

図5 大腿動静脈へのカテーテルの挿入
動脈にはダブルバルーンカテーテルを，静脈にはトロッカーカテーテルを挿入する．

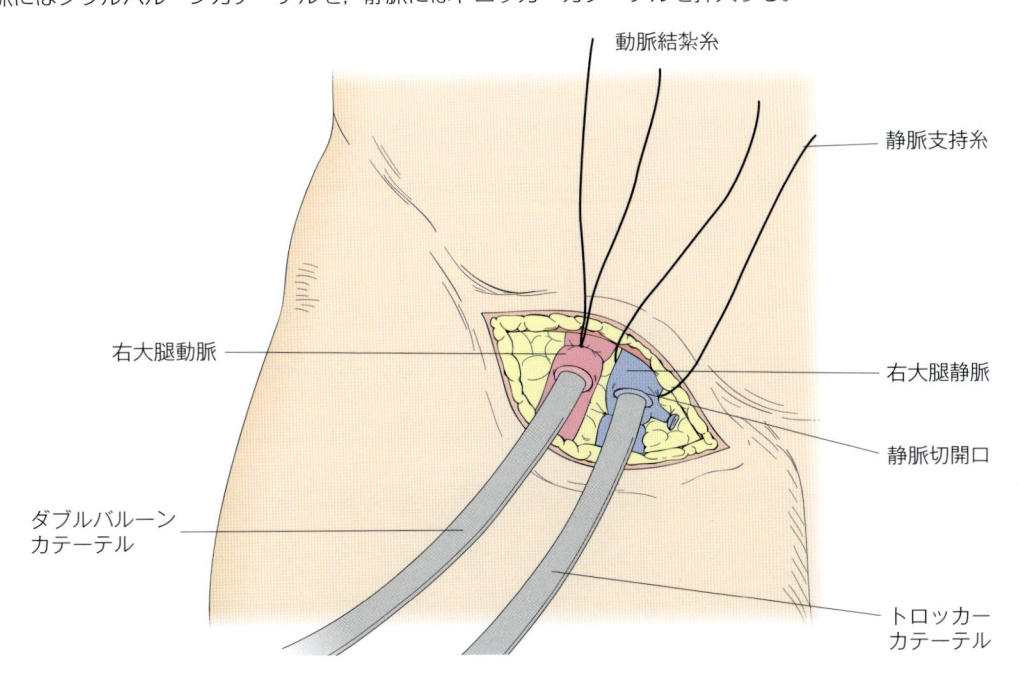

動脈結紮糸
静脈支持糸
右大腿動脈
右大腿静脈
静脈切開口
ダブルバルーンカテーテル
トロッカーカテーテル

り，提供にせっかく同意いただいた家族に思わぬ不信感を抱かせることもある。そのため，著者らの施設では動脈壁のカテーテルの挿入口は5-0程度の血管縫合糸（プロリン）でタバコ結紮を施し，末梢の完全結紮による下肢の変色をできるだけ回避するようにしている。

また，静脈側にトロッカーカテーテルを挿入するとき，しばしば難渋することがある。静脈の壁は思いのほか柔らかく可動性がありすぎるため，十分な視野の下に落ち着いてカテーテルの挿入を試みないと，想定外の出血を起こし，出血に伴う血圧の低下を認める。このとき，出血を怖がる助手による頭側支持糸の引っ張りすぎが，静脈カテーテル挿入の手技をさらに困難にしていることが多いようである。

動脈へのダブルバルーンカテーテルの挿入後は，カテーテルの先端が剣状突起の高さに位置するようにカテーテルを固定する（図6）。挿入後は，X線によって適正な位置にあることを確認することが望ましい（図7）。ダブルバルーンカテーテルのバルーンは，X線写真で確認できるように加工されている。静脈のトロッカーカテーテルは，先端がおおむね下大静脈下部に位置するように挿入する（図6）。

図6 挿入したカテーテルの固定位置
動脈へ挿入したダブルバルーンカテーテルは，先端が剣状突起の高さに位置するように固定する。
静脈へ挿入したトロッカーカテーテルは，先端がおおむね下大静脈下部に位置するように固定する。

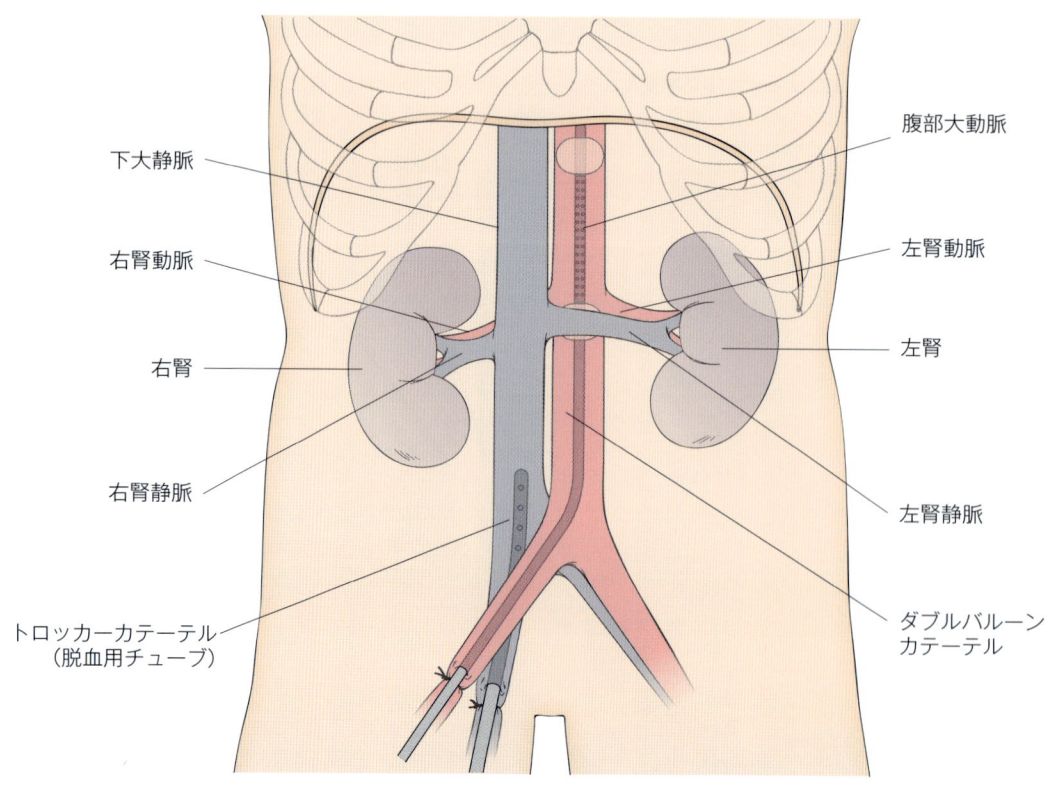

図7 X線によるダブルバルーンの位置確認
バルーン内に造影剤を入れ位置を確認する。
造影剤は1/3に薄めて使用する。

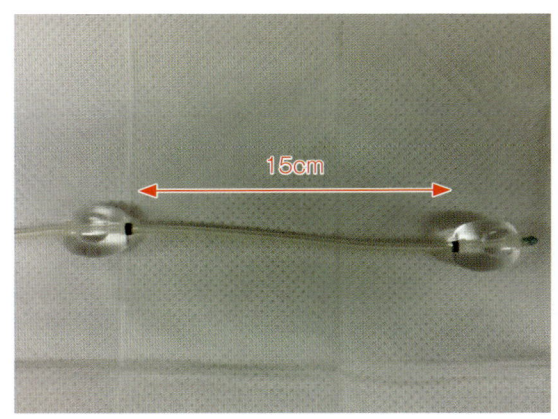

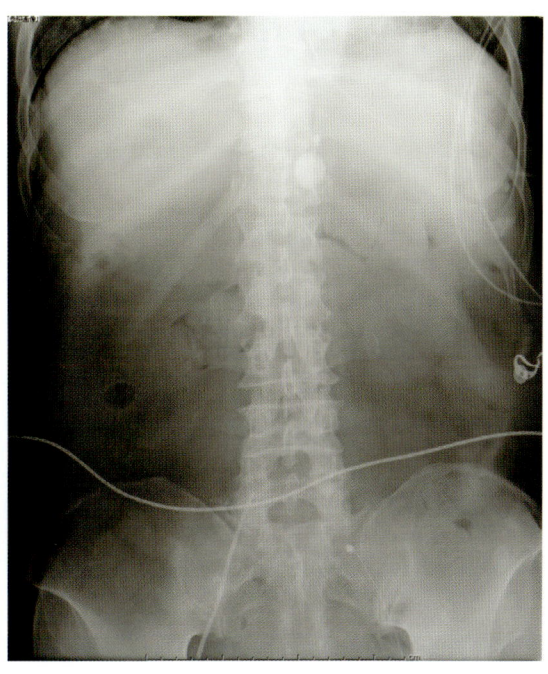

● 献腎ドナーからの腎摘出

　以下は当科で行われている献腎ドナーからの両側腎臓摘出の実際である。

　まず皮膚切開は剣状突起から恥骨上縁までの正中切開とする。開腹後は十分に腹腔内の確認を行う。特に外傷が著しい場合などでは腸管損傷による腹腔内の汚染がないか否か，また高齢者では担癌状態などを視診，触診する。

　次に回盲部から右傍結腸溝を切開し，上部は肝彎曲部から下大静脈の右縁に至るまで十分に展開し，結腸全体を頭側に持ち上げながら手術野を十分に展開する。一方左側は，回盲部より後腹膜をTreitz靱帯部に至るまで切り上げていく。切り上げることによって，ほぼ全長の小腸は頭側に持ち上がることになる（図8）。

　次に両側の尿管の同定および剥離である。尿管の剥離で重要なのは，栄養血管を十分に付けた状態で剥離を行うことである。右は容易に見つかることが多いが，左は後腹膜をTreitz靱帯まで切り上げたウインドウから見つけることは腹膜の脂肪が厚く意外に困難である。新たに右と同様に左傍結腸溝を切開し，尿管を同定すれば安易である（図8）。外側から尿管を把持し，その後に腸間膜を通せば両側の尿管は下行結腸を介さずに同一視野に認めることになる。全工程を通して助手の1人に尿管損傷と腸管損傷を見張る係りを決めておくと安心である。

　ここまでの操作で下行結腸以外の全大腸および全小腸のほとんどが頭側に持ち上げられることになる。死戦期の長かった提供者の場合には臓器がかなりダメージを受けている場合が多いために，腸管などを授動する際，思わぬ腸管の損傷を起こす場合もあるため，タオルなどを用いて愛護的な腸管の操

図8 献腎ドナーの後腹膜切開線

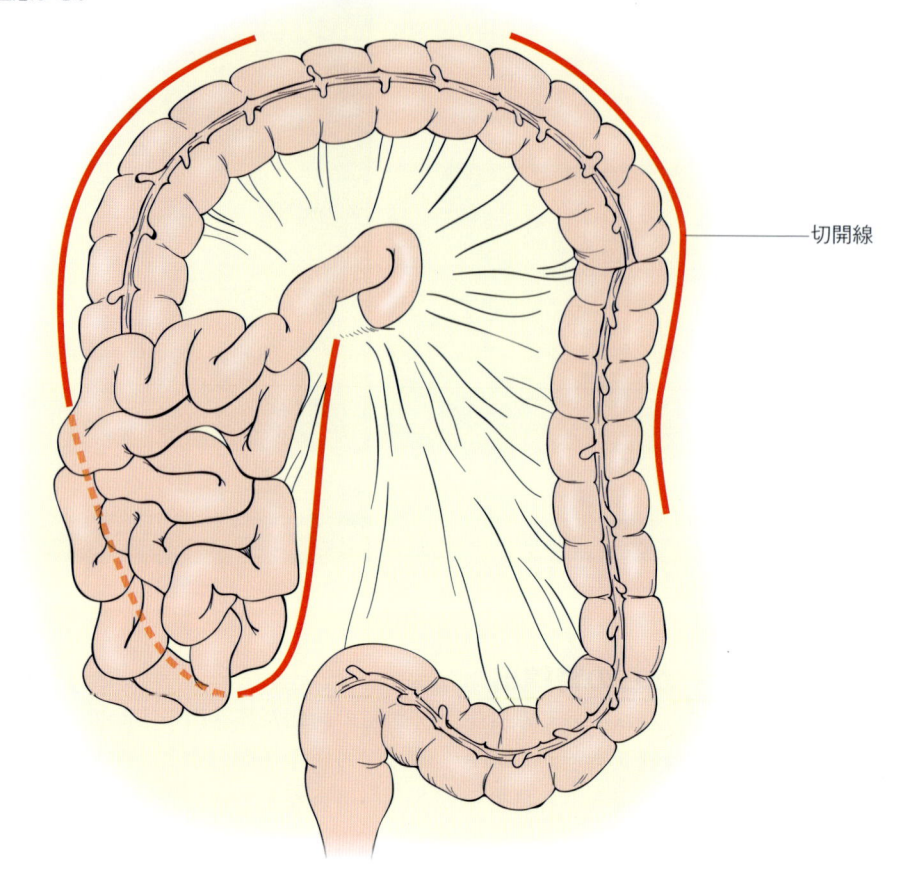

腸間膜を図のように切離し，小腸，大腸が完全に遊離し挙上できるような状態にする。腸管損傷には十分に注意する。

切開線

作が必要である。視野には両側の腎臓と両側の尿管とその真中には下行大動静脈が走行しているのを認める。

　大動脈の前面の剝離を開始する。この段階では頭側の視野が限られており術者にしか見えない場合が多いが，まず剝離後に目の前に最初に現れるのは真上へ向かって挙上した腸管方向に突き出す上腸間膜動脈である。かなり太いためにこれを見逃すことはまずない。上腸間膜動脈を切断後に出てくるのが腹腔動脈であり，同様の太さである。通常は上腸間膜動脈を越えたくらいの高さで大動静脈を切断すれば腎臓の動静脈を損傷することはない。この辺りが頭側の血管切断部位として適当である。

　尾側は大動静脈の分岐部でそれぞれ切断する。このときに注意して欲しいのはカテーテルである。挿入してあるカテーテルを損傷して体内に残さないように留意する。この段階で両側の腎臓および尿管は背側で椎体と付着しているだけである。

　椎体と大動静脈の間の付着は非常に強固であるため，クーパー鋏で鋭的に切離していく。こうして両側の腎臓はen blockでの摘出が可能になる(図9)。

図9 椎体と大動静脈の切離

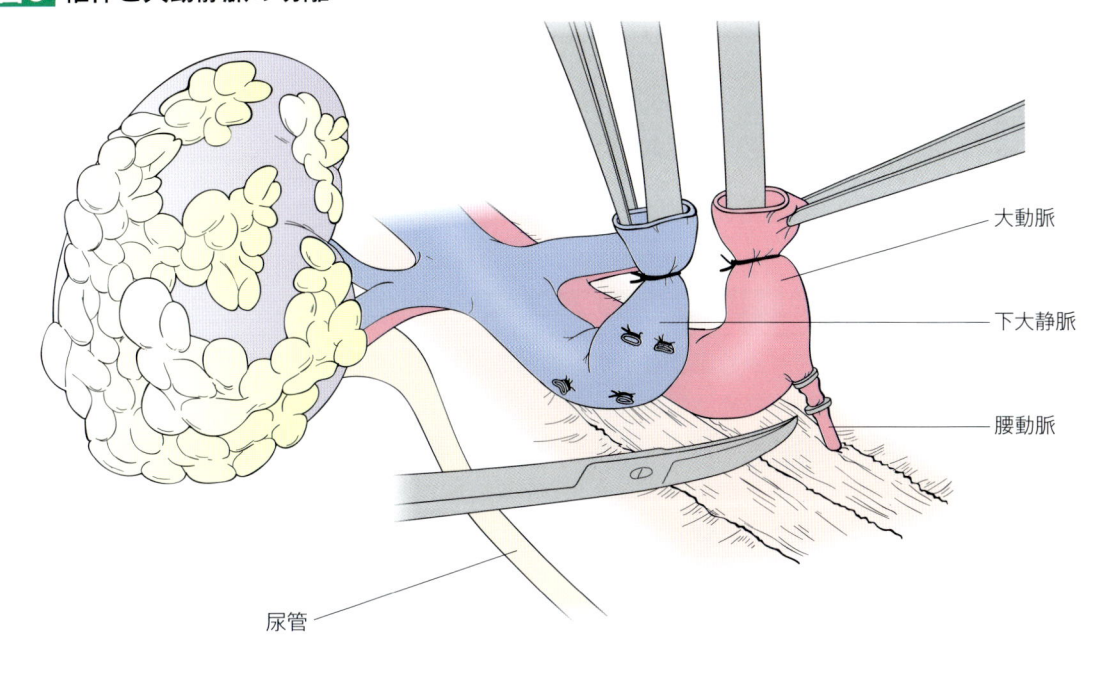

大動脈
下大静脈
腰動脈
尿管

図10 ブタを用いた腎摘出のトレーニング

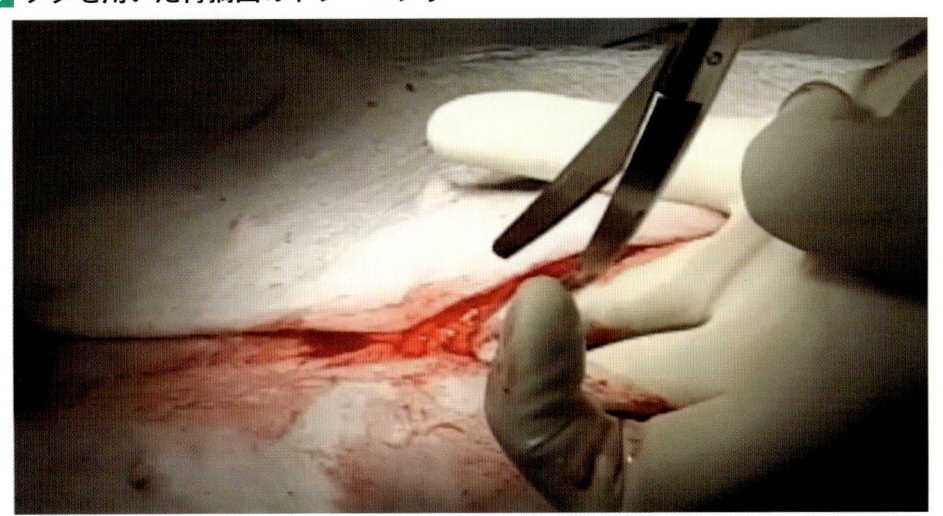

動物トレーニングにみる腎摘出術の実際

　このような心停止時の腎臓の摘出の練習のために各施設で行われているブタを利用した腎摘出手術のビデオを供覧する（図10）（メジカルビュー社ホームページでストリーミング配信）。

（石田英樹）

同種腎移植術

皮膚切開と後腹膜腔へのアプローチ

　移植床は左右いずれかの腸骨窩が用いられるが，解剖学的に腸骨血管の位置は右側のほうが浅いため，生体腎・献腎，左右腎にかかわらず一次移植術は基本的には右腸骨窩に移植する。

　皮膚切開は臍上レベルからの傍腹直筋切開で，尿管膀胱吻合を行うため下方では恥骨結合から約1横指上方に向かう逆J型とし，腹膜外アプローチにて後腹膜腔を展開する（図1）。固有腎合併摘除例や低体重小児例では，傍腹直筋切開線を肋骨弓下まで延長する。著者らは低体重小児例でも腹膜外アプローチでの腎移植を行っている。

　外腹斜筋，内腹斜筋，腹横筋を電気メスにて切開するが，この際に良好な視野展開のために下腹壁動静脈を結紮離断している。移植腎が複数動脈を有し，下極枝を下腹壁動脈に吻合する場合もあるため，下腹壁動静脈の離断は腹直筋側（内側）にて行うようにしている（図2）。次いで，創尾側に男性では

図1 皮膚切開
臍上レベルから始まる傍腹直筋切開で，下方では恥骨結合から約1横指上方に向かう逆J型とする。

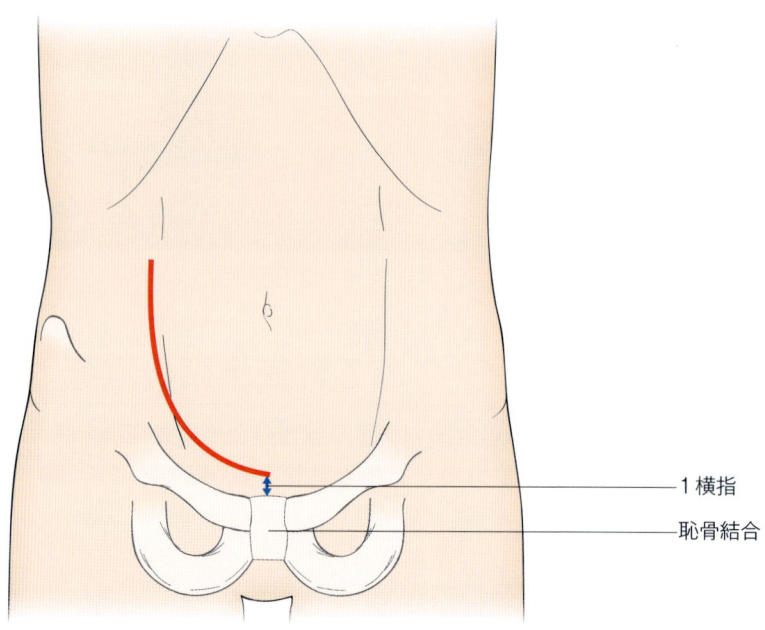

1横指
恥骨結合

精索，女性では子宮円索が現れるが，内側ではこれらに付着する腹膜を十分に剥離し，外側では内鼠径輪まで剥離することで術野展開の妨げにはならない。

🟢 移植床の準備と血管剥離

　傍腹直筋切開から後腹膜に到達すれば，腹膜を周囲組織から剥離し，これを内側に圧排することで後腹膜腔を展開する。内側は内腸骨動脈本幹，頭側は腸骨動脈分岐部から2〜3cmまで剥離展開しておく。この段階で，著者らはリングリトラクターシステム(Bookwalter®)用いて開創している。腸骨内側に大腿神経が走行するため，外側の展開に関しては丈の短い開創鉤を設置して，大腿神経を圧迫しないように注意しなければならない(図3)。

　次いで，血管吻合部の準備であるが，周囲組織を確実に把持し，血管壁を把持しても挫滅のないドベーキー型鑷子を用いて，電気メスのみでの凝固切開剥離を行っている。これにより術後のリンパ漏やリンパ囊腫をほとんど経験しない。

　外腸骨静脈の剥離から開始するが，深腸骨回旋枝流入部頭側から内腸骨静脈分岐部まで遊離する。内腸骨静脈は基本的に切離しないが，移植腎が右腎で静脈長が短い場合では内腸骨静脈を切離することで，外腸骨静脈が腹壁に近くなる。この際には，内腸骨静脈末梢側は必ず結紮と貫通結紮(刺入結紮)による二重結紮を行っている(図4)。

図2 創の展開
筋層を切開し，良好な視野展開のために下腹壁動静脈を結紮離断している。

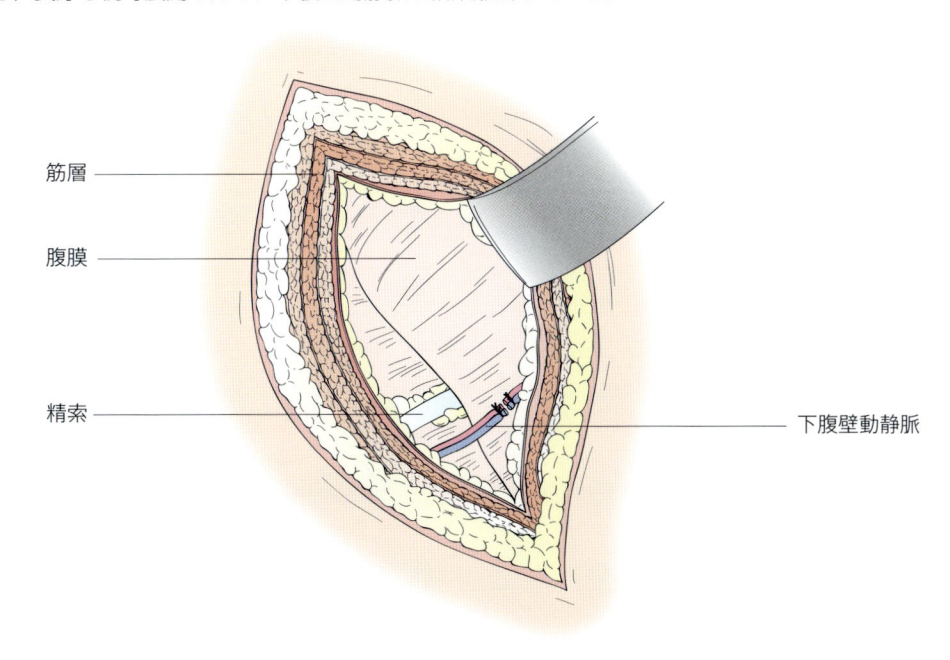

図3 移植床の展開

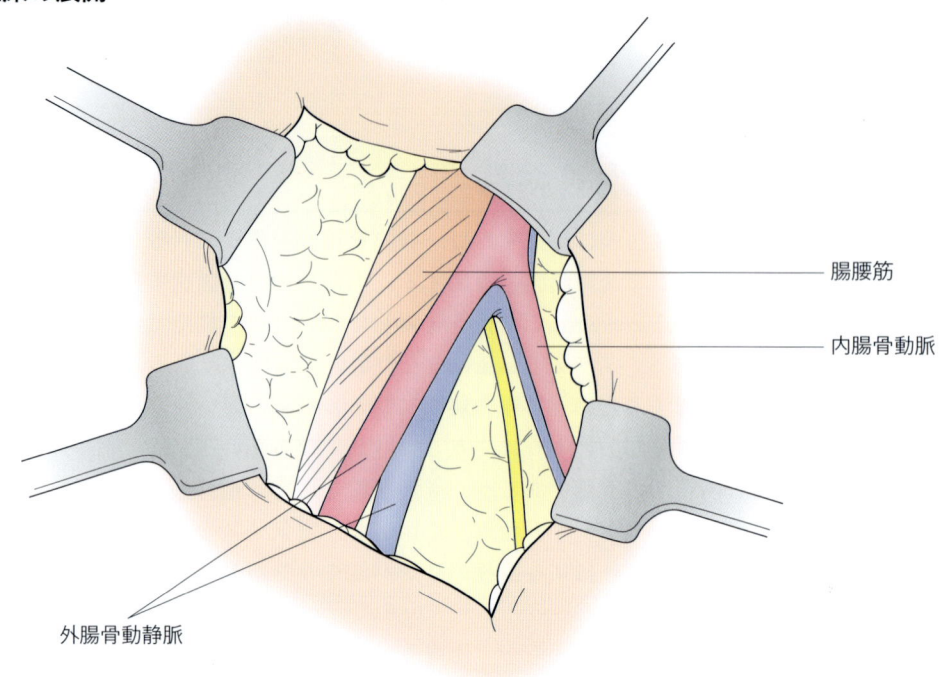

- 腸腰筋
- 内腸骨動脈
- 外腸骨動静脈

図4 内腸骨静脈の切離

外腸骨静脈が腹壁に寄るよう内腸骨静脈を切離することがある。この場合は，内腸骨静脈の末梢側の切断端は必ず結紮と貫通結紮による二重結紮を行っている。

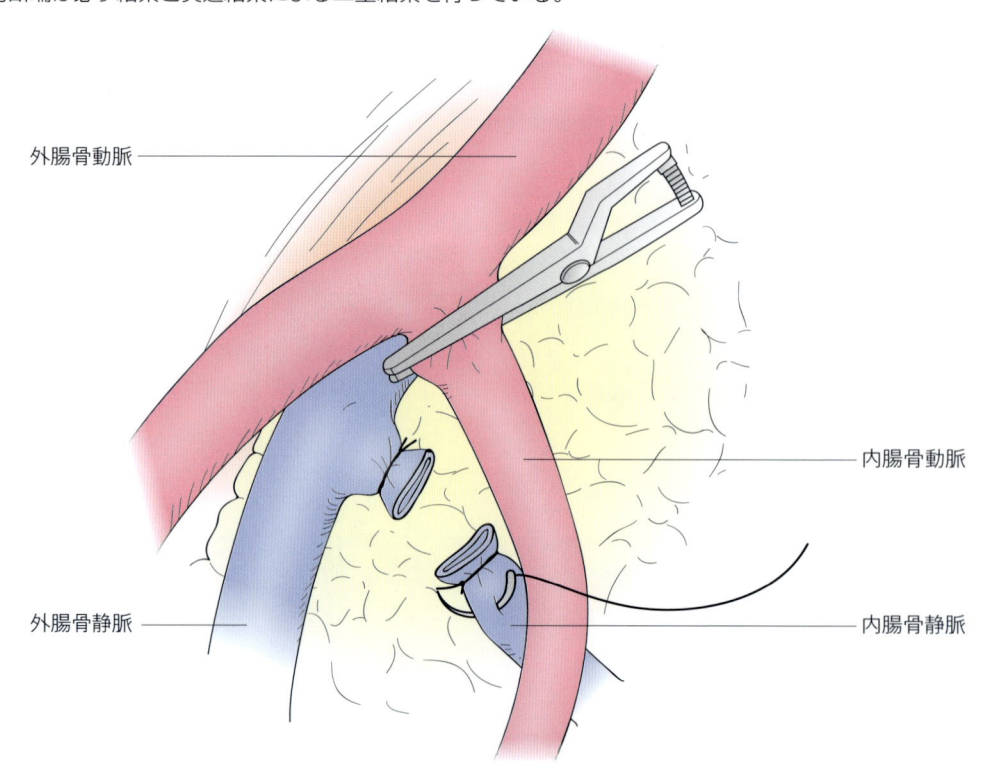

- 外腸骨動脈
- 内腸骨動脈
- 外腸骨静脈
- 内腸骨静脈

動脈吻合部として内腸骨動脈を選択する場合は，腸骨動脈分岐部から上殿・下殿・上膀胱動脈分岐までの剥離を全周性に行う（**図5**）。内腸骨動脈の動脈硬化が強度である場合や，移植腎動脈との口径差が大きい場合は，外腸骨動脈を使用するが，その際には吻合予定部位とその中枢・末梢の動脈遮断部の剥離のみでよい。これにて移植床の準備が完了するが，移植腎を実際に移植床にput-inするまでは，動脈の切離は行っていない。

バックテーブルでの処理

バックテーブルにて採取された移植腎をスラッシュアイス内でEuroCollins液にて還流し，動静脈周囲組織を剥離し，血管長を確保する。生体腎移植の場合は，著者らは体腔鏡下にて採取するため（「生体ドナー腎採取術」の項参照），シーリングデバイスで切離された腰静脈・性腺静脈断端部は必ず再度結紮しておく。

移植腎頭側内側から0時間目の楔状生検を行い，生検標本切除部は4-0マクソンなどの吸収性モノフィラメント糸にて連続吻合しておく。適宜血管形成を行い，腎静脈径を計測した後，再度還流し血管損傷などがないことを確認する。

図5 内腸骨動脈の剥離
移植腎動脈の吻合に内腸骨動脈を選択する場合は，腸骨動脈分岐部から上殿・下殿・上膀胱動脈分岐までの剥離を全周性に行う。

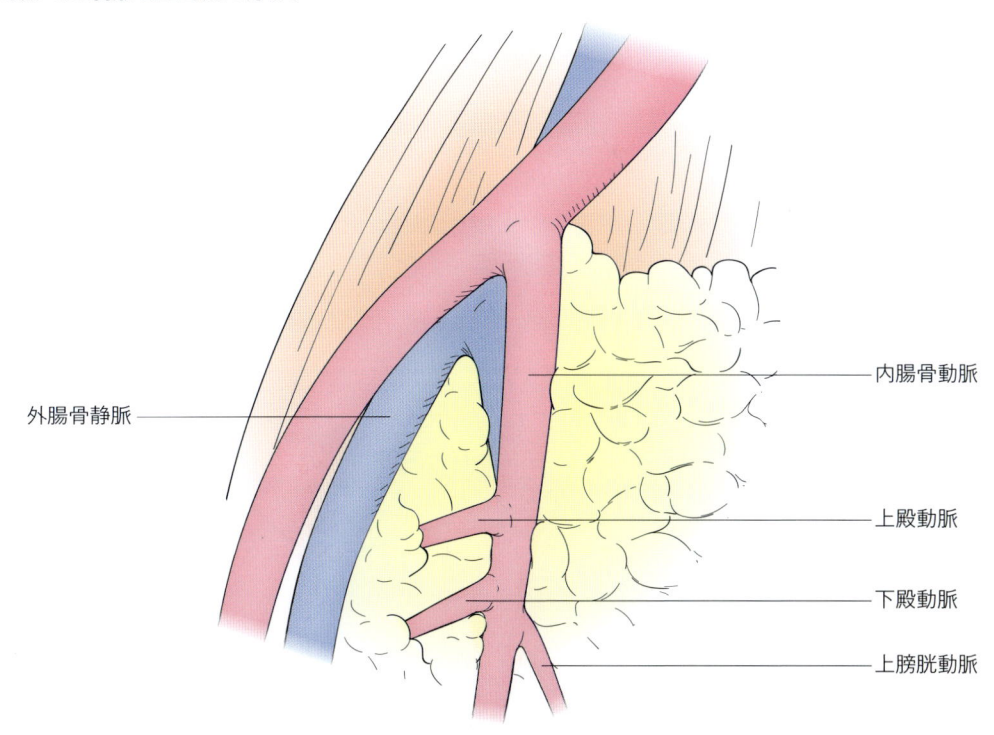

● 血管吻合

　移植腎を移植床にput-inして，動静脈吻合予定位置を決定する．外腸骨静脈の予定切開部位に皮膚ペンにてマーキングしておく．動脈吻合に関して，内腸骨動脈を使用する場合は，その起始部にてブルドッグ鉗子をかけて遮断，末梢側は必ず結紮と貫通結紮（刺入結紮）による二重結紮を行った後に，離断する（図6）．内腸骨動脈の内腔はヘパリン加生理食塩水で洗浄しておく．外腸骨動脈を使用する場合は，血管に鉗子をかける前の自然な状態で吻合孔作製部位に皮膚ペンにてマーキングしておく．血管吻合は5-0 モノフィラメント血管縫合糸（90cm，両端針）を用いている．

● 静脈吻合

　外腸骨静脈の吻合部をドベーキータイプのサテンスキー鉗子（図7）にて遮断し，すでに計測した移植腎静脈径を確認し，静脈を縦切開する．外腸骨静脈の内腔をヘパリン加生理食塩水で洗浄し，静脈切開端に5-0 血管縫合糸をそれぞれ1本ずつ通しておく（図8）．移植腎を創外で把持し，移植腎静脈の頭側・尾側端にあらかじめ外腸骨静脈にかけておいた5-0 血管縫合糸を通す．移植腎を創外から腸骨窩移植床に滑らすように納め（put-in），頭側の縫合糸

図6 内腸骨動脈の切断
移植腎動脈の吻合に内腸骨動脈を使用する場合は，その起始部にブルドッグ鉗子をかけて遮断し，末梢側は必ず結紮と貫通結紮による二重結紮を行った後，切断する．

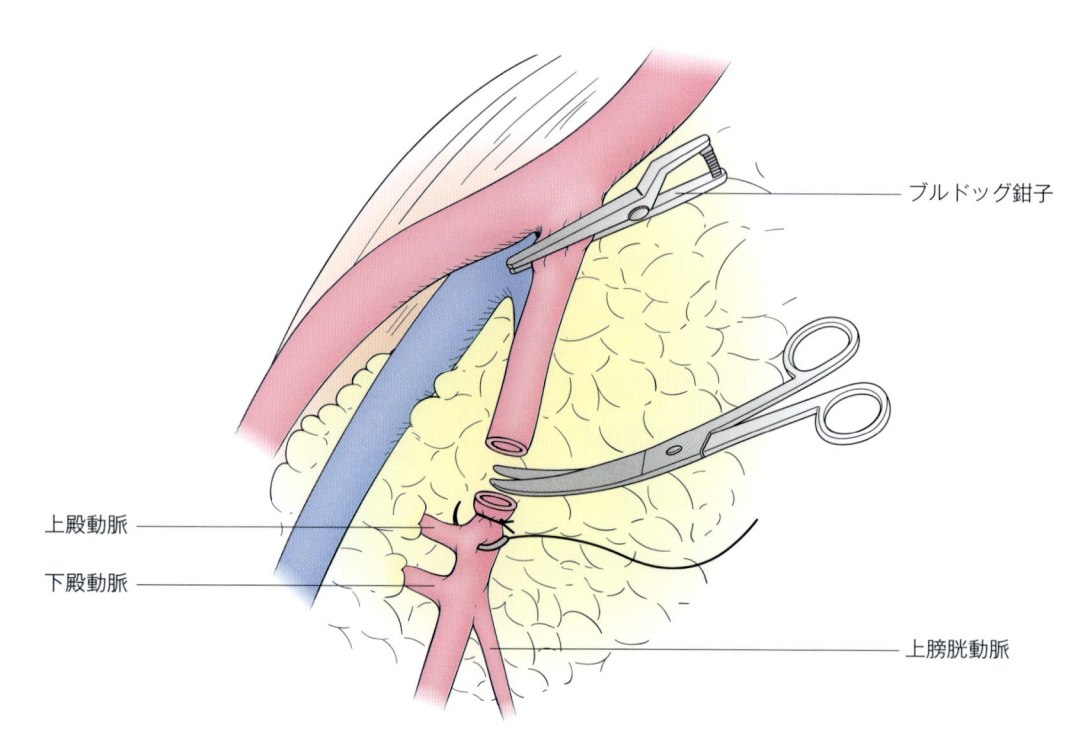

- ブルドッグ鉗子
- 上殿動脈
- 下殿動脈
- 上膀胱動脈

図7 血管鉗子による外腸骨静脈の遮断と切開

外腸骨静脈の吻合部をドベーキータイプのサテンスキー鉗子で遮断し，外腸骨静脈を縦切開してその切開端に血管縫合糸を通す。

- ブルドッグ鉗子
- ドベーキータイプのサテンスキー鉗子

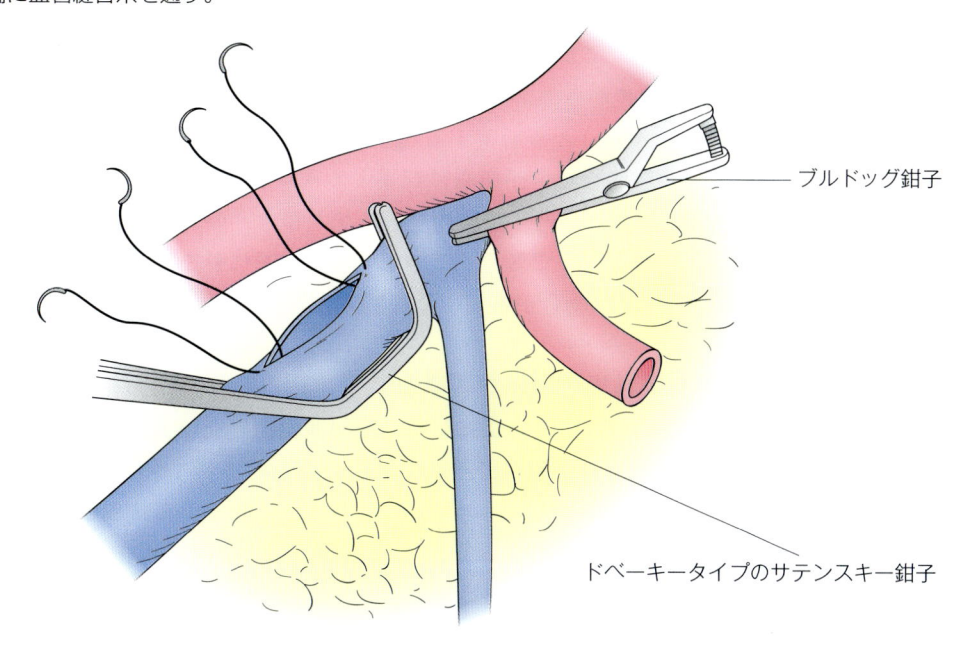

図8 静脈吻合（1）

腸骨窩の移植床に移植腎を入れ，静脈切開端に血管縫合糸を1本ずつ通しておく。

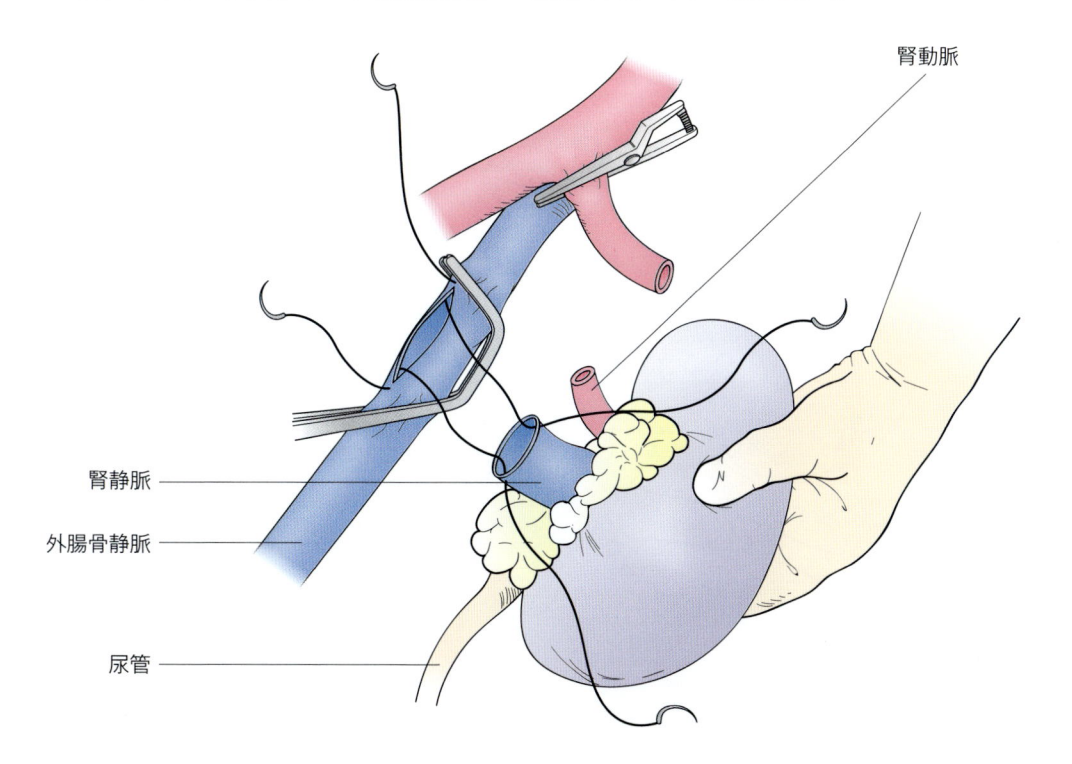

- 腎動脈
- 腎静脈
- 外腸骨静脈
- 尿管

のみを結紮する（図9）。頭側の縫合糸（A）を移植腎静脈から内腔に入れ，静脈後壁を内腔から連続吻合する．

　吻合を開始する2～3針は，腎静脈を通していったん針を持針器で持ち替え，針が反対側の静脈壁にかからないよう吻合を進める．尾側端まで到達すれば，外腸骨静脈の内腔から外に出す．尾側の縫合糸を結紮し，この1本（C）と先の連続吻合した糸（A）とを結紮する（図10）．次いで，尾側端の糸（D）により静脈前壁を連続吻合し，頭側端に到達する残り1針にて静脈内腔にヘパリン加生理食塩水を充満させ，静脈内腔のエアを抜き，吻合部からの明らかな漏れがないことを確認しておく．この状態で頭側端に針を通して，頭側端の糸（B）と結紮し，静脈吻合が終了する（図10）．

● 動脈吻合
移植腎動脈と内腸骨動脈を吻合する場合

　移植腎動脈と内腸骨動脈の吻合部にねじれや屈曲が生じないように，動脈の長さと向きを十分に確認する．口径差があってもその差が1.5倍ぐらいまでの場合は，そのまま内腸骨動脈への端々吻合でよい．また，ある程度の動脈硬化を認める場合も，著者らは腸骨動脈分岐部までの動脈内膜摘除（endoarterectomy）を行い，内腸骨動脈を吻合動脈として選択することが多い．内腸骨動脈は，もともと総腸骨動脈から分岐し背側かつ内側に走行しているが，腎動脈と吻合時は腹側かつ外側に向かう走行となる．つまり，背側

図9 静脈吻合（2）
移植腎を移植床に納め，頭側の縫合糸のみを結紮する．

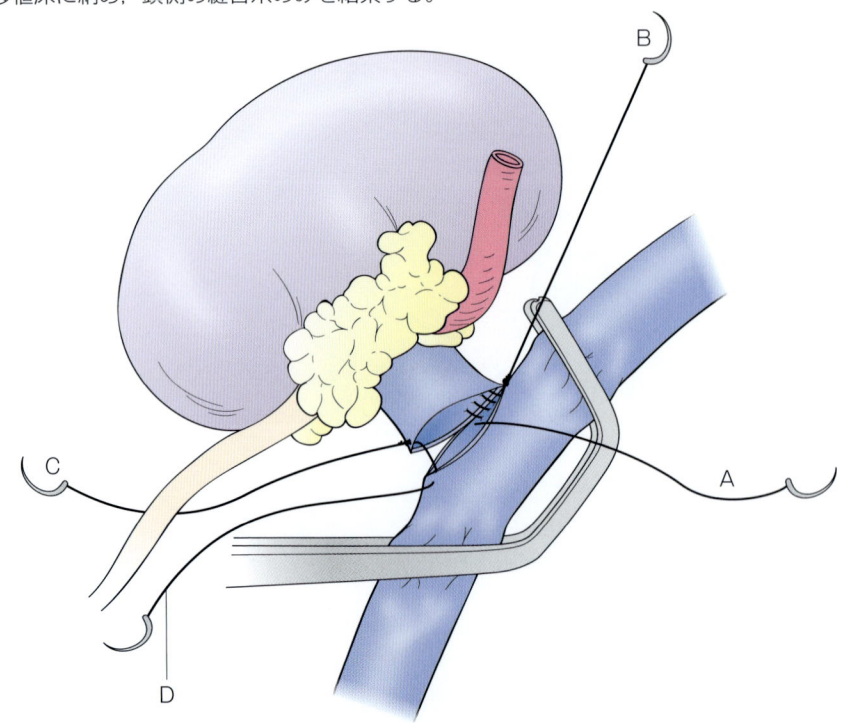

図10 静脈吻合（3）

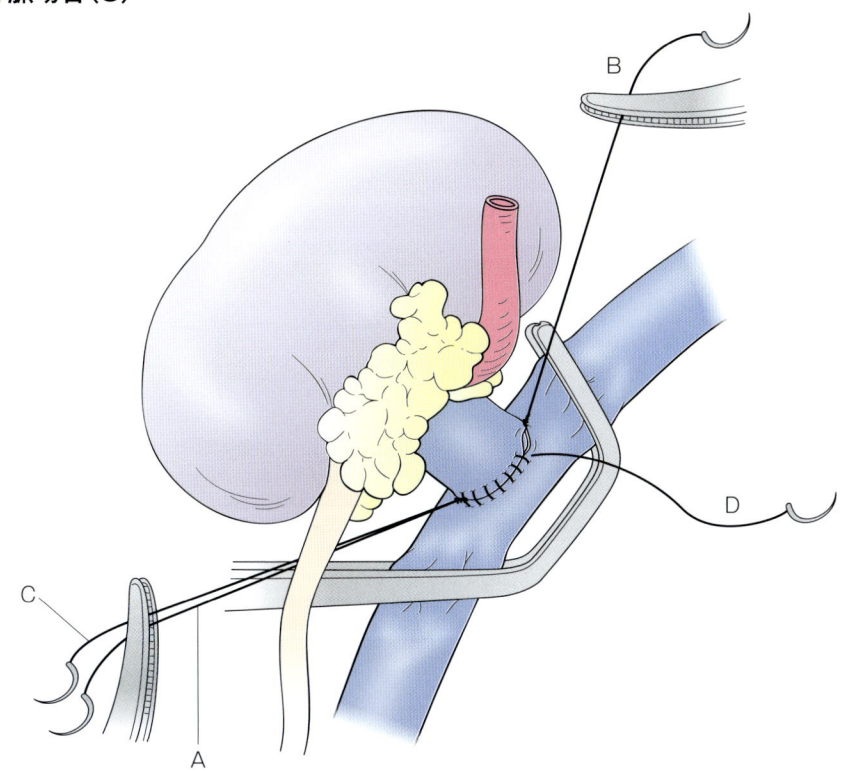

から内側腹側に起立した状態となるため，その状態をイメージして血管長や吻合点を決定しなければならない。腎動脈と内腸骨動脈の腹側面（0時）に5-0血管縫合糸を通し，次に反対側の背側面（6時）にもう1本の5-0血管縫合糸を通す（図11）。著者らは基本的に結節縫合を行っている。これらの糸を両端に牽引しながら，中央から縫合糸を順次通し，前面5点，後面5点の計12点の結節縫合を行う（図12）。縫合糸を通すときは，内膜も必ず通すように血管壁全体を通すようにすることが重要であるが，内膜を鑷子で保持しないように注意する。また，内膜が剥離しやすい場合は，両端針を内腔から外に運針することもあるが，基本的には動脈外→内→内→外に運針する。この際に移植腎動脈壁を縫合針の彎曲により外から押し付け，血管断端を翻転させるように意識して内腔を確認することが大切である。また，血管吻合面に対して垂直に運針することも大切である。

移植腎動脈と外腸骨動脈を吻合する場合

内腸骨動脈が口径差や強度の動脈硬化などで使用できない場合は，外腸骨動脈と移植腎動脈を端側吻合する。吻合口は尖刃にて切開を入れaortic punchにより孔を作製している。この際に注意する点は，剥離した外腸骨動脈が自然な走行となるような位置で，吻合口を決定することである。つまり，血管用鑷子や血管テープなどで外腸骨動脈を牽引したり，位置を変えたりしてはいけない。また，閉創する際には，腸骨窩に置かれた移植腎はやや内側

図11 腎動脈と内腸骨動脈の端々吻合
腎動脈と内腸骨動脈にかけた固定糸を腹側面（①）と背側面（②）にかけると半周ずつ血管が回転して縫いやすい。

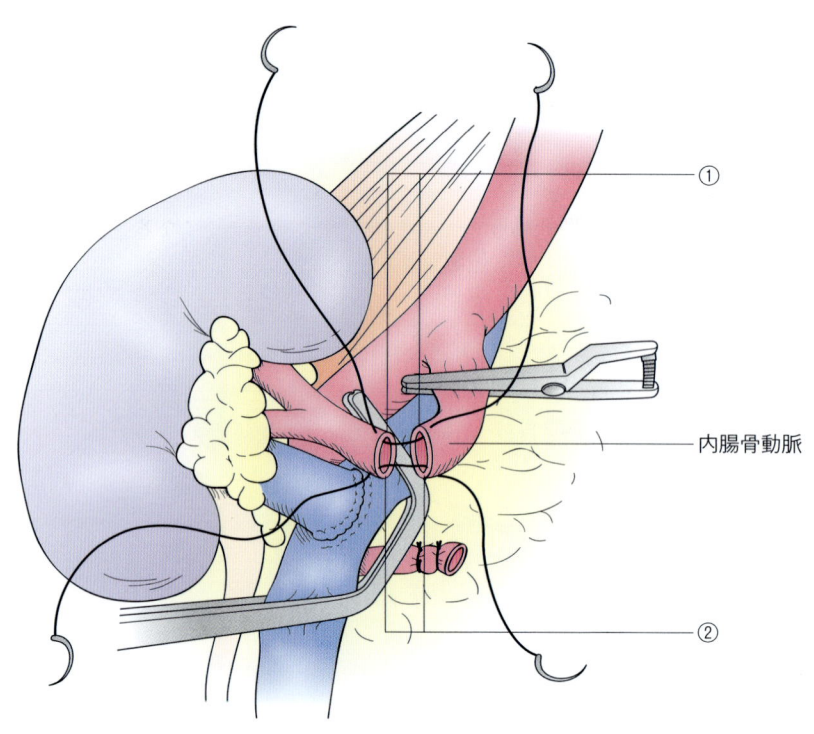

①
内腸骨動脈
②

図12 腎動脈縫合：結節縫合
内膜が剥離しているときや小児では結節縫合とする。まず針をかけて後から結紮すると安全かつ確実である。

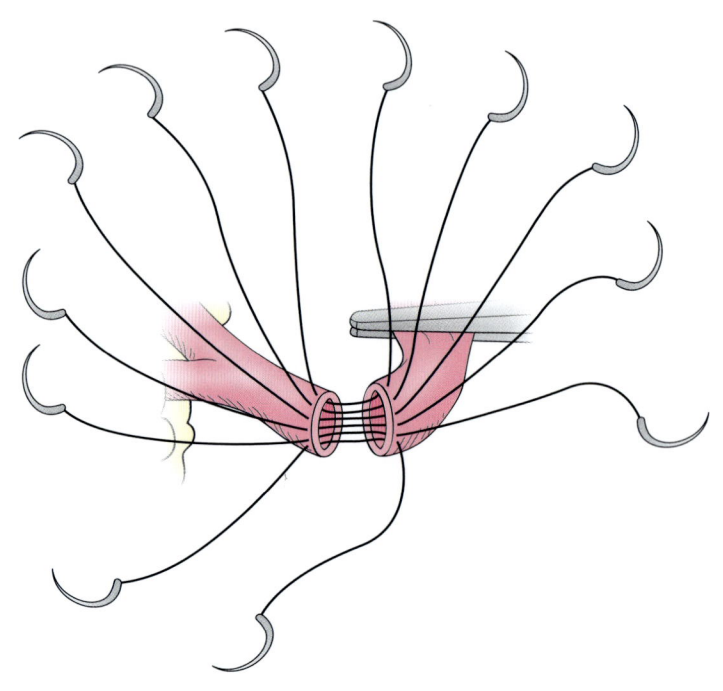

に圧迫されるため，腎動脈も内側にやや圧迫されることをイメージし，腎動脈が外腸骨動脈の真上かやや内側に吻合口を作製し，腎動脈が屈曲しないように吻合しなければならない。

　吻合方法は，動脈後面は静脈吻合に準じて連続縫合を行い，前面は結節縫合を行っている。前面結節縫合時の留意事項は，前述の内腸骨動脈との端々吻合と同様であるが，基本的には移植腎動脈外→内→内腸骨動脈内→外に運針する。助手が手技に慣れている場合は，後面はパラシュート縫合でもよいが，移植腎動脈と外腸骨動脈との縫合糸の距離が均一になるように助手が一定の牽引力を保持することが重要である。

　糸の過度な牽引による動脈内膜を裂かないようにしなければいけない。動脈の外糸を外腸骨動脈外→内→移植腎動脈内→外→外腸骨動脈外の順に運針し，外腸骨動脈尾側端の内まで到達する。この時点で，外腸骨動脈頭側端の外糸と外腸骨動脈尾側端の内糸を同等の力で牽引し，移植腎動脈を外腸骨動脈に平行に接するように近づける。

　1本の糸を使用する場合は，そのまま動脈前面を運針するが，この際も移植腎動脈側から縫合針の彎曲で移植腎動脈壁を圧迫し内腔を翻転させるようなイメージで腎動脈内膜を確認しながら運針していくことが大切である。頭側端まで到達すれば開始時の外腸骨動脈頭側端の外糸と結紮する。2本の糸を使用する場合（図13）は，吻合開始の時点で，尾側端にも吻合糸（C，D）を

図13 腎動脈と外腸骨動脈の吻合：糸を2本使用する場合

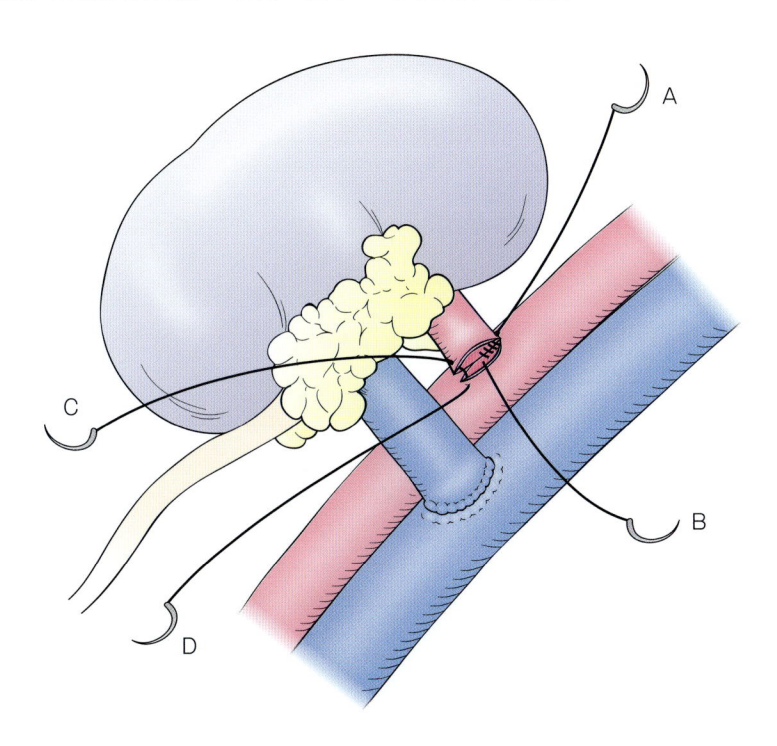

かけておき結紮せずに保持しておく。連続吻合糸（B）が外腸骨動脈尾側端の内に到達した時点で，CとDを結紮し，Bを移植腎で外→内に運針し，CとBを結紮する。前面はDでの連続縫合か，上述の結節縫合を行う。総腸骨血管にかける血管鉗子は通常は大きめのブルドック鉗子でよいが，動脈硬化が強いときなどでは，フォガティー鉗子などを適宜使用し（**図14**），シリコンパッドにより血管の損傷を防ぐ。

● 複数腎動脈の再建

採取した腎臓が複数動脈を有する場合は，バックテーブルにて血行再建術（下記①～③）を行ったり，in situ にて内腸骨動脈の分枝に吻合する（④）。特に，腎下極を栄養する動脈は尿管を栄養することが多く，血行再建をして温存すべきである。

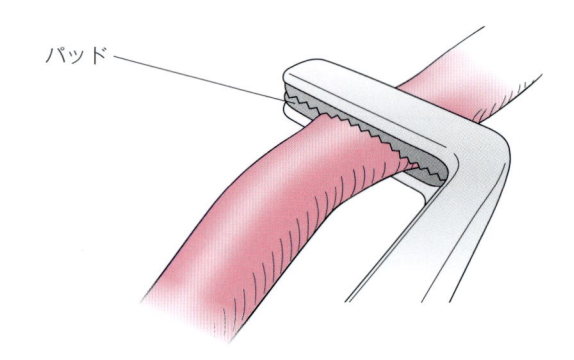

① double-barrel 形成法

腎動脈が2本で，口径がほぼ同等でかつ距離があまり離れていない場合には，2本の動脈を1本化する（**図15a**）。各々動脈が接する面に約10～15mmのスリットを加え，スリット部と両脚の3点支持にて，6-0モノフィラメント血管縫合糸を用いて連続縫合する（**図15b**）。特に注意しなければいけない点としては，針糸は縫合線に対して直角となるように，針の彎曲に従い運針する。

② end-to-side 法

腎動脈が2本で，口径差がある場合は，細いほうの動脈を太いほうの動脈に端側吻合する（**図16a**）。太いほうの動脈に尖刃にて切開を加え，ここに細い動脈を端側吻合する。内腔の確保のため，エラスター針や vascular dilator を挿入しておき，6-0モノフィラメント血管縫合糸を用いて結節縫合する（**図16b**）。

図14 腎動脈縫合：動脈硬化が強いとき
血管を挫滅しないよう動脈硬化が強いときはフォガティー鉗子を使う。

図15 double-barrel法

a：double-barrel法の概要。腎動脈が2本で，口径がほぼ等しくかつあまり離れていない場合は2本を1本する。
b：1本化の方法。各々の動脈に約10〜15mmのslitを加え，3点支持で6-0血管縫合糸を用いて連続縫合する。

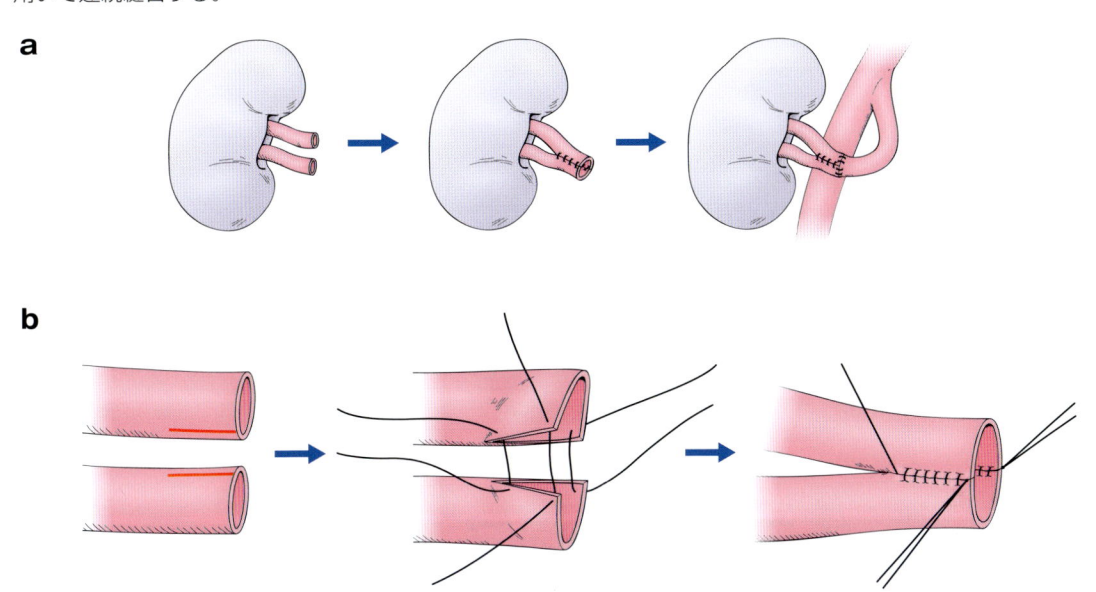

図16 end-to-side法

a：end-to-side法の概要。2本の腎動脈に口径差がある場合は，細いほうの動脈を太いほうの動脈に端側吻合する。
b：端側吻合の方法。細い動脈の断端を斜めに口径を合わせる。吻合する場所は，一度細い動脈を動かしてみて，緊張のかからないところを選ぶ。6-0血管縫合糸を用いて結紮吻合する。内腔にはエラスター針あるいは血管ブジーを入れておく。

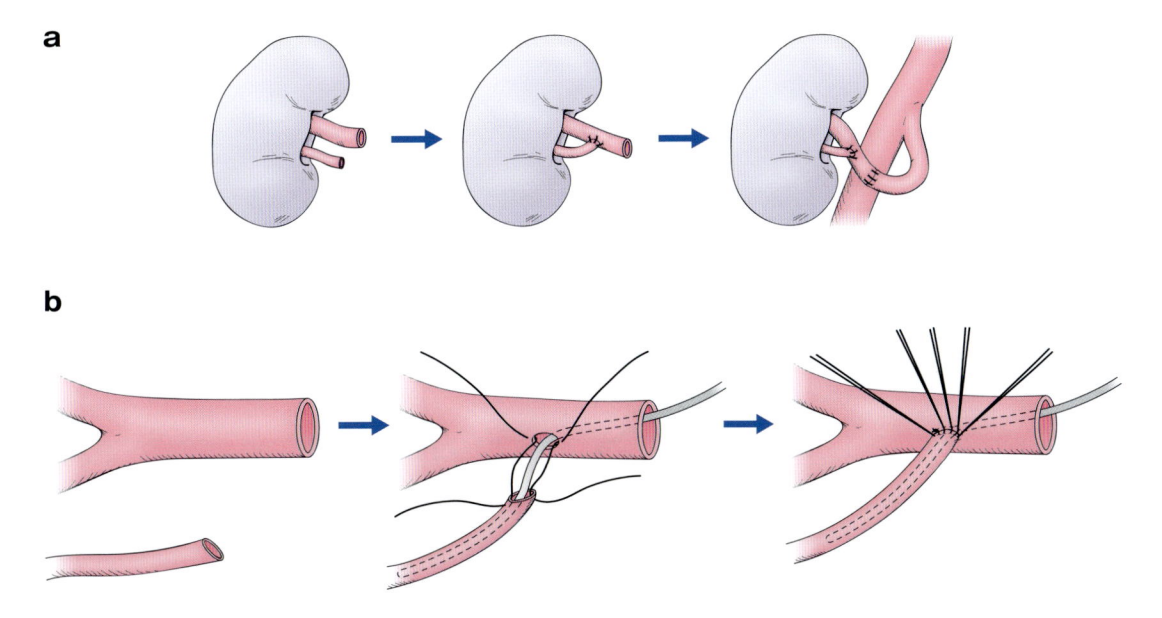

③内腸骨グラフト法

　腎動脈が2本以上ある場合で，前述の2方法でも再建が困難なときは，内腸骨動脈の分枝を利用して体外で動脈再建をする内腸骨グラフト法を行う（図17a）。レシピエントの内腸骨動脈を各分枝が十分に露出するまで剥離しておく。内腸骨動脈起始部にブルドッグ鉗子をかけて血流を遮断し，各分枝の末梢側を結紮し切離する。必要な長さの内腸骨動脈を切断して，内腸骨

図17 内腸骨グラフト法

a：内腸骨グラフト法の概要。腎動脈が2本以上あり，common channel法やend-to-side法で血管再建が困難なときは，内腸骨の分枝を利用する内腸骨グラフト法を行う。
b：内腸骨グラフトの作製と移植腎動脈の吻合法。内腸骨動脈の分枝を剥離し，グラフトに使用する血管を確保する。内腸骨動脈起始部にブルドッグ鉗子をかけて血流を遮断し，末梢側を結紮切断し内腸骨動脈グラフトを得る。ドナー腎動脈に合わせてトリミングした後，結紮縫合する。

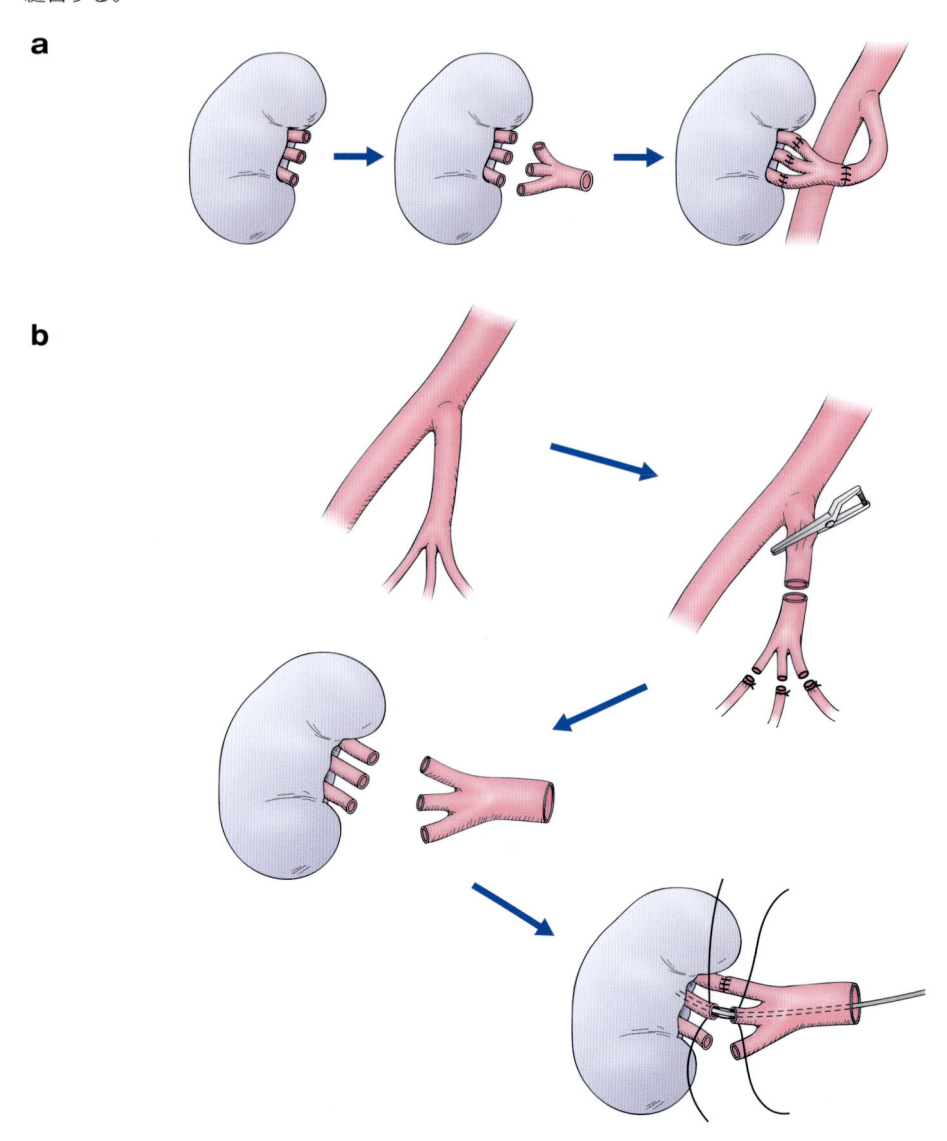

図18 内腸骨動脈分枝へのin situ吻合

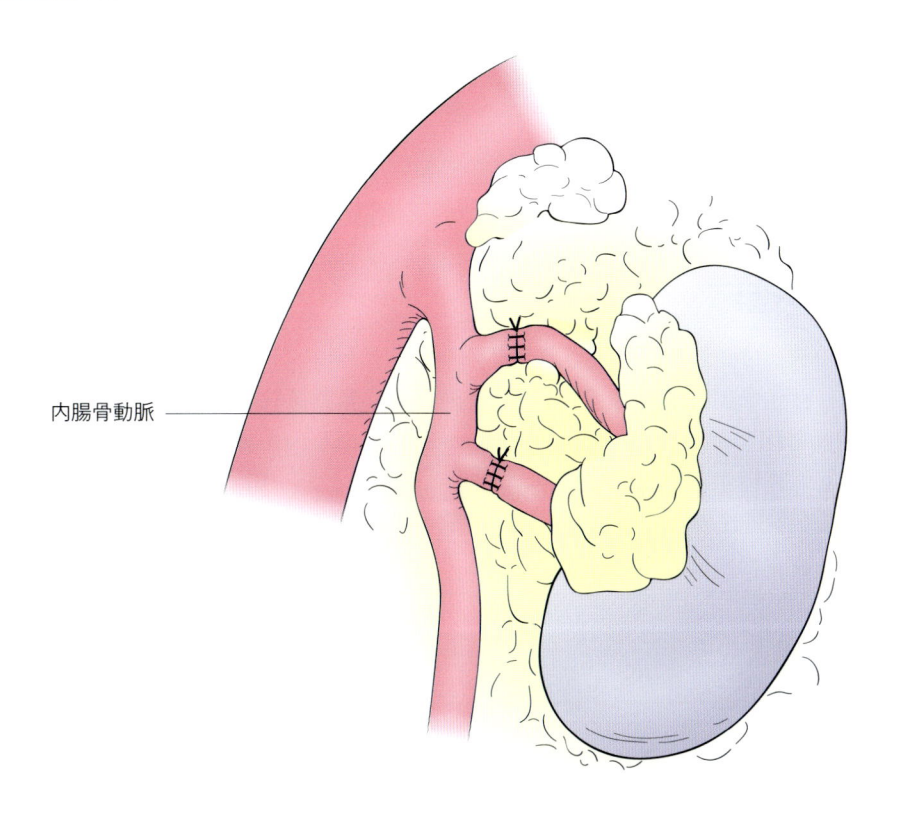

内腸骨動脈

動脈グラフトとして摘出する。移植腎動脈とこの内腸骨動脈分枝とを6-0モノフィラメント血管縫合糸を用いて結節縫合する（図17b）。

④内腸骨動脈の分枝への吻合

腎動脈が2本であり，内腸骨動脈の分枝との口径差が同等である場合や，2本が離れている場合には，前述のバックテールでの再建を行わず，in situにて腎動脈を内腸骨動脈分枝にて直接吻合することもある。図18は腎動脈本幹を上殿動脈に，腎動脈下極枝を下殿動脈に端々吻合している。

血管吻合終了後，まず静脈側のクランプを開放し，次いで動脈のクランプを解除する。通常静脈からの出血はかなり多くてもオキシセル綿やタコシール®などを貼付し，圧迫しておけば止血可能である。薄い血管壁で無理に縫合しようとするとさらに裂けて収拾が付かなくなる可能性がある。また，ねじれや屈曲などで，腎動脈の血流が悪いと判断された場合には再度，移植腎を体外に出して灌流をやり直すことも考慮する。いったん冷却すれば問題ないので落ち着いて処理してよい。

（奥見雅由，田邉一成）

腎移植術

自家腎移植術

● 自家腎移植の適応

　自家腎移植術の適応は，以下に大別される。
A：複雑な腎血行再建を要する腎血管性病変（腎動脈瘤，腎動脈狭窄，腎動静脈瘻，腎動静脈奇形など）に対して，腎臓をいったん摘出し，血行再建の後に腸骨窩に自家腎移植する場合。
B：大きな腎腫瘍や多発性の腎腫瘍に対して，腎臓をいったん体外に取り出して，バックテーブルで腎腫瘍を切除し，再建した後に腸骨窩に自家腎移植する場合。
C：尿管の医原性切断や損傷などの尿管病変に対して，腎臓をいったん体外に取り出して，短い尿管と膀胱を新吻合するために腸骨窩に自家腎移植する場合
　しかし，個々の症例に対する適応に関しては，慎重に決める必要があることはいうまでもない。

● 術前評価

　自家腎移植術の適応を決定するにあたり，腎温存の必要性，すなわち術前に総腎機能と分腎機能の評価が必要である。分腎機能に関しては^{99m}Tc-MAG3や^{99m}TC-DTPAによる核医学検査が有用であり，術後の機能温存評価の比較にも用いる。
　腎血管性病変の評価だけではなく，腎摘出は体腔鏡下にて行う場合もあるため，3D-CTによる腎血管の3D画像構築は必須である。さらに，自家腎移植の際に動脈吻合する内外腸骨動脈の状態を評価しておくことも必要である。
　また，尿管損傷に対して自家腎移植を選択する症例では，尿管ステントや経皮的腎瘻が造設されているため，逆行性および順行性腎盂尿管造影を行い，損傷尿管の距離を把握しておくことが重要である。

● 手術手技

　自家腎移植術は，本書に掲載されている手術手技を複合させた術式であるが，冒頭に記述した適応A〜Cに準じて各々について概説する。

● 複雑な腎血行再建を要する腎血管性病変に対して，腎臓をいったん体外に取り出して，血行再建の後に腸骨窩に自家腎移植する場合

動脈瘤が腎動脈起始部に位置しない場合では，著者らは後腹膜鏡下に腎摘出を行っている(「生体ドナー腎採取術」の項参照)。側臥位にて鏡視下で腎門部および腎周囲を剥離した時点で，ポート孔を閉創し，体位を仰臥位に変更する。

切開線

同種腎移植術の皮膚切開に準じて，傍腹直筋切開(図1)にて後腹膜腔を展開し，先に同側腸骨窩の移植床を作製する。この際に，血行再建に用いるグラフトとして，内腸骨動脈や下腹壁動脈の剥離を十分に行っておく。

腎動静脈の切離・剥離

次いで，この創より直視下にエンドGIA®にて腎動脈，腎静脈の順に切離する。ここで特に注意しなければいけない点は，腎門部および尿管周囲をあまりに剥離しすぎると，尿管への血行が不良となり，術後に血行障害による尿管狭窄を起こすことである。血行再建に長時間要する場合は，尿管まで切離しバックテーブルに移動するほうが作業は行いやすいが，術後尿管狭窄の合併を防ぐためにも，可能なら尿管は切断せずに腎臓を皮膚表面まで体外に遊離し(図2)，この状態で腎内の血液を灌流し，スラッシュアイスにて冷却しながら，血行再建を行う。

腎門部に向けて腎動脈の剥離を行う。動脈瘤から流出する枝はすべて丁寧

図1 ポート孔の閉鎖と皮膚切開線
鏡視下で腎門部および腎周囲を剥離した後ポート孔を閉創し，体位を仰臥位に変更して肋骨弓下までの傍腹直筋切開を置く。

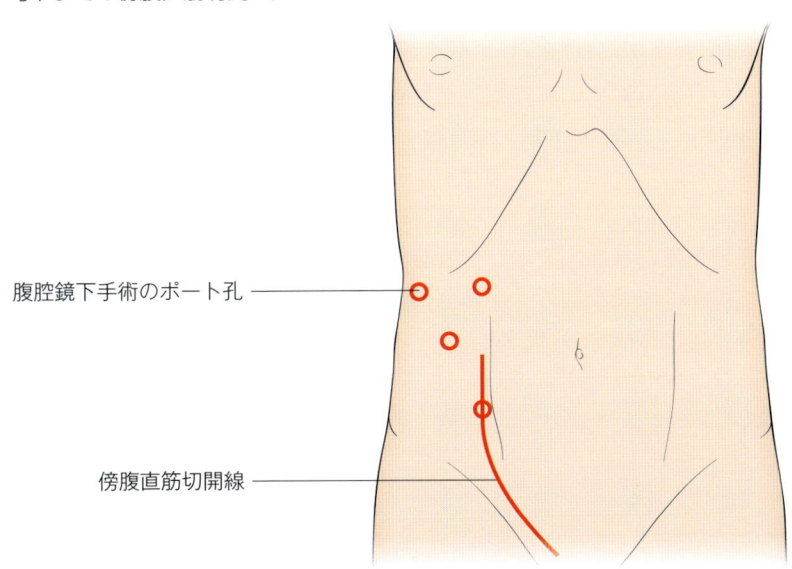

図2 術後尿管狭窄予防のポイント
可能であれば尿管は切断せず腎臓を体外に遊離し，スラッシュアイスで冷却しながら血行再建を行う。

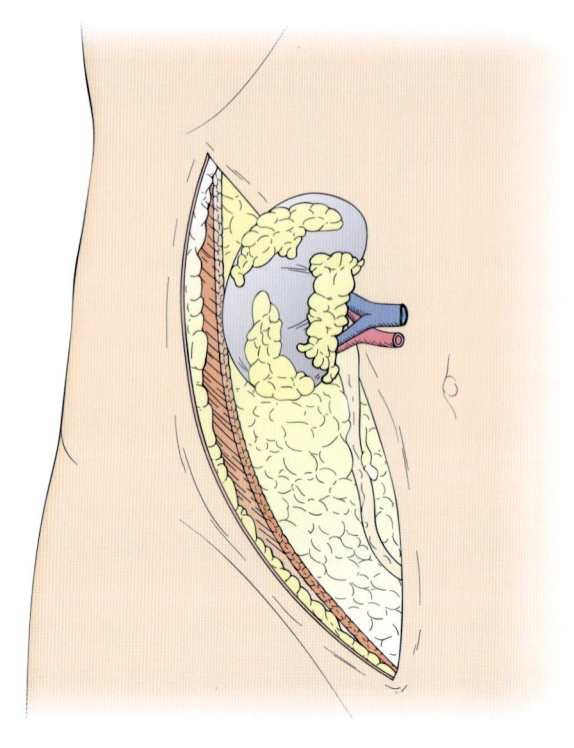

に剥離し，露出させる(図3)。大きな動脈瘤を有する場合は，静脈洞に接していることがあり，剥離操作中に損傷しないように注意が必要である。動脈瘤部を切除した後は，血行再建を行うが，欠損した部位に応じて再建に用いる血管を適宜決めなければならない(図4)。よく用いられるのが，内腸骨動脈グラフトであるが，末梢まで剥離し，その分枝を利用して血行再建を行う(図5)。また，直径2〜3mmであるが比較的長い距離を確保したいときには，下腹壁動脈グラフトが用いられる(図6)。腎動脈狭窄に関しても，再度の経皮的腎動脈形成術(percutaneous transluminal renal angioplasty；PTRA)後狭窄や狭窄長が長い場合は，病変部を切除して同様に血行再建を行う。

腸骨窩への移植

血行再建が終了したら，腸骨窩に移植するが，尿管を切断している場合は同種腎移植の手技に準じて行う。尿管を切断せず体表面で血行再建した場合は，腎臓を上下逆にして腸骨窩に移植する(図7)。

図3 動脈瘤から流出する血管の露出
動脈瘤から流出する枝はすべて丁寧に剥離し，露出させる。

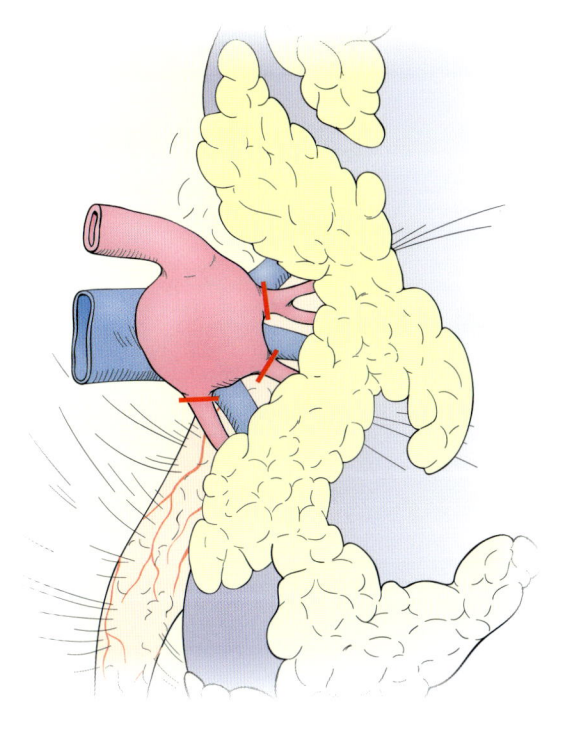

図4 腎動脈瘤の切除
動脈瘤を切除した後，欠損部位に応じて再建に用いる血管を決める。

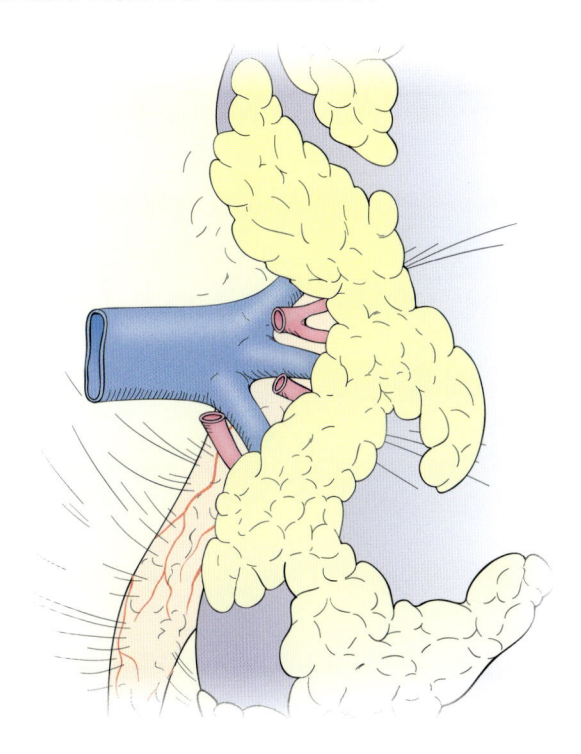

図5 内腸骨動脈グラフトによる血行再建
内腸骨動脈を末梢まで剥離し，その分枝を利用して血行再建を行う。

内腸骨動脈グラフト

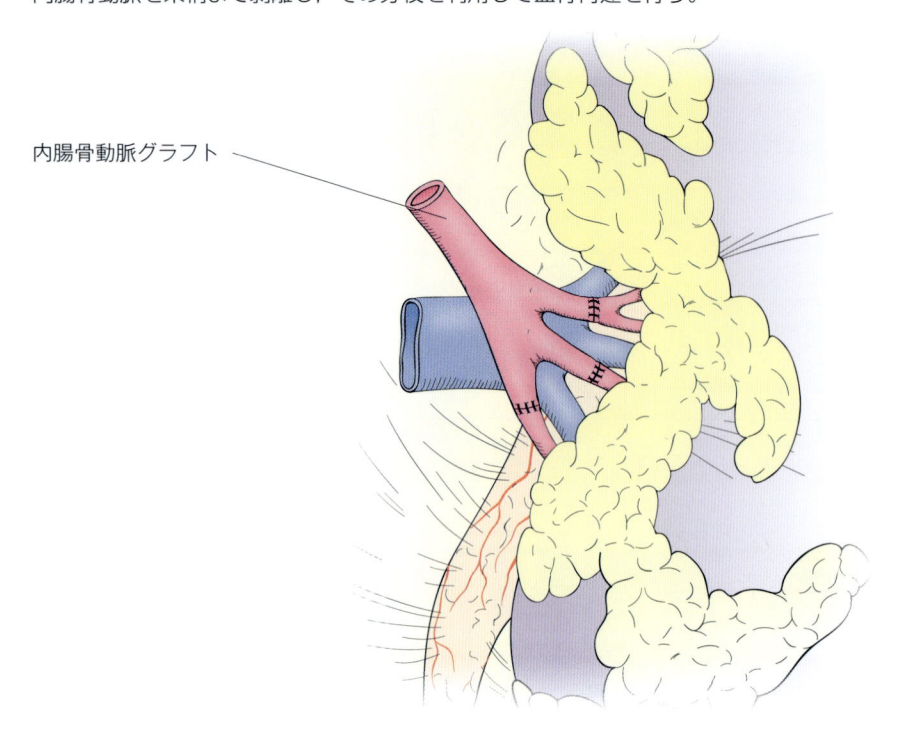

図6 下腹壁動脈グラフトによる血行再建
比較的長い距離を確保したいときは，下腹壁動脈グラフトが用いられる。

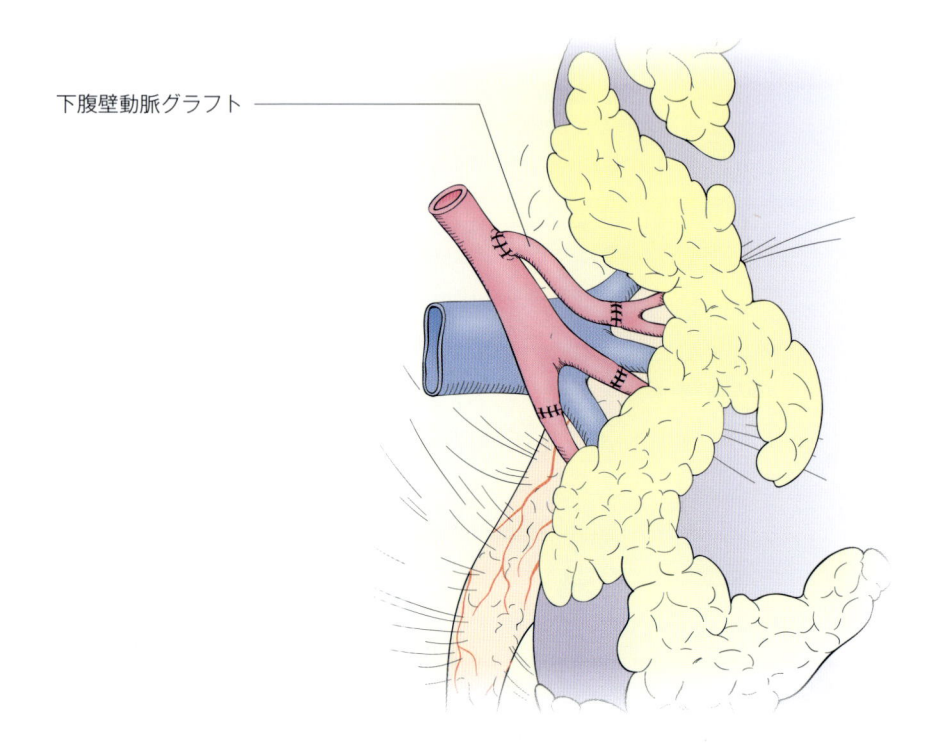

下腹壁動脈グラフト

図7 腸骨窩への移植
尿管を切断しないで血行再建した場合は，腎臓を上下逆にして腸骨窩に移植する。

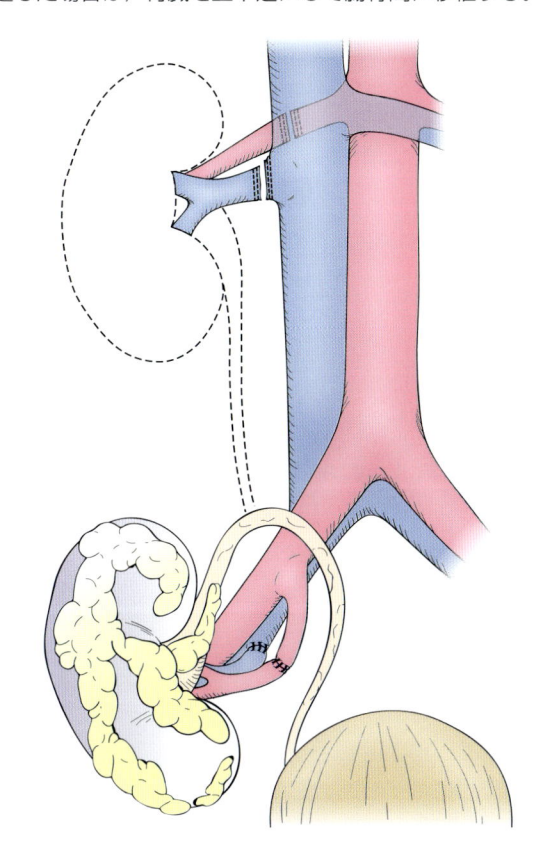

● 大きな腎腫瘍や多発性の腎腫瘍に対して，腎臓をいったん体外に取り出して，バックテーブルで腎腫瘍を切除し，再建した後に腸骨窩に自家腎移植する場合

切開線

　大きな腎腫瘍などで体腔鏡下での腎摘出が困難である場合は，①剣状突起から恥骨上までに至る正中切開で腎摘出を行い，同一創より後腹膜に入り腸骨窩の移植床を作製する方法（**図8a**）が一般的である。通常肋骨弓下切開による腎摘出は行わない。なぜなら腹直筋の血流が上下で遮断され，右腹直筋が萎縮するからである。

バックテーブルでの処置

　腎臓を体外に摘出し，バックテーブル上のスラッシュアイス内で腎内の血液を灌流液でフラッシュする。大きな腎腫瘍や多発性の腎腫瘍に対して部分切除を行った後に，開放した尿路および露出した血管を丁寧に結紮し閉鎖していく。しかし，腎内の血液が灌流されているため，尿路開放面や血管断端が分かりにくいことがある。その場合は，尿管や腎動脈，腎静脈から氷冷生理食塩水を注入して確実に閉鎖されているかを確認する。

図8 腎臓を取り出しバックテーブルで処置した後自家腎移植する場合の切開線
a：剣状突起から恥骨上までの正中切開で腎摘出を行い，同一創から後腹膜に入り腸骨窩に移植床を作製する場合。
b：腰部斜切開から腎摘出を行い，傍腹直筋切開で腸骨窩の移植床を作製する場合。

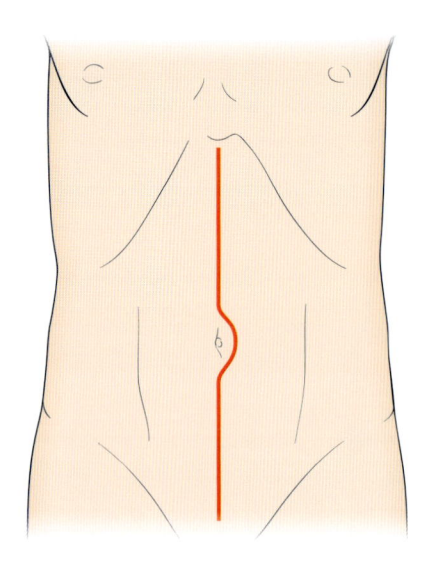

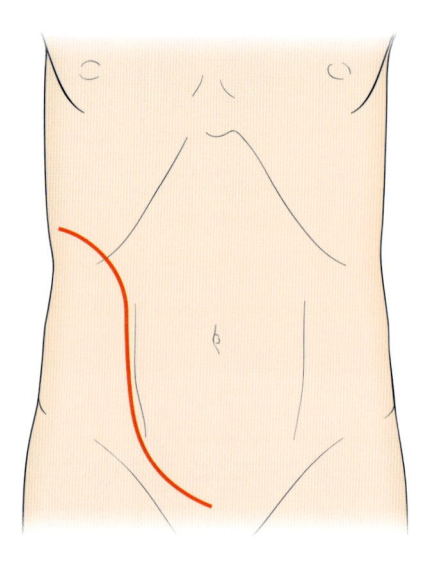

腸骨窩への移植

再建後に腸骨窩に移植するが，同種腎移植の手技に準じて行う。Von Hippel-Lindau病などで多発嚢胞などが残存する場合は，腎部分切除後も腎サイズが大きいことがある。十分な移植床の作製を行い，移植時の尿管膀胱吻合を念頭に置いて，体外に腎を摘出する際には十分な尿管長を確保しておく必要がある。

● 尿管の医原性切断や損傷などの尿管病変に対して，腎臓をいったん摘出し，短い尿管と膀胱を新吻合するために腸骨窩に自家腎移植する場合

医原性尿管切断や損傷に対して，自家腎移植が選択される場合は，上部尿管損傷であることが多い。そのため，損傷時の尿漏にて腎盂から腎門部にかけて炎症が波及している可能性を念頭に置いておかなければいけない。また，尿管切断にて逆行性に尿管ステントが留置できない症例では，経皮的腎瘻が造設されている。さらに，上部尿管結石や腎結石に対する処置の医原性損傷後では，その後に経皮的腎結石砕石術(percutaneous nephrolithotripsy；PNL)が施行されていることもあり，腎外側と腹壁との癒着が強固である場合もある。腎摘出に関しては，鏡視下手術か，開放手術かは各症例の病歴や癒着の程度を十分に評価したうえで決定すべきである。

後腹膜鏡下に手術を開始した場合でも，腎門部の剝離を行い，癒着が強固であれば腎周囲の剝離がある程度済めば，早々に体位変換をし，開放創より

手術操作をしたほうが手術時間の短縮につながる。この場合にも，健常な上部尿管の血流を保つように剥離には注意することが重要である。

後腹膜鏡下手術から開腹手術への術中の術式変更

適応A手術と同様に，ポート孔を閉創し，体位を仰臥位に変更する。同種腎移植術の皮膚切開に準じて，傍腹直筋切開にて後腹膜腔を展開し，先に同側腸骨窩の移植床を作製する。

次いで，腎周囲の剥離および癒着した尿管周囲を剥離する。可能な限り健常な上部尿管を温存するように尿管を切断し，この創より直視下にエンドGIA®にて腎動静脈を切離し，腎を体外摘出する。

適応Bの手術と同様に，バックテーブル上のスラッシュアイス内で腎内の血液を灌流液でフラッシュする。この際に，瘻孔部の腎実質は部分切除し，尿路も閉鎖しておくことが望ましい。

腸骨窩への移植

腸骨窩への腎移植は，同種腎移植の手技に準じて行うが，損傷部の尿管を切除し健常尿管または腎盂を直接膀胱に吻合するため，膀胱との位置関係を念頭に置いて，血管吻合部を決定しなければいけない。末期腎不全に対する同種腎移植と違い，患者は通常問題なく自排尿できるため膀胱容量も大きく，腎盂または健常上部尿管が膀胱に届くことが多いが，膀胱まで届かない場合はPsoas hitchなどで膀胱を頭側に吊り上げる必要もある。

〔奥見雅由，田邉一成〕

索 引

あ

医原性損傷	191
移植床	229
右腎摘除術	54, 60
右側骨盤内拡大リンパ節郭清術	155

か

外腸骨動脈	5
外腸骨リンパ節	188
開腹手術	8
開腹腎摘除術	78
開腹腎部分切除術	97
開腹前立腺全摘除術	123
開腹膀胱全摘除術	123, 128
拡大リンパ節郭清	154
仮性動脈瘤	193
画像下治療	191
下大静脈	6, 44
下大静脈腫瘍塞栓	47
下大静脈フィルター	161
下大静脈塞栓手術	161
下腸間膜動脈	2, 4
カニュレーション	220
下部尿管癌	188
粥状動脈硬化症	196
肝動脈化学塞栓療法	193
キャビテーション	17
クリップ	24
グラフト移植	205
グラフト縫合	206
クレメント	30
経後腹膜的到達法	79
経食道超音波モニタリング	161
経腹的到達法	81
血管鉗子	9
血管奇形	196

血管クリップ	20
血管形成	173
血管遮断用ターニケット	10
血管テープ	8
血管の切開	31
血管の切断	31
血管の吻合	31
血管縫合糸	13
血管用鑷子	12
血管用剪刀	12
結節吻合	34
献腎ドナー腎摘出術	220
後腹膜臓器	58
強彎メリーランド型(直角)剥離鉗子	14
骨盤内の血管	65
骨盤内の静脈	66
骨盤内の動脈	65

さ

左腎摘除術	56, 63
左側骨盤内拡大リンパ節郭清術	157
自家腎移植術	242
持針器	12
自動結紮縫合器	18
ジャックナイフ位	79
女性腹腔鏡下膀胱全摘除術	145
術後尿管狭窄	243
腫瘍切除	99
上下下腹神経叢	3
上腸間膜動脈	2, 4
上部尿管癌のリンパ節郭清	177
女性膀胱全摘除術	130
腎移植術	228, 242
腎盂癌のリンパ節郭清	177
神経血管束	123, 153
腎茎周囲血管	85

腎血管筋脂肪腫	196
人工血管	205
腎腫瘍	196
腎静脈	216
腎生検	191
心停止ドナー	222
腎摘出	56
腎動静脈一括クランプ	111
腎動静脈奇形	196
腎動静脈の本数	210
腎動静脈瘻	196
腎動脈	2, 5, 216
腎動脈狭窄	196
腎動脈血管形成術	196
腎動脈再建術	174
腎動脈塞栓術	191
腎動脈の石灰化	210
腎動脈の早期分枝	210
腎動脈瘤	194
腎動脈瘤手術	171
腎尿管全摘術	78
腎の血管	54
腎門部クランプ	111
腎門部リンパ節	185
腎瘻造設術	191
ストレート型グラフト移植	205
性腺静脈	214
生体ドナー腎採取術	209
精嚢動脈	126
鑷子	8
線維筋性異型性	196
仙骨正中リンパ節	189
前立腺周囲の静脈	69
造影CT	191
造影剤の血管外漏出像	191
総腸骨動脈	5
総腸骨リンパ節	189
塞栓物質	192
側副血行路	4

た

体外衝撃波結石破砕術	191
大静脈	44
大動静脈間リンパ節	177
大動脈	37
大伏在静脈グラフト	172
多血性腫瘍	193
ダブルバルーンカテーテル	222
男性腹腔鏡下膀胱全摘除術	142
男性膀胱全摘除術	129
端側吻合	32
端々吻合	34
恥骨後式前立腺全摘除術	123
超音波凝固切開装置	17
腸骨静脈	6
腸骨静脈損傷	160
腸骨動脈損傷	160
橈骨動脈	200
同種腎移植術	228
橈側皮静脈	200
動脈形成	172
ドベーキー型鑷子	27
ドベーキー血管鉗子	9

な

内シャント	200
内腸骨グラフト法	240
内腸骨動脈	5
内腸骨動脈グラフト	172
内腸骨リンパ節	188
脳死ドナー	220

は

バイポーラ付きメリーランド型剥離鉗子	14
バイポーラ付き有窓把持鉗子	14
剥離鉗子	8
播種性血管内凝固症候群	193
バスキュラーアクセス術	200
パッチグラフト	173
パラシュート縫合	33
バンチング手技	70
左後腹膜腔	61
ファロー鑷子	27
副腎静脈	53, 215
副腎動脈	53
副腎の血管	52
腹部血管	2
腹部大動脈	2
腹腔鏡下根治的腎摘除術	91
腹腔鏡下腎部分切除術	103
腹腔鏡下前立腺全摘除術	135
腹腔鏡下膀胱全摘除術	141
腹腔動脈	2, 4
腹腔内臓器	58
ブルドック鉗子	10, 30
ブルドッククランプ	111
閉鎖神経損傷	160
閉鎖リンパ節	188
膀胱癌	188
縫合糸	24
膀胱尿管移行部	89
膀胱尿道吻合	127, 154
傍大静脈リンパ節	185

ま・や

右後腹膜腔	60
迷走血管	210
腰静脈	45, 214
腰動脈	5
腰部斜切開	80

ら

リンパ節郭清	44, 177
リンパ瘻	177
ループ型グラフト移植	205
連続吻合	35
ロボット支援下腎部分切除術	114
ロボット支援下前立腺全摘除術	114, 151
ロボット手術	22

A

aberrant vessel	210
AML	196
angiomyolipoma	196
arteriovenous fistula	196
arteriovenous malformation	196
AVM	196

C

CA	2
celiac axis	2
Cloquet リンパ節	188

D

da Vinci	22
Denonvilliers筋膜	129
DIC	193
disseminated intravascular coagulation	193
dorsal vein complex	123
double-barrel 形成法	238
DVC	123, 153

E

early branch	210
end-to-side 法	238
ESWL	191
ex vivo 手術	172
extracorporeal shock wave lithotripsy	191

F

Fenestrated Bipolar Forceps	22
fibromuscular dysplasia	196
FMD	196

I

IMA	2
in vivo 手術	172
inferior mesenteric artery	2
interventional radiology	191
IVC	6
IVR	191

L

laparoscopic coagulation shears	17
laparoscopic partial nephrectomy	103
Large Needle Driver	22
LCS	17
LPN	103

M・N

Maryland Bipolar Forceps	22
Mayo Clinic 分類	165
Monopolar Curved Scissors	22
neurovascular bundle	125, 153
NVB	125, 153

P

percutaneous transluminal renal angioplasty	196
ProGrasp™ Forceps	22
PTRA	196

R

RALP	114, 151
RALPN	114
robot-assisted laparoscopic radical prostatectomy	151
robotic-assisted laparoscopic partial nephrectomy	114
robotic-assisted laparoscopic prostatectomy	114
Round Tip Scissors	22

S・T

SMA	2
superior mesenteric artery	2
TACE	193
TAE	191
transcatheter arterial chemoembolization	193
transcatheter arterial embolization	191
Treitz 靱帯	61

泌尿器科手術における血管外科

2015年4月1日　第1版第1刷発行

■編　集　　田邉一成　　たなべかずなり
■発行者　　鳥羽清治
■発行所　　株式会社メジカルビュー社
　　　　　　〒162-0845　東京都新宿区市谷本村町2-30
　　　　　　電話　03(5228)2050(代表)
　　　　　　ホームページ http://www.medicalview.co.jp/

　　　　　　営業部　FAX 03(5228)2059
　　　　　　　　　　E-mail　eigyo@medicalview.co.jp

　　　　　　編集部　FAX 03(5228)2062
　　　　　　　　　　E-mail　ed@medicalview.co.jp

■印刷所　　株式会社加藤文明社

ISBN978-4-7583-1263-9 C3047

©MEDICAL VIEW, 2015.　Printed in Japan

・本書に掲載された著作物の複写・複製・転載・翻訳・データベースへの取り込みおよび送信(送信可能化権を含む)・上映・譲渡に関する許諾権は,(株)メジカルビュー社が保有しています.
・JCOPY〈(社)出版者著作権管理機構 委託出版物〉
本誌の無断複写は著作権法上での例外を除き禁じられています.複写される場合は,そのつど事前に,(社)出版者著作権管理機構(電話 03-3513-6969, FAX 03-3513-6979, e-mail: info@jcopy.or.jp)の許諾を得てください.

・本書をコピー,スキャン,デジタルデータ化するなどの複製を無許諾で行う行為は,著作権法上での限られた例外(「私的使用のための複製」など)を除き禁じられています.大学,病院,企業などにおいて,研究活動,診察を含み業務上使用する目的で上記の行為を行うことは私的使用には該当せず違法です.また私的使用のためであっても,代行業者等の第三者に依頼して上記の行為を行うことは違法となります.